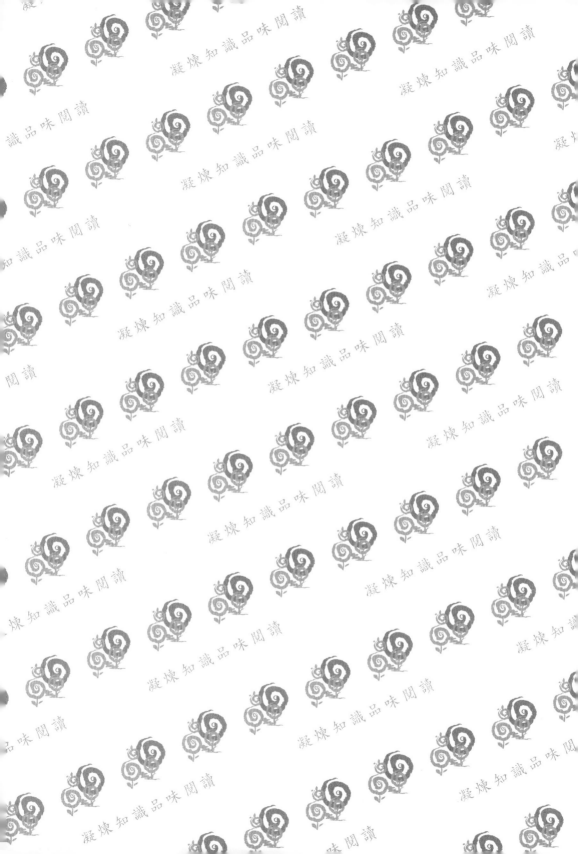

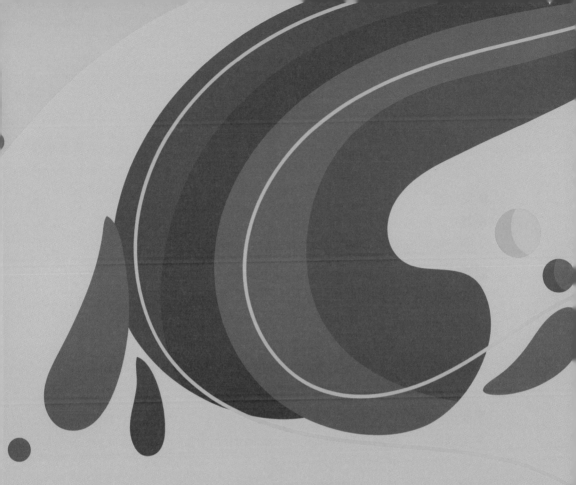

正念創作
心癒寫作
工作室三部曲

五南圖書出版公司 印行

作者簡介

依姓名筆畫排序

■ 吳明富

現職：
- 國立彰化師範大學輔導與諮商學系專任副教授暨副主任

經歷：
- 臺北市立大學視覺藝術學系碩士班藝術治療組專任副教授
- 中國文化大學心理輔導學系專任助理教授
- 國立臺灣大學社會工作學系兼任副教授
- 美國紐約希望之門青少年中心藝術治療師與亞裔青少年事務主任
- 美國紐約大學藝術治療督導

學歷：
- 美國聯合大學跨域整合研究——藝術治療博士
- 美國路易維爾大學表達性治療碩士
- 國立臺北教育大學初等教育學士

■ 李巧度

現職：
- 台北市基督教勵友中心兒少據點藝術療癒師
- 土城祖田里長照關懷據點藝術療癒團體帶領人
- 夢的藝術療遇社團團體帶領人
- 「與夢共舞」線上讀書會導讀人

經歷：
- 蕭中正醫院失智長照據點藝術療癒團體帶領人
- 長庚樂齡大學藝術療癒帶領人
- 東南科技大學通識教育中心人文講座講師
- 小小書房夢的藝術療癒團體帶領人

- 世界宗教博物館教育推廣館員

學歷：

- 天主教輔仁大學心理學系博士生
- 臺北市立大學視覺藝術學系藝術治療組碩士
- 天主教輔仁大學宗教學系碩士

■ 李佳汶

現職：

- 臺北市教育局學生輔導諮商中心專任專業輔導人員

經歷：

- 臺北市立松山高中代理輔導教師
- 更生少年關懷協會臺北少年觀護所義務輔導志工
- 新北地方法院少年假日輔導講師
- 臺北市立聯合醫院松德院區兒童青少年精神科全職實習心理師／實習
  藝術治療師
- 臺北市大安區龍安國小兼職實習心理師／實習藝術治療師

學歷：

- 國立臺北藝術大學美術學系在職碩士班就讀中
- 臺北市立大學藝術治療碩士
- 國立臺灣藝術大學古蹟藝術修護學系學士

■ 李宜潔

現職：

- 新北市立新北高工輔導教師

經歷：

- 亞東醫院藝術治療兼職實習
- 桃園縣立國中兼任輔導教師

學歷：

- 臺北市立大學視覺藝術系藝術治療組碩士
- 臺灣師範大學教育學系學士

■ 張淑芬

現職：
- 明志科技大學通識教育中心講師

經歷：
- 明志科技大學通識教育中心國文教學研究會召集人
- 明志科技大學進修推廣處教務組組長
- 暖心全人諮商中心實習藝術治療師
- 明志工專共同科講師
- 誠品傢飾業務

學歷：
- 臺北市立大學視覺藝術學系藝術治療組碩士
- 東海大學中國文學研究所碩士

■ 莊馥嫣

現職：
- 李政洋身心診所藝術治療師
- 伊甸基金會活泉之家藝術治療師
- 臺灣夢想城鄉協會藝術治療師

經歷：
- 北縣康樂欣精神障礙家資中心團體帶領者
- 八里療養院精神病人長照中心團體帶領者
- 重修舊好無家者友善空間團體帶領者
- 潭馨園無家者宿舍團體帶領者
- 圓通居遊民收容所團體帶領者

學歷：
- 臺北市立大學視覺藝術學系藝術治療組碩士
- 國立臺北藝術大學戲劇學系劇本創作組學士

■ 曾惟靈

現職：

- 唯靈社會工作師事務所所長

經歷：

- 新竹市精神健康協會理事
- 性侵加害人身心治療輔導教育處遇團體講師
- 勞動部勞動力發展署桃竹苗分署新竹就業中心職涯諮詢師
- 天主教仁慈醫療財團法人仁慈醫院社會工作室組長

學歷：

- 國立清華大學教育心理與諮商研究所碩士
- 臺北市立大學視覺藝術學系藝術治療組碩士
- 東吳大學社會工作學系、英國文學系學士

■ 葉欣怡

現職：

- 竹見好轉心理諮商所特約心理師

經歷：

- 萬華社區大學／永和社區大學藝術治療課程講師
- 德霖科大／龍華科大／實踐大學／長榮大學諮商心理師
- 桃園市政府教育局學生輔導中心駐校心理師

學歷：

- 英國南安普頓大學藝術創作碩士
- 國立臺北教育大學心理與諮商碩士
- 國立政治大學心理學士

■ 賴加麗

現職：

- 社團法人中華培愛全人關懷協會專員
- 財團法人基督教台灣信義會龜山眞理堂師母

經歷：

- 輔仁大學進修推廣部179、180期〈玩心〉授課教師
- Playback Theatre〈為愛而演〉年度巡演活動演員
- 台北浸信會仁愛堂青年團契外聘講師
- 師大小大師暑期特殊兒童美術營助教
- 臺北市立美術館教育推廣組實習生

學歷：

- 臺北市立大學視覺藝術研究所藝術治療組碩士
- 私立天主教輔仁大學影像傳播學系學士

■ 謝宥玄

現職：

- 行動藝術治療師

經歷：

- 國防醫學院教務處專員
- 新北市穀保家商代理輔導教師
- 金寶山社會福利慈善事業基金會實習心靈關懷員
- 國防醫學院心輔社、新北市穀保家商輔導室、桃園市志願服務推廣中心等藝術療癒工作坊合作

學歷：

- 臺北市立大學視覺藝術學系碩士班藝術治療組碩士
- 中國文化大學教育學系學士

■ 鍾淑華

現職：

- 臺大兒童醫院兼任藝術治療師
- 暖心全人諮商中心合作藝術治療師
- 臺灣表達－創造性藝術治療學會理事

經歷：

- 藝術治療體驗工作坊帶領人：暖心全人諮商中心、依懷心理諮商所、耕莘護校

- 藝術職涯探索團體帶領人：景文科大、萬能科大
- 薩提爾小組導師：台灣薩提爾成長模式推展協會、旭立文教基金會
- 薩提爾工作坊帶領人：親子關係、自我增能

學歷：

- 臺北市立大學視覺藝術所藝術治療組碩士
- 國立中央大學人力資源所碩士

■ **簡毓宏**

現職：

- 社區行動藝術治療師

經歷：

- 新北市立明志國民中學綜合活動（輔導）兼課教師
- 黎明技術學院資源教室課程講師
- 失智症關懷據點、樂齡、日間照顧中心、社區復健中心表達暨創造性藝術活動課程講師

學歷：

- 臺北市立大學視覺藝術學系碩士班藝術治療組碩士

主編序

The collective energy flows in the room and inspires unspoken felt senses
that I can find a sense of belonging, excitement, peace, and creativity within.
That energy inspires me to continue to do the work and connect with myself
and the community we build.

Pat Allen, 2022

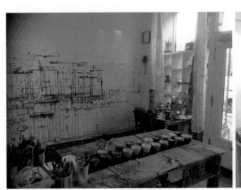 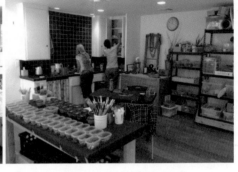

圖一：工作室空間1　　　　　　圖二：工作室空間2

工作室三部曲督導

2004年當我開始構思自己於美國聯合大學的藝術治療博士研究時，就設定了一個意圖（intention），就是要把美術館（art museum）與工作室三部曲（Open Studio Process，簡稱OSP）整合起來成為論文的主軸。當時我對如何運用紐約豐富的美術館資源於青少年藝術治療臨床實務中充滿興趣，而OSP的正念創作和自由書寫，為年輕的團體參與者提供了一個能藉由參觀美術館不同藝術家和其作品的視覺刺激，以回應式創作來反觀自鏡，並透過創意寫作梳理和應對當下所面臨的生活困境與生命議題，進而催化出身心療癒的模式。

2007年回到臺灣在大學任教後，持續地於學校課堂和社區工作坊中推廣OSP，尤其是我在培訓臺灣本土藝術治療師的碩士課程架構中，特別加入了一門選修課「工作室藝術治療」（studio art therapy）。目的除了

在介紹藝術本位治療取向的「開放畫室」（Open Studio）、「工作室三部曲」和「正念本位藝術治療」（mindfulness-based art therapy）模式外，也試圖提醒學生們，藝術創作是藝術治療的靈魂，是讓藝術治療有別於一般心理治療或在諮商輔導中運用藝術媒材之方式，最本質、核心、關鍵上不同之處。

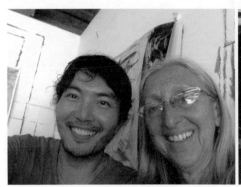
圖三：我與Pat Allen

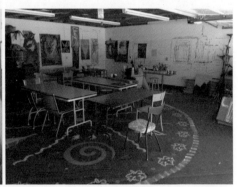
圖四：Pat Allen在奧海住家的工作室

我在本書第一章「工作室三部曲進行方程式」裡提及，OSP的開創元老Pat Allen是我博士論文的指導教授，也是畢業後陪伴我十幾年來的藝術治療督導員和心靈導師。我們在加州奧海（Ojai）和柏克萊（Berkeley）實體的督導歷程，利用OSP探索與整理彼地那時（there and then）不同狀態下的我。Pat Allen和我會在督導前簡短核對（check-in），寫下彼此

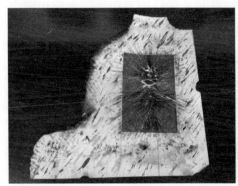
圖五：憤怒的我

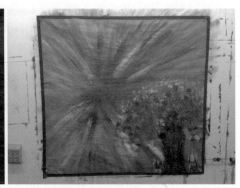
圖六：存在焦慮的我

希望在督導中探討些什麼的意圖，隨後各自進行1小時左右的「正念創作」，接著花10-15分鐘從事「見證寫作」，最後朗讀出自己願意分享的文字內容。督導結束前，Pat Allen會預留足夠時間，帶我回顧和統整於督導中所觸及的議題和引發的情緒與思緒。

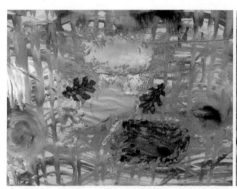 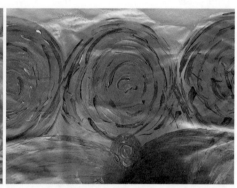

圖七：做夢-想的我　　　　　　　　圖八：需要做決定的我

　　若是線上督導，我偶爾會將自己的**意圖**、**創作**、**見證**等文字和圖像在督導前先寄給Pat，然後在督導歷程用口語對話的方式，與Pat針對我的書寫和作品所反映出來的臨床和教學議題進行討論。構成藝術治療督導的三要素或能產生的三個主要作用：**行政**協助、**教育**學習和情感**支持**（吳明富等譯，2023）。我個人覺得將工作室三部曲的寫作和創作整合入藝療督導中，在教育和支持這兩個面向中的幫助最大，尤其是情感支持層面：提升自我覺察和自我反思的技能；減少工作相關的壓力；減輕對臨床和教學事務的情緒壓力反應（如：耗竭、同理疲乏），並且辨識和執行實務相關之壓力的應對策略，以促進對臨床和教學工作上的自我照顧（吳明富等譯，2023）。

　　接受Pat Allen長期督導下來，我從她身上深刻學習到「意圖」的重要性。當我嘗試做一件事之前，總是提醒自己正念地捫心自問：「我做這件事的意圖是什麼？」當我能釐清自己此地今時（here and now）的意圖為何時，彷彿自然會吸引到能促成此事的力量，讓我義無反顧的往前走，完成「意內」之事。當然，有意內，就有「意外」。我是帶著想要推廣OSP，盡可能詳述原始的概念與實務操作，以向Pat Allen致敬的意圖來策

劃和編輯此書。不過,意外的是,與我合作撰寫這本書的作者群,每一個人都用了各自獨特的視角和方式來呈現他們所感知和體驗到的工作室三部曲在自我關照、關照他人或社會倡議上的應用及歷程。

包括我自己亦是如此,採取累加/拼組的「歷程性創作」來介紹OSP,而不傾向單單平鋪直敘地闡述何謂「工作室三部曲」。這樣的經驗,說明了「意圖」也許像張地圖,讓你在旅程中不至於失去方向,但伴隨而來的想像力與創造力能牽引你在踏上旅途後嘗試冒險和面對未知,儘管可能會多花一點時間和精力調適,但最終仍會到達目的地。從終點回顧一路走來,那些「意外」,反成為最有價值和最值得珍惜的片斷與時刻。

我在2010出版的第一本著作《走進希望之門:從藝術治療到藝術育療》中,簡介了「工作室三部曲」;十幾年之後,終於花了近三年的時程催生出一本能仔細介紹這個以人本為精神、以正念為本位、以藝術為核心之取向的書籍,其間經歷了疫情階段,中斷了flow,甚至因為期許過高而差點放棄。好在有Pat Allen的支持與鼓勵,她總是對我說:「聆聽你靈魂的聲音(listen to what your soul tells you),跟隨你的心(follow your heart),然後一切都會好好的(then everything will be fine)。」雖然這句話有點老生常談,但總會在自己感到困惑或遇到瓶頸時,發揮了提醒和鼓舞的作用。

感謝

在此真心感謝五南圖書的配合,以及與我合著此書的另外十一位作者/見證者的投入。李佳汶、李宜潔、李巧度、曾惟靈、莊馥嫣、張淑芬、葉欣怡、謝宥玄、簡毓宏、賴加麗和鍾淑華等「工作室三部曲導引員」(OSP facilitator)雖都已是專業的藝術治療師或心理師,但在OSP的脈絡下,均不以「治療師」自居,於助人領域裡盡心盡力地實踐著。無論是將OSP運用在自我關照,做為一種對日常生活和臨床實務之反思與覺察的方式;還是結合夢工作應用於個別和團體之關照他人;亦或是針對某一個弱勢/邊緣族群給予關懷和社會倡議,OSP能觸及的服務場域相當多元,其變化應用也是十分多樣。我自己就常把「見證寫作」單純應用於攝影治療與照片對話的「說相聲」歷程裡,做為引導參與者透過自由或結構式書寫

來回應舊照片中的人、事、物、景。

　　在本書的末尾，附加了一個近十頁Pat Allen和她的女兒Adina Allen與藝術治療學生們線上Q & A對話的摘錄，不只爲這本書劃下了一個完整的句點，還留下一段相當珍貴的文本資料。在此附錄中，Pat Allen針對一般學生和專業人士對於OSP哲學觀的疑問和實務操作上衍生的議題，給予相當精闢的回應和經驗談。我從這近90分鐘的訪談中學習頗多，更加肯定Pat Allen和她女兒Adina Allen長期推展OSP的努力用心及專業素養，感恩他們在審閱附錄內容後，同意與這本書一併出版的意願。另外，也特別謝謝王立言先生，在語音整理和文字翻譯上的參與。

　　容我改編Pat Allen的話語，總結完成這本書的心得感想：

　　集體的能量在《正念創作、心癒寫作：工作室三部曲》中流動，激發出難以言喻的深感，讓我在其中找到一種歸屬感、興奮、平靜，以及創造力。那樣的能量促使我繼續從事「工作室三部曲」，並讓我能與自己連結，且與我們所要共同建構的社群產生聯繫。

吳明富

國立彰化師範大學輔導與諮商學系副教授暨副主任

參考文獻

吳明富、章容榕、江佳芸、周大爲（譯）（2023）。**藝術治療督導理論與實務**（原作者Awais, Y. & Blausey, D.）。臺北：洪葉（原著出版於2021年）。

目錄

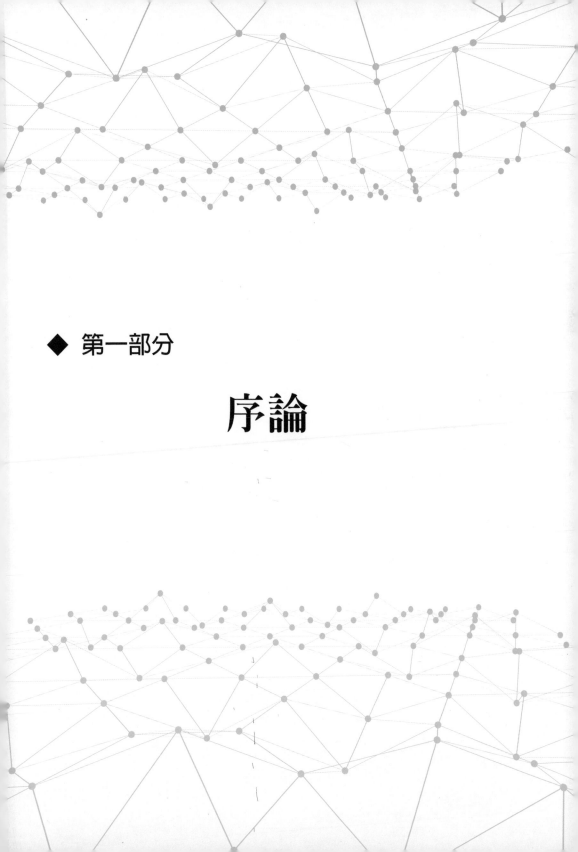

◆ 第一部分

序論

第一章

「工作室三部曲」進行方程式

吳明富

見證寫作是一個讓我們跨越介於藝術創作時我們與影像、媒材合爲一體，以及將這樣的經驗重現和整合到我們生命中之閾限空間（liminal space）的方法。

Pat Allen

Pat Allen是我在美國聯合大學（Union Institute & University）攻讀藝術治療博士時的指導教授之一，也是我相當敬重的藝術治療師和督導。她在1995年完成了《療癒，從創作開始》（Art is a way of knowing）（江孟蓉譯，2013）這本經典之作，儘管距今已近三十年，此書的影響力仍無遠弗屆。Allen透過自身的創作經驗，走過生命的幽谷，進而將「藝術即療癒」的信念、精神和作法，深入淺出且真實詳盡地記錄在這本「藝術自療」書籍中。我欣賞Allen將一個極爲重要的藝術療癒精神強調在她的英文著作原名上：Art is a Way of Knowing（藝術是一種**知道**的方法）。她與自己創作間的對話，以及沉浸於藝術心流後的領悟，藉由圖像和文字由內而外真誠的表達出來，強化了「正念創作，心癒寫作」的力量。

創作可以是一把解開心鎖的鑰匙；可以是在生命旅程中迷路時找回正軌的羅盤；亦可以是一種「去知道」或「求知」的行動歷程：去知道「已知」，去探尋「未知」，但最終是正念地去求知我們內心真實相信的是什麼。透過視覺的外化和與圖像有聲／無聲的對話，將意識上的已知、潛意識下的未知，以及藝術求知過程中引發的深感（felt sense），理性地消化、感性地內化。

寫作可以是一種導瀉式（cathartic）的情感表達方法，將壓抑於心中

難以言說的情緒和不知所措的經驗，透過書寫的過程，以明喻、暗喻、借喻或平鋪直敘地直接／間接地呈現於外，進而獲得對某些充溢情緒和深感經驗的掌控；寫作亦可以是催化自省、強化想像和梳理思緒的工具，於文字編撰中練習減壓（debriefing）、深化認知並學習換念思考，探索另類觀點，進而洞悉問題，產生新的領悟和見解。

　　「正念創作、心癒寫作」這本書的內容，主要是採用Pat Allen博士所發展出來的「工作室三部曲」模式——**意圖寫作、正念創作、見證寫作與朗讀**，在「自我關照」、「關照他人」和「社會倡議」等三個層面進行實務運用和變化應用，由12位作者共同撰寫，記錄下各自的實際經驗與現身說法，意圖將此模式以淺顯易懂又不失其核心內涵的文字與圖像，讓每位作者的體悟見證，成為讀者的視覺見證。身為主編的我，提供了以下的書寫架構給作者群參考，同時允許每位作者依個人想法與風格彈性調整：

1. 初心——意圖寫作：與「工作室三部曲」相遇，進而深入認識和持續練習的緣由。
2. 行動——正念創作：分享應用「工作室三部曲」於自己或他人（服務對象）和社會倡議時的歷程記錄。
3. 慶祝——見證寫作：回顧實務應用「工作室三部曲」之經驗，進行反思，並做出結論。
4. 反饋——梳理整體經驗，並提出建議和注意事項。

一、工作室三部曲簡介

　　結合藝術創作和寫作的「工作室三部曲」（Open Studio Process，以下簡稱OSP），可以是助人工作者用來服務多元個案族群和團體，以及檢視個人身、心、靈狀態，進而自我關照的一種理情兼具的模式，也能成為一般人自我探索、成長與療癒的方式之一。「工作室三部曲」顧名思義是在工作室或「類工作室」（如書房、教室、團體諮商室……等）環境中進行三階段的藝術創作和文字寫作（吳明富、周大為譯，2017）。創作者運用自由書寫讓外在圖像和內在聲音對話，並藉由個體心理動能和團體心理

動力的運作及催化，創造出一個能量匯集與流動的空間，促使參與者受到激勵和鼓舞，從而獲得滋養與賦能。

　　OSP是由三位美國藝術治療師於1995年，經過多年親身體驗與持續練習後共同發展出來。它是一種以藝術為本位（art-based）、以人本為精神的創作＋寫作療癒模式，相信個體本身就具有自我療癒的潛能。Pat Allen從1991年以來，與Dayna Block和Deborah Gadiel兩位藝療師一起長期在芝加哥的社區型工作室中創作。在臨床醫療環境工作多年之後，Allen發現用藝術與患者互動，無形中獲得許多啓發，但在傳統主流心理治療的約束下，醫病關係的界線分明，體制固著僵化，反而使藝術治療的應用變得欠缺彈性，甚至提出「臨床化症候群」（Clinification Syndrome）這個名詞。她認為如果藝術治療師只準備少量的美術材料，提供有限的時間去讓個案使用這些媒材，並僅僅專注或過度關注在藝術作品分析、討論和詮釋的時候，這樣的併發症就會出現（吳明富，2010）。Allen有感於個人的創作動力隨之逐漸磨損，同時意識到藝術治療師在療程中「話說得太多」，以致喪失對藝術這個非語言和超語言力量的信仰，於是開始質問自己：「藝術治療師如何能透過持續的藝術創作來自我照護，同時為他人提供服務？」

　　OSP著重在引導個人如何於創作歷程中，正念地覺察自己的身心狀態。投入OSP的參與者被鼓勵自由地運用簡單或多元的媒材，依循個人獨有的步調和風格來創作圖像，讓圖像成為創作者的嚮導；然而，創作者以文字書寫取代口語對話，不針對作品做任何有關圖像內容的口頭詮釋，只是安安靜靜地欣賞和聆聽「畫中之話」。OSP在本質上以自由創作的開放畫室（Open Studio）為基礎，加入一個具結構和層次的三歷程（Process）架構，將創造性寫作融入視覺藝術表達裡，幫助參與者更明確地去呈現個人的內在經驗與洞察。OSP主要分為三個步驟：(1)意圖寫作、(2)正念創作、(3)見證寫作與朗讀。

二、工作室三部曲步驟一：意圖寫作（Intention Writing）

　　當有人想完成一件事、欲達到一目標，卻失敗了，我們常會安慰或鼓勵他／她說，過程比結果重要，希望他／她能看重過程中的學習，看開失敗的結果。這樣的安慰或鼓勵或許出自好意（good intention），但對方不見得能領受或釋懷，有時還會讓人感到不舒服或被冒犯，畢竟在許多人眼裡，結果和過程同等重要，甚至有過之而無不及。若我們試著往前溯源，「想」完成一件事、「欲」達到一目標，才是導致過程和結果的源頭，即「意圖」之所在，這樣的「起心動念」往往是造成行動的後果，以及過度期待後「失落」的主因。

　　療癒，若要從創作開始，必須在創作前釐清意圖（內在意念），才不致陷入可能的「藝術失落」。釐清內在意念指的是創作者是否具備實驗的勇氣，或是希冀了解當下自身議題的渴望。Allen認為藝術創作是一種思考的方式，教我們去注意內在問題。面臨困難時我們通常會逃避，影像創作能讓你停留在那個時刻，藉著使用媒材的喜悅，讓情緒和困頓變得比較可以忍受（江孟蓉譯，2013；吳明富，2010）。個人創作意念、動機和意圖的「澄心」，搭配適切的空間、媒材和時間，才能催化出藝術自療中美的歷程。

　　長期在Allen的督導下學習，我在創作意圖上的體會格外深刻。有位學生曾在研討會上對Allen提問：「為什麼創作要有『意圖』？像我平常作畫，很多時候只是順手拿起畫筆，不需任何意圖就可以開始進行藝術創作。」Allen給了相當有意思的回應，她說：「你作畫時『不想』有意圖，其實就是你的意圖。」「意圖」如種子，可有可無、可好可壞，最終成就出結了的果。正如《祕密》這本書所提及的「吸引力法則」：當你帶著良善的意圖去做一件事，自然會吸引良善的力量，讓你往那個方向前進，即使最終差強人意，未能如願，沿途走過的路、看過的景、遭遇的人、經歷的事，也會成為下一段旅程的滋養。當然，反之亦然。

(一) 巫毒娃娃（摘錄自吳明富，2010）

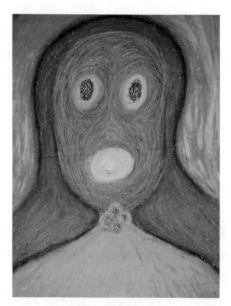

圖1　巫毒娃娃

　　我曾在美國紐奧良市參觀當地著名的巫毒娃娃博物館，館內收藏了來自全世界、各民族的巫毒娃娃，許多外表甚為恐怖，彷彿毒咒下的怨念仍凝聚其身無法散去。在館內匆匆走完一圈，順著動線來到博物館附設的紀念品店轉換心境，發現其中有一款「禮品」相當吸睛。造型可愛的大頭娃娃，搭配多彩的服飾和配件，身上刺著一群不同顏色的針，還包裝在棺材裡頭，有種「衣不驚人死不休」的感覺。仔細一瞧，那一群彩針上竟小小標示著「Happy」、「Peace」、「Calm」、「Happiness」……等等字眼，極度反差的設計，讓我一時錯愕。不過，稍一轉念，便興沖沖買下，當場開箱，迫不及待地拿起娃娃，抽出幾根「福」針，猛然往娃娃身上刺下，暗喊「祝我幸福快樂！」。

　　之後，我在一次的創作中，畫了一隻巫毒娃娃，乍看之下，像是藝術家孟克筆下的〈吶喊〉，它透過我的「見證寫作」，跑出來與我對話：

　　我：「巫毒娃娃，看你驚恐的表情，是在害怕？還是悲傷？」

　　巫毒娃娃：「都不是！我是你的『意圖』。意圖沒有情緒、沒有表情，我是你真誠而純粹的表達。」

　　我：「既然如此，那你告訴我，我的創作意圖是什麼？是你嗎？巫毒娃娃？看起來十分嚇人，難道我的意圖是想對自己有傷害？」

　　巫毒娃娃：「當我身上刺的是詛咒的毒針，那我就是有害的；你可以改刺祝福的針，那我就是有益的。我的好與壞，來自於你當下的意圖。」

　　我：「聽你這麼說，針其實就只是根針，而你就只是隻娃娃罷了，我的意圖能決定這根針的好和壞，以及你的善與惡！」

(二) 把手

　　創作的能量靜駐在每個人的體內、心中和潛意識裡，是創造藝術的源頭，它需要被喚醒、被啟動，猶如門把，仰賴我們去打開，才能看見門裡、門外的心相（mind-photo）風景。既然創作的源頭總會在那裡（always there），消極的，它可以成為一種陪伴，知道自己是有能量的；但更積極的是，它可以成為「把手」（handle），為我們提供支持與指引，反映出當下自我的身體和心靈狀態，同時開啟一扇「未知」大門，促使我們更深入地探尋、覺察和認識自己。

　　「工作室三部曲」的第一部曲是「意圖寫作」，即是在開啟把手，連結創造源頭、牽引創作能量、釋放表達信息。正因為創作源頭可以產生無限可能和力量，創作者需要在握持（holding）的空間裡，學習釐清意念，使用適合當下情境的媒材，外化所思所感；同時，如其所是地接納創作過程中所引發各式各樣的身心反應——不安、困頓、疑惑、煩躁、疲累，或是自在、平靜、愉悅、滿足與安適。當創作歷程、創作者本身及所創造出來的作品，受到完全的尊重與涵容時，有助於為自身的生活處境和生命議題，騰出更多的空間、理出更廣的視野去爬梳和探索。於是，洞見隨之而來，改變的動力應運而生。

　　覺察是療癒的開端，意圖需走在正念之前。個人覺得在從事藝術創作時，不管是否有先預設創作意圖（記得，「不想」有意圖，就是你的意圖），你的創造力會像精靈般引領你，在意識或潛意識世界裡遨遊。

很多時候，你會在遨遊過程中迷路，忘了初衷是什麼；也可能意外發現新大陸，改變了意圖。無論如何，若你仍能帶著初心繼續前行，克服迷路時的恐懼和沮喪，或是超越發現新大陸的興奮與刺激，沉浸其中忘卻時間，持續完成這段創作之旅，這樣的經歷，Csikszentmihalyi稱之為「心流」（Flow），而Kramer則視它為「次風」（Second Wind：有重振精神、恢復元氣之意）。這是藝術的過程，也是「藝術即是療癒」（art as healing）的基石（吳明富，2010）。

　　Allen建議我們在創作前，先用紙筆寫下一個意圖：希望從藝術創作裡獲得什麼。可以先正念地覺照自己此地今時（here and now）的感覺：開心或難過？有事困擾著自己嗎？感到迷惘和困惑嗎？也可以問問自己：我的身體或心靈此時此刻需要些什麼？

　　例如：

1. 如果今天很疲倦，需要好好休息……

　　你的創作意圖可以是：**我在創作中安靜下來，並且讓顏色來照顧我……**。

2. 如果你很不安和害怕……

　　你的創作意圖可以是：**我探索及面對我的不舒服和害怕的感覺……**。

3. 如果你對創作充滿好奇和疑問，想嘗試但又怕怕的……

　　你的創作意圖可以是：**我給自己一個機會嘗試新的東西和新的創作方式……**。

4. 你也可以讓自己的作品或他人的作品成為開始創作的意圖。

　　你可以選擇一個吸引你或感興趣的圖像（平面的，如一張畫、雜誌相片、圖卡……等；立體的，如美術館的雕塑品、文創公仔、一部電影……等）。

　　你的創作意圖可以設成：**我探索這個圖像的意義；或我用心傾聽這個雕像，看它會和我說些什麼；或我今天累了，借用這部電影和我的內心對話……**。

注意：這些都是你「要」的東西，但是在撰寫創作意圖時，請不要用「我要」或「我想」（未來式）來開頭，而是要以「現在進行式」直接表達：將「我要從創作過程中獲得內心平靜」改成「**我創作以獲得**

內心平靜」，告訴自己要有「**我現在就去做**」的決心。

三、工作室三部曲第二步驟：正念創作（Attention to Art Making）

　　完成「意圖寫作」後，可以開始拿起任何媒材來創作。藝術媒材的選擇，可以是任何一種，簡單的鉛筆到複雜的油畫顏料，都可以，沒有限制。創作的時間至少一個小時（已有創作習慣的人，二個小時都不為過），這樣才能允許自己浸淫於藝術創作的心流裡。可視身心狀態而定，讓自己「進得去，也出得來」，懂得休息，才能走更長遠的路。

　　在藝術創作中，用來表現意圖、傳達思想和外化情感的各種方式和技術稱為「介質」或「媒體」（media），如：線畫、繪畫、雕塑、摺紙、攝影、木工、陶藝等；其中最基本的元素即為「素材」或「材料」（materials），如：蠟筆、水彩、石膏、色紙、木頭、陶土等。媒材即是「媒體＋材料」＝「信息（messages）」。媒材提供能支持創作者與創作行為持續互動的「空間」，在此空間裡，語言和非語言的「信息」都能被安全的傳遞，有時顯而易見，以圖解的方式傳達人、事、時、地、物等「現實」；有時卻隱晦不明，用隱喻或抽象的方式表達「深感」（felt sense）。然而，超語言的信息如何被體現和見證，仰賴的是正念實踐（吳明富、徐玟玲，2016）。

　　創作為何要正念（mindfulness）？因為希望創作者能好好地關注和留意（pay attention to）自己在創作過程中，生理和心理的變化，例如：關注自己身體的感覺，手腳是放鬆還是緊繃？姿勢和動作為何？這樣的動作和姿勢，呈現出自己什麼情感狀態？當與某一種媒材互動時，心裡在想些什麼？某一種媒材讓你聯想或回憶起些什麼……等等。任何通過創作環境與藝術媒材的催化（外界），刺激身體的感官知覺（視覺、聽覺、動覺、體覺、觸覺、嗅覺等），引發腦海裡的思緒和想像（中界），以及產生情緒感受（內界），都試著去留意，並且默記下來，讓創作成為日常的正念練習，一種串聯「完形三界」的行動。

(一) 澄心蝶

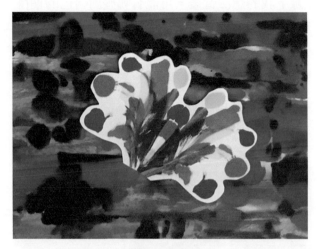

圖2 彩蝶

創作意圖

　　我學習並熟稔三種紙心的摺法：「大愛心」、「雙色心」和「鑽石心」，當心神不寧時，摺紙的反覆動作總能讓我暫時安心。我用書寫結合摺紙心來整理這陣子以來所承受外在壓力，並且探索自己的內在冰山（感受→想法→期待→渴望）。**我創作，梳理最近的變動、期待與失落，釐清未來的工作和生活方向。**

媒材準備

　　蠟光色紙一包、八開圖畫紙一張（不一定要白色）、毛線一段（30-50公分）、12色不透明水彩一盒

正念創作

　　閉上眼睛正念呼吸，進行身體掃描，先讓自己沉澱和專注。接著，在腦海中回顧這幾週遭遇的人、事、物，敏感地覺察到脖頸之間的緊繃與酸痛。我用一個情緒字眼「慍怒」來總結這段時間對生活和工作經驗的整體感受，並將「慍怒」二字寫在一張色紙上，摺成「大愛心」；再將讓我感到悶悶的、不開心的理由（觀點）真切地書寫在另一張色紙上，摺成「雙

色心」，提醒自己「念頭」可以正、可以負，皆在一念之懸；最後再用半張的色紙，記錄下我的想法背後，可能有哪些對自己的期待、對他人的期待和他人對自己的期待，以及渴望被尊重、被認可的需求，再摺成「鑽石心」。最後，我將三顆心用雙面膠帶黏貼在一起，成為「澄心」——澄清淨心。

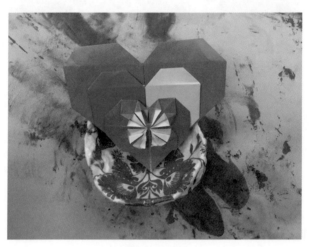

圖3　澄心

(二)彩蝶靜觀

我將八開的圖畫紙裁剪成四等分，並將每張小紙對折。把毛線以螺旋狀的方式（象徵糾結的思緒）放置在小紙的左半側，線頭沿著折線下方外露出來。憑直覺挑選不同顏色代表「慍怒」，將水彩顏料以點狀（米粒大小）方式，擠壓到螺旋毛線的各個部位（象徵沾黏的情緒），最後再把右半側的紙覆蓋上。

用左手掌緊緊按壓在紙上，紙下則是沾滿點點水彩的毛線；右手指拉著外露的線頭，深吸一口氣，拉出毛線，接著吐氣；呼吸之間，彩蝶現身。

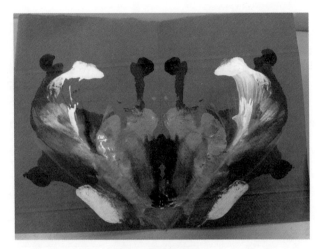

圖4 彩蝶現身-1

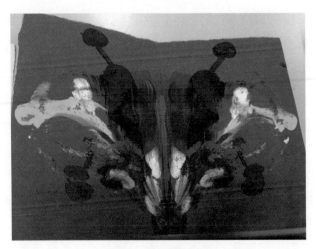

圖5 彩蝶現身-2

　　每一隻彩蝶各具姿態，各有特色。毛線的位置、色彩的選擇、左手的壓力、右手的拉力，還有呼與吸的頻率，造就了彩蝶的形與色，看似能掌控，實則易失控。彩蝶象徵「未知」，打開紙張前，你無法預測畫紙裡的蝶影會如何成形成色，只能再度深呼吸，如其所是地接納開啓後的驚喜、驚訝、驚恐、驚悚、驚豔、驚嘆與驚奇。生命不就是如此，充滿了未知，呼吸之間，「蝶影重重」，澄心接納，彩蝶飛，然後彩蝶停歇。

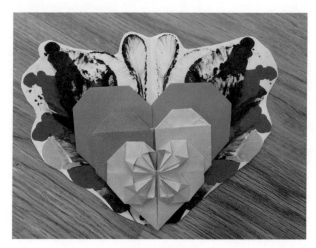

圖6　澄心蝶

　　我拾起一隻彩蝶，將「澄心」黏貼到彩蝶身上，為其命名「澄心蝶」，讓困頓之心羽化成蝶。接著，將書寫在澄心蝶裡的文字，儀式性的朗讀出來，完成「彩蝶靜觀」：

拿起──澄心蝶（動作）

我看見──自己（開始朗讀）

如同──澄心蝶

我感覺──慍怒

我認為──我的想法被誤解、我的表達被扭曲、我的努力被視而不見，好像有片陰影籠罩在前方，遮蔽了我向前走的方向。

我期待──自己更有智慧，能沉著應對；他人可以用良善的態度去處理，讓衝突圓滿解決，彼此共在、相互共好。

我渴望──被尊重、被看見，能維持生活的平衡值及工作的歸屬感。

我接納──慍怒的自己（結束朗讀）

放下──澄心蝶（動作）

四、工作室三部曲步驟三之一：見證寫作（Witness Writing）

美國藝術治療大師Shaun McNiff倡導：「如果你能動，你就能畫。」簡短的一句話，道出創作最根本的現象——動。的確，創作是一種行動，能行動就能創造，能創造就能無中生有，能「生有」就能找到出口；就好像走迷宮，有走，才能出迷宮。

他建議人們創作時，試著不要掛念早已存在於心中的影像，因為它們通常是有困難「外畫」的，即使是最有經驗的藝術家也不太可能具體地描繪出來。這時，不如正念地專注於你如何操作筆刷、如何運用顏料、如何讓身體移動……這些在創作時自然而然會表現於外的現象。讓自己一方面「經驗」（experiencing）藝術創作，另一方面「見證」（witnessing）自己正在經驗藝術創作。

(一) 鳥的雙翼

經驗與見證，如同鳥的雙翼。鳥要在天空中飛得高、飛得遠、飛得穩，仰賴的是一對健壯的翅膀；人要在生命中走得久、走得實、走得安，倚靠的是可以經驗其中並見證於外的雙重能力，同時接納所經驗和見證到的心理感受和身體感覺、看法與想像，以及環境與現實，沉著地讓自己處於猶如「颱風眼」那個清明、寧靜、平和的「安適之地」。

然而，見證需要深層同理、慈悲與關懷（compassion），以及創造性感知（creative perception）——不只是像一般的觀察而已（吳明富、陳雪均、江佳芸譯，2018）。在正念創作後，McNiff鼓勵人們去探索作品本身的特質，拉近、拉遠距離地觀看它們，然後描述自己的感知。根據我個人的經驗，圖像見證的重點是，先不立即強調或探問作品的「意涵」，而是先問問自己：「面對圖像，我看到了什麼（形式要素）？什麼色彩和形狀吸引我的目光？有什麼細節（點、線、面、大小、比例……）和其他的特質（筆觸、質地、美感……），是我直覺的或用嶄新的方式觀看到的（眼的見證）？」接著，再問問自己：「這些形式現象和細節特質，帶給

我什麼聯想與想像？（**腦的見證**）」允許自己的聯想自由化，也讓想像積極化；最後，再問問自己：「這些聯想和想像，引發了我什麼樣的感受和情緒，以及生理反應或身體感覺（**心的見證**）？」

　　有意識的見證與感知，除了增進個人對視覺經驗的欣賞，還提供我們另一種選擇，避免立即給予一個意義進行心理詮釋，建構出快而牽強的「真相」，卻取代了作品的本質。因此，「見證意識」在正念創作的脈絡下，是關注於自己的眼、腦、心；是主動積極的，而非被動消極；是對作品「體現的臨在」（embodied presence）和「存有的深感」的一種身心覺照。

　　見證寫作與朗讀是工作室三部曲中的最後一部曲。如同先前分享的經驗談，在正念創作完成後，你可以將作品放在牆壁／畫架上，並且保持一段距離欣賞它，然後利用10-20分鐘，直覺性地書寫（儘量不要花時間在文字的修飾上，或擔心會不會寫錯字、文法用詞對不對，即使下一句接不到上一句也沒關係。見證寫作的過程就是要讓自己的表達力與想像力釋放，想到什麼寫什麼，沒有絕對的是與非，一切都是可以的）：

1. 「**我觀看到什麼？**」可以先從描述顏色、線條和形狀開始……（例如：在畫的左邊，我看到紅色的線條一彎一彎的……還有綠色的圓圈圈……）。

2. 「**我聯想到什麼？**」這些造型或色彩像什麼？（例如：紅色的彎曲線條，看似波浪；綠色圓圈圈，像是一條條咬著自己尾巴的蛇……）你對這些「看似」和「想像」延伸出來的思考為何？如果回到現實生活或生命議題，其象徵與隱喻可能是什麼？（例如：波浪像是最近生活中要處理和應對的人、事、物一波又一波的洶湧而來；而自咬尾巴的蛇像是自己常常胡思亂想鑽牛角尖，怎麼繞都繞不出來的狀態……）。

3. 「**我感受到什麼？**」關注此時此刻、即時即地的身心覺察（例如：我感到無助又沮喪，彷彿被困住了，身體又疲累又僵硬，無法放鬆……）。

4. 「**我想說的是什麼？**」你可以想像一下，如果圖像中的某些元素會說話，它們會想對你說些什麼？你可以問它們一些問題，讓它們來回答……（例如：我問蛇，你為什麼要自咬尾巴，不會很痛嗎？蛇回答說，我哪都不能去，無法前進也無法後退，只能緊咬自己，痛才能提醒

自己還活著……我再問蛇……蛇又回答……）。你也可以藉著類似「空椅對話」，將整個歷程中所有眼、腦、心的見證，進行某種程度的回顧與反思。捫心自問，內心深處還有些什麼「直接經驗」是意欲透過創作和寫作真正想要表達出來，成為一種如其所是接納自己狀態的宣言，或是自我提醒和打氣的聲明。

建議：準備一本筆記簿，記錄所有的寫作文稿，成為一種「日誌」或「週誌本」；或是找一個資料夾，收集你的片斷書寫成品，並記得寫下日期。在筆記本裡所寫下的文字，變成一種個人智性旅程的軌跡，能夠一而再、再而三地反覆回顧和咀嚼。

(二)船人與山人

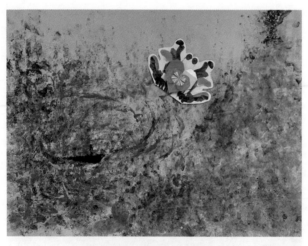

圖7　澄心蝶與船人和山人

創作意圖

我創作梳理最近的變動、期待與失落，釐清未來的工作和生活方向。

媒材準備

12色水彩一盒、四開圖畫紙一張、袋裝漿糊一包（文華糊）

正念創作

　　我擠了一些文華糊在手上，瞬間聞到熟悉的漿糊味道……想起了小時候的美勞課……也想起了到郵局寄信時，櫃台上貼心為民眾提供漿糊黏貼郵票的場景……感到有點暖暖的……。我接著把水彩擠在米色的漿糊上，用手指和掌心在畫紙上抹、推、拍、壓、點、刮、滑、印……隨著動作，我感受到完全的掌控，卻又無法完全控制畫面……依著想像……當開始於當開始……當結束於當結束……相信過程……最後，我將「澄心蝶」放在這幅畫中，混沌與清明的交接之處……因為那裡似乎是最能呼吸到新鮮空氣的地方……。

見證寫作

　　我看見畫面很明顯的分成左右兩邊。片片深藍色夾雜點點暗紅色的左半邊，像是一片海，海水蒸發充滿水氣，煙霧瀰漫。海上似乎浮著一些不知名紅色的生物，還有一艘船。船上有個黑色的人影，不知道是何人？要去哪裡？有種孤獨滄桑的感覺。

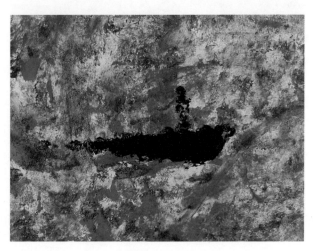

圖8　船人

　　青綠色混著土黃色層層由下往上堆疊的右半邊，像是一座山，山裡面有著各式各樣的樹，年輕的、年老的，雜生在一起，充滿生氣。山頂上彷

彿站著一個人，這個人兩手高舉，像是攻頂後的勝利姿勢，又像是跟船上的人影打招呼。

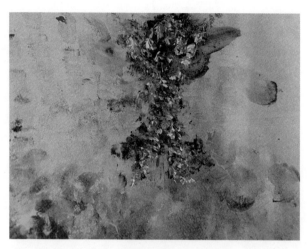

圖9　山人

我問船人：「你有看到山人在打招呼嗎？」

船人：「太遠了，又充滿濃霧，我看不到；遠方是未來，我無法看見未來；我只能掌握這艘船，在這煙霧迷濛之中駕馭航行，只求穩定前行。」

我問山人：「明明距離太遠，你又為何要向船人打招呼呢？」

山人：「我希望他能看到，前來靠岸並且爬到山頂與我作伴，分享我攻頂的喜悅。」

我再問山人：「為何你希望有人來分享你的喜悅，不是自我滿足就可以了嗎？」

山人：「高處不勝寒。分享，讓我感到溫暖。」

五、工作室三部曲步驟三之二：見證朗讀（Witness Reading）

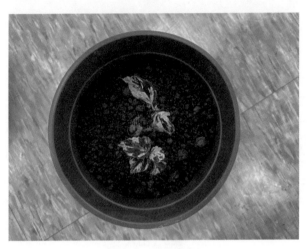

圖10　彩葉盆栽

　　藝術創作本身就是一種儀式：在過程中做出行動，「完成」一件創造之事，而這個行動的完成，讓自己與自我或一群人產生關係。回歸儀式的本質，創作即是關係的連結。從「意圖寫作」釐清動機，到「正念創作」連結關係，進入創作，如同與現實世界暫時「分離」，創作者的心神與狀態任意地回到過去、佇足現在或前往未來，此時，他／她／他們既不屬於真實世界的「他／她／他們」，也不屬於幻想世界的「他／她／他們」，處於一個「過渡」階段。然而，當作品完成時，藉由審視觀看和「見證寫作」，回到現實與社會脈絡中，重新與自己和他人「會合」。

(一) 空谷回音

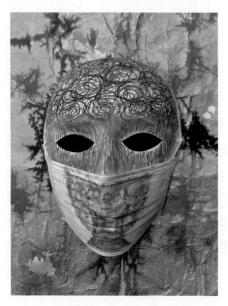

圖11　空谷回音

見證寫作

　　我拿起一個素白的紙面具，直覺地在額頭上畫線條，想著隱隱作痛的右手中指，是車禍留下的後遺症，重複畫下僵硬的、無止無盡、一圈包著一圈的螺旋形線條……很怕會停不下來，深怕會繼續痛下去……層層疊疊的圈圈，一眼望去，像座梯田，像片高原，又像是木頭的紋理，彎曲無直線、流動不平靜……為何疼痛無法停歇……我站在高原上喊叫，努力嘶吼出對陣陣痛楚的抗議，猶如戴上口罩的空谷回音，泛泛迴盪在梯田裡，漸漸滲入木頭形成紋理，刻劃出我身體的痛，烙印出難以言說的不適與無奈。

　　見證寫作讓創作者透過文字，與媒材、影像合而為一，將視覺化的直接經驗，以象徵隱喻或平鋪直敘的方式重現，為想像和創造留下一段理性與感性交雜的思緒軌跡。創作者只需在這樣的書寫歷程中單純地留意和記錄自身眼、腦、心的見證，不刻意修飾和解釋，也無須討好他人使其理解

文字的意涵，因此經常以具「詩意」的型式呈現，像是一種屬於個人獨特的密碼，說出意識和下意識層次的內容。見證寫作成爲我們認識創作、投入與創作對話、理解創作對我們之意義的一種求知方法，它讓我們的手、腦、心在這個階段裡相會聚合。

在「工作室三部曲」的最後，朗讀見證寫作的內容，無論是只唸給自己聽，或是在團體中唸給大家聽，都是一種確認（validation）──確認自己與媒材的相遇、確認自己對作品的看見，也確認自己對整體創作歷程的意見；但，最重要的是聽見自己的話語和心聲。所以，大聲對自己朗讀跟向團體朗讀一樣具有力量，因爲我們在大聲朗讀時會產生某些生理的反應和心理的回應，有時候你只是將紙上的文字清楚朗讀出來，一些原本不在場的情緒可能就出現了，更加貼近所謂「**情感的真實（emotional reality）**」，彷彿被某種不可見的、大於我們的存在所涵容一樣。縱然我們可能不完全理解言語的字面意義，情感的傳遞也會發生，這不僅會感動自己，也能感染他人。

我曾經見證過有人在傾聽別人的朗讀時哭泣，即使他們不完全聽得懂那個人想說什麼，但「情感的眞實」是如此強烈，以致於他們能感受到那人要表達的內在現實。對我來說，這相當有力量，而這種現象的發生，促使在場的人體察到我們都是人，有共通的人性。不過，展現情感眞實，可以不借助任何共通語言來達成。我曾經聽過Allen博士分享過一位參與者的表現，他以胡言亂語（gibberish）和無意義的音節寫下見證，但當他朗讀時，充滿豐富的情緒和飽足的感覺，即使乍聽像是外星語，卻仍成就了「情感的眞實」，因爲那時那刻已無關乎聆聽者對朗讀者之陳述和對故事的眞正了解，更多的是在乎當事人的實在感受。

見證意識發生於團體情境裡的見證朗讀過程中。團體成員帶著無評判的態度臨在，不發表任何評論的相互關注，創造出一個涵容空間讓朗讀者不受干擾地聽到來自深層自我的文字。見證者全然的沉默和安靜，藉由無言的支持及無語的保護，有意識的將安全感、儀式感和意義感灌注於當下環境，傳遞出人際間無形的交流能量（吳明富等譯，2024）。在團體中，每個人都會參與不同「見證／意識」的層面──見證／意識他人、被他人見證／意識，以及見證／意識自己。

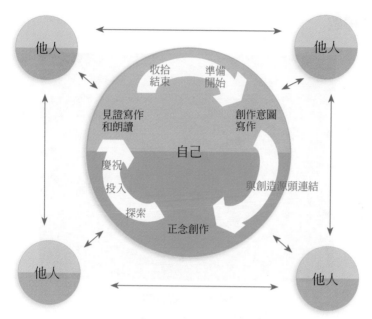

圖12 團體工作室三部曲動力圖

　　靜默覺照自己對他人文字朗讀時的內在反應，握持意欲回應／反饋的衝動，深化了我們的正念，練習在見證中保持**關懷的默視**（**compassionate disinterest**）。如同遵從現象學的「懸置」原則：存而不論，排除一切預設立場，「回歸事物本質」，斷絕所有的詮釋和評價，專注的聆聽。很多時候，**聆聽是最好的支持**。在正念練習的脈絡下，關注朗讀者即時即地的書寫內容，並且試著同理文字背後所蘊含的生命經驗，讓當下的集體見證，催化出可能的集體心癒：聆聽自己和他人創作與寫作中的「智慧」，見證共通的人性、產生覺察的洞見、內化情感的真實、練習關懷的默視、經驗正念的存在，並為選擇替自己朗讀的勇氣，以及願意與他人同在的精神，感到賦能——集體的賦能。

(二)彩蝶停歇

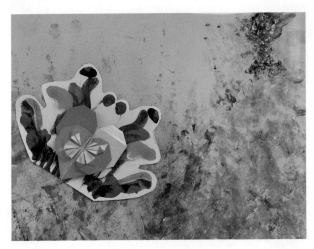

圖13　彩蝶停歇

創作意圖寫作

　　彩蝶飛了，飛出煙霧彌漫的山海之間，尋找更寬廣的天空……我望出窗外，在陽台上，看見培植在水杯裡的彩葉植物，任其長根發苗，是我該將它種在土壤中、盆栽裡，讓它成長繁盛的時候了……彩蝶需要找個地方休息，我創作來休息，我為彩蝶創造一個暫時棲息的安適之地。

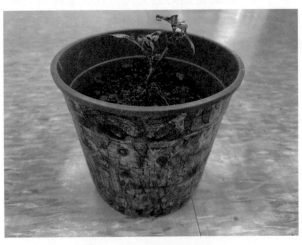

圖14　蝶谷巴特彩葉盆栽

正念創作

　　我用紅、黃與白色的壓克力顏料調出溫暖的橘黃色，仔細地彩繪在回收利用的塑膠盆器上，盆口一層塗藍綠色，盆底一層塗草綠色，像太陽、海洋與森林，我將所有自然的元素整合在這裡……選了有樹、鳥、花、草和鳥屋圖案的餐巾紙，以蝶谷巴特來裝飾盆身，希望它充滿生氣與溫暖……。

見證寫作和朗讀

　　黏稠的萬用膠讓脆弱的薄紙不斷破損……我不斷在彌補，破了又補，補了又破，不得不更加小心……手部的動作放慢，心也跟著平穩下來，補、破之間同時感覺不完美的懊惱和可修復的愉悅……情緒的平衡點，轉念的不完美，孕育拼貼後的重生……退後一步看，一時之間還找不出破在哪裡，完形，看完整的形……鳥、樹、花、草在蝶谷巴特的質感烘托下，為二手盆器妝點出低調的沉穩……我將右手伸進培養土裡，讓溼潤微涼的土壤鎮定我隱隱作痛的手指……一手一手地把土放入盆器裡，安頓小苗也安撫憂慮……想像彩蝶飛來，停歇在彩葉上，喘口氣，再往前行。

六、工作室三部曲與表創性藝術治療結合

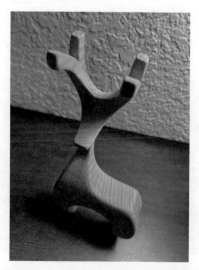

圖15　木鹿

(一) 靈性動物

　　疫情前的一個夏天，我自助旅行到美國待了兩個月，期間特別跑去加州拜訪一位友人話家常。閒聊之際，她拿起手機點開一個關於靈性動物（spirit animal）的App，指引我跟著這個應用程式回答一些問題，探尋自己的靈性動物是什麼。鹿，是最後跑出來的結果：牠象徵溫柔的精神和力量，帶著純淨的光明，像春風一樣溫暖，驅散陰影，但對聲音或動作敏感，是敏捷和機警的代表。鹿的寓意，觸及我心。

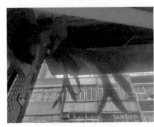 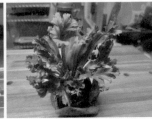 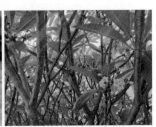

圖16　鹿角蕨　　　　圖17　鹿角三蘇　　　　圖18　緬梔（鹿角樹）

　　從此之後，我格外關注在生活中與鹿有關的意象，尤其是有著分岔線條猶如鹿角的植物：鹿角蕨、鹿角三蘇、緬梔（俗稱雞蛋花或鹿角樹）……等，也在一個斯堪地那維亞（Scandinavia）市集裡，買了一個北歐神話中雄鹿造型的銀飾，配戴在身上。有一年的聖誕節前夕，還利用回收的木頭創作了一些鹿造型的手工藝，送給朋友當禮物。其中，特地挑選了一隻以橡木（oak）製作的鹿，送給我的良師益友Allen。

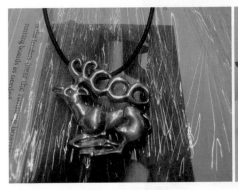 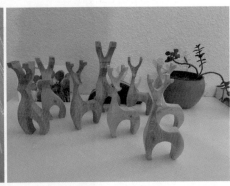

圖19　雄鹿銀飾　　　　　　　　圖20　木鹿群

　　2014年，我第一次到Allen在洛杉磯北部小鎮奧海（Ojai）的工作室，接受她的督導。我們坐在門口前的橡樹下對談，腳踩著柔軟的落葉堆，身旁還有她的愛犬（Harmony）的陪伴，感覺如此的自然和愉悅，尤其被橡樹庇蔭，微風陣陣吹拂，讓整個場域循環著溫和又恬靜的能量。多年之後，儘管Allen已移居柏克萊（Berkeley），Harmony也已不在人世，當我將橡木鹿送給她時，回想起這段深刻的記憶，心裡面仍留存著那份淡淡的暖意。

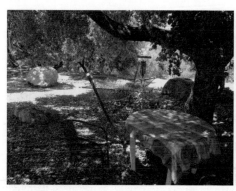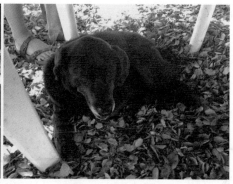

圖21　橡樹下　　　　　　　　圖22　Harmony

　　我問Allen，除了用美術創作和文字寫作來表達與見證外，我們是否也可以拓展和延伸結合不同具表達性和創造性的藝術型式（音樂、舞蹈、戲劇……）來進行「工作室三部曲」呢？她指著「木鹿」說，不同類型的藝術，就像鹿頭上那些分岔的角「殊途同源」，她再用「工作室三部曲」的概念闡述自己的看法：任何型式的創作，都要先釐清自己的意圖，這是一種對「創造源頭」的召喚。召喚創源（鹿的本體）產生能量，促使正念的去創作；只是，這樣的創作不再只是單一媒介的運用，而是多元藝術型式的整合（鹿角）；若將「工作室三部曲」融入表達─創造性藝術治療（簡稱「表創性藝術治療」）歷程中，即治療師運用具表達性和創造性的藝術媒材來關照、服務和照護各式各樣有著不同年齡、性別、宗教、種族、階級、文化、背景和議題的人（多元文化族群），那麼最後的「見證」是個案─治療師雙方的，是互動的，可以是畫、說、寫、演、

唱、跳……。個案在見證自己的創作中經驗「外化的現實」（externalized reality）和「情感的真實」（emotional reality），治療師在見證個案的創作中實踐「慈悲的意識」（compassionate consciousness）與「關懷的默視」（compassionate disinterest）。**用慈悲的意識，真誠回應外化的現實；用關懷的默視，專注傾聽情感的真實，整個歷程都在「變」和「動」（flow）。flow讓這樣的相遇／接觸，有了活力，更建構出意義。**

(二)即興心術

　　若回歸神經科學的基礎，透過表創性藝術（Arts），可以引導和催化個人與團體活動、發聲、想像、演繹和說話，進入動覺／知覺、感知／情感、認知／象徵，以及創造性層級（吳明富、黃傳永，2013）：

1. 動覺（kinesthetic）／知覺（sensory）層次：做動作、聽音樂、塗鴉、敲擊、肢體暖身、正念扎根、身體掃描、觸摸沙土等。
2. 感知（perceptual）／情感（affective）層次：視覺刺激（圖卡／影像）、發聲、演戲、對話、書寫、歌唱、朗讀繪本等。
3. 認知（cognitive）／象徵（symbolic）層次：文字語言溝通、原型探討、意義聯結、想像思考、圖像／動作分析、事件陳述、詩文寫作、沙遊物件選擇等。
4. 創造性（creative）層次：藝術創作、創意寫作、即興演出、真實動作、哼哼唱唱、音感作畫、重組詩文、影像拼貼等。

　　每一種藝術型式（model），本身就是一種內整模式（intermodal）：你會動，就會畫；你能走，就能跳；你可說，就可唱。藝術是人與生俱來的天賦，只是在我們成長教化的過程中，這樣的天賦似乎被壓抑了。會畫畫指的是要畫得好；會跳舞指的是要跳得好；會唱歌指的是要唱得好；好像「好」才能成就藝術，在藝術市場裡，的確是如此。但在表創性藝術場域裡，這裡定義的「好」應該是「直接經驗（direct experience）的表達與創造」。完形裡談三界（內界、中界、外界），存在裡談四維（Eigenwelt: being with the world of the self）／內在自我；（Umwelt: being with the physical world）／外在環境；（Mitwelt: being with the social world）／人際之間；（Uberwelt: being with the spiritual world）靈性世

界（吳明富、呂冠廷，2021），都強調覺察和接觸（contact）／相遇（encounter），運用與表創性藝術的接觸／相遇，強化對三界和四維的覺察。所以，**治療的藝術不在於你的技術，在於你與個人或團體接觸／相遇後的即興心術。**

即興心術的「心術」，即是「意圖」；心術要「正」，意圖要「明」。治療師可以在一個療程中，針對一個單一模式走深，也可以整合／多元模式走廣。重點是，你與個人或團體相遇後，彼此的動力關係，深深影響你與之感知互動後所下的決定與選擇。表創性藝術治療師的「即興心術」，便是帶著「因案施療」的意圖，催化個案的即興表達，將直接經驗創造出來。創造需要勇氣，勇氣來自於自信與賦能。個案在療程中創造改變的動力，治療師在療程中創造能賦能改變的動力。雙方都面臨未知，都需要十足的勇氣。

工作室三部曲與表創性藝術治療的結合，即個案帶著自我關照的意圖、治療師帶著關照他人的意圖，進行整合模式（intermodal）或多元模式（multimodal）的正念創作，在個體和團體的見證下培力賦能，從覺察意識到行動轉化，進而促進心癒改變。正如Pat Allen在本書最後的附錄訪談稿中提及：「OSP就像是一塊三明治，意圖與見證是兩片麵包，你可以把任何東西夾在中間……。」換句話說，「正念創作」可以是舞蹈、歌唱、寫詩、繪畫、演戲……或綜合模式的創造性活動，讓即興的表達與創造，藉由見證來涵容、確認與轉化。

接下來的十二個章節，都是不同作者運用「工作室三部曲」來自我關照、關照他人和進行社會倡議，展現十足勇氣的見證與分享，意圖在推廣和傳遞「正念創作、心癒寫作」的力量，從我與自己、我與他人，擴展到我與社會、我與靈性，為個人和群體尋覓「安適之地」，提供一個可能的途徑。

參考文獻

吳明富、周大為（譯）（2017）。工作室藝術治療：藝術本位治療取向（原作者Moon, C.）。臺北：洪葉（原著出版於2006年）。

吳明富、陳雪均、江佳芸（譯）（2018）。正念與各類型藝術治療：理論與實務（原作者Rappaport, L.等）。新北市：心理（原著出版於2014年）。

吳明富（2010）。走進希望之門：從藝術治療到藝術育療。臺北：張老師文化。

吳明富、吳怡萱、李以文、林正寰、林栩如、游于嬅、葉美秀、鄭曉彤、劉世萱（譯）（2024）。藝術本位團體治療：理論與實務二版（原作者Moon, B.）。臺北：洪葉（原著出版於2016年）。

吳明富、黃傳永（2013）。藝樹園丁：失落與悲傷藝術治療。臺北：張老師文化。

吳明富、呂冠廷（2021）。人本存在：年長者與照顧者藝術治療。臺北：洪葉。

江孟蓉（譯）（2013）。療癒，從創作開始（原作者Allen, P.）。臺北：張老師文化（原著出版於1995年）。

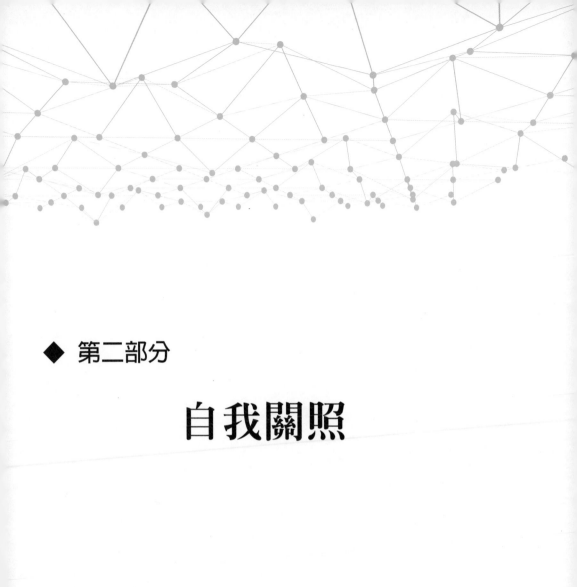

◆ 第二部分

自我關照

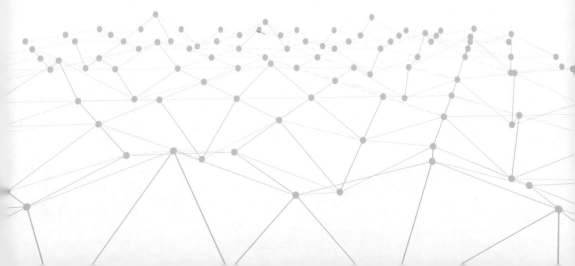

第二章

那裡盡是暗湧、碎浪、暖潮

李佳汶

一、以私藏的儀式墜入

透過這篇章節，我希望呈現兩個部分：首先，完整呈現七次工作室三部曲的創作內容，包括每一次的創作意圖、藝術創作、見證寫作；其次，在創作內容之外，我安插了一些片段的描述，透過一段段簡短的文字，嘗試談談創作歷程中，內在狀態與藝術表現的相互牽引，這些文字紀錄了自我對話的經驗和當中的所思所感。綿延在產生意圖、進行圖像與文字的創作，以及完成工作室三部曲後的反思之外，還包括各次創作之間所承襲的關聯。我有很長一段時間透過這個創作模式來自我關照，我與影像的關係幫助了自己扎實地累積對創作的信賴，也經驗到各式各樣的撼動，只是，即使歷程中的收穫再豐富也難以言喻，透過語言與文字仍無法完全表達這些內在經驗，亦不太可能完全的貼近真實感受。然而，我依舊期望讀者們，能夠在閱讀完此篇章後能產生好奇，願意嘗試將工作室三部曲帶進自己的生活中，並且實踐它，開啟一扇小小的窗，讓原本難以言說的寶藏引渡到自己的內在世界。

著手整理這些創作經驗的當下，我開始回想，第一次進行工作室三部曲，大約是在多年前的藝術治療碩士班課堂上，拜有儀式風味的步驟所賜，以及文獻中的說明帶給我的影響，心裡對它留下一個神祕主義的記號，讓我在決定創作意圖時，不禁雙掌向上；然而，創造力源頭不在上方，而是在某個心靈深處。認識工作室三部曲一段時間後，我在某個影集中看到一種相似的過程，劇中主角的祈禱，與投入工作室三部曲的前奏相

似，背後有一層相同的意涵，就像在說「創造力的源頭，我需要與您談談這件事情，就現在，就您與我，請回應我，而且我確知您將會回應我」。我喜歡藝術創作也喜愛文字，也曾以這個創作模式進行論文研究，直至現在，它也延續成爲我自我關照的主動方式，這樣的喜愛能夠延續多年，好像在顯示著什麼，我沒有嘗試釐清答案，因爲創作中的行動，本身充滿著一問一答，似乎不需要更多解答。

　　猶如在展覽中聽完導覽或看完作品說明，了解到創作的背景及構成元素，或是蘊含於背後的生命經驗、信念、思想之後，當眼睛再次從文字轉回藝術作品時，會感受到加乘的溫度、感動和理解。從聆聽者與見證者的角度來看，藝術作品與文字彼此闡明了對方；對觀者與創作者而言，它們共同成爲比原本更有傳達力的存在。當我更加聽懂它們在說些什麼的時候，我也更能理解自己內在的世界，尤其那些原本藏在角落、疏離於邊緣、依附於燈腳之下的種種情感與思緒。每次看電影觀賞到有關共享意識、共享經驗的設定時，我忍不住想像，未來若有一種理解模式，讓我們對作者的成長經驗、創作過程身歷其境，進入故事之中，藉以完整理解作品中豐富的意涵，那該有多好。我在整理和撰寫此篇章時，正是經驗到這樣的狀態。

二、潛入自己、觸及自己

　　我接下來要呈現的七次創作，以壓克力顏料，繪於約莫53.0 cm×45.5 cm尺寸的木板和畫布上，我偏好這種像廁所半身鏡的尺寸，置於畫架上，彷彿望著一面鏡子，有點像白雪公主中的壞皇后，嘴裡、心裡唸唸有詞、注入意念，藉由一個超然的力量，讓鏡中顯示自己想知道的答案。我大多在周末進行創作，那是固定透過藝術自我關照的午後，整個過程歷時一至四小時都有。過去我最愛使用粉蠟筆，因爲我發現自己有破壞及完全覆蓋圖像的習慣，爲了幫助自己貼近過程中的每個痕跡，有更充分的機會跟隨或是回頭看見自己的內在歷程，我開始喜歡無法完全移除痕跡的媒材；但是，自從嘗試了壓克力顏料，我發現它除了善於留下創作足跡

之外，也呈現出更加完整的美感，這樣的美感是創作者的心靈食糧。漸漸的，壓克力顏料成為我進行工作室三部曲固定的好夥伴，會因為它可乾燥、可混和、可加疊的特性，處理細節時，常面臨一個情境，那就是我可以選擇等待或不等待，可以讓自己繼續沉浸於當下的影像，也可以讓自己繼續往前探索，內在歷程與畫布上的進展幾乎是同步的。我也覺察到，雖然自己很喜歡實驗各種不同性質的媒材，享受驚奇的火花、探索未知的藝術經驗，但是，在透過創作進行自我照顧時，我最終還是會選擇最熟悉的媒材。

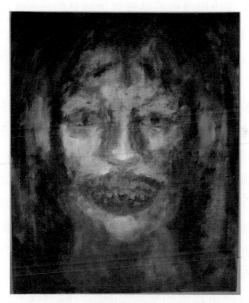

圖1　面孔

意圖寫作

透過創作，我將這一週以來的憤怒情緒從自己身上驅離

見證寫作

用你們的黃牙啃食，還以過往的一擊一擊
近距拍攝，移動軌道，黃昏之塵，裂嘴的紅色臉頰
責怪你，只要有心，刺必會落下

摺於上，灼傷

一到十，剝落剝離

回頭站立我足尖，離我鼻頭如此靠近

一轉頭，就在我眼前

　　作品中的圖像像是一張有些斑駁，讓人感到壓迫的面孔。創作過程中，接連、反覆出現於腦海的影像有兩種：一是「群眾」，那些我生命中的負面教材，包括令人失望的長者與我自己；二是拳擊課程的景象，一種被喚起的防禦，伴隨熱騰騰怒氣的氛圍。「群眾」的造訪，似乎透過嚴密、精緻的表達，要我相信自己是應該被輕易對待的人，可以被他們的言行、文字穿刺胸腹咽喉，絞碎每一根指頭與大腦的理智，讓我因為作為自己，而去向他們致歉。創作中的強烈感受，其實也是我創作意圖的來源，一個平靜生活中的插曲，一樁無理的對待。

　　我同時感覺到創造力的侷限，以及思緒的盤旋，注意力有時集中、有時漂離。有一段時間，我只是不斷在作品中反覆添加細節，讓一位又一位的「群眾」走過我眼前，一次次返回闖入插隊，心想，他們不是該離去嗎？就如我的意圖寫作那樣？我是否正臨近一個越來越清晰的洞口？藝術創作也會遭遇信心低落之際，當我抱持這樣的想法繼續創作時，突然意識到白色部分在畫面當中相當突出，似乎讓畫中人朝自己的方向逼近。重複添加白色及不同色彩，成為一種調整我與它距離的方法，這當中已失去思考，我僅僅純粹的體驗它——單純的內在經驗。

　　我體驗到，自己可以更加掌控畫面中的壓迫感；我能用筆割傷他，剖開皮面，用顏料移除他的下顎與鎖骨，只要我想要，就能做到。當下，我開始願意讓插隊的「群眾」與我的專注力接觸，卻已失去幾位群眾。創作當日，我已因心情低落而疲憊許久，創作是一場長時間的相互凝視，與這位面皮崩落、單顆門牙的人凝視，這些是讓我憤怒的人嗎？殘缺感讓他們長的像是一位沒有明天的人。創作過程中，我意會到他是一位替身，無窮無盡的移情材料，我想要驅逐的怒，不單是這一樁無理的對待，我面對這一個人的同時，站在我面前的，是一群人。我記憶中的他們，影像中的群眾，在生活裡被我數度喚來，被過度使用，長時間下，軀殼都不堪、碎

裂了。藉由這樣的洞察，我將十分的情緒歸於過去，將一分的怒氣留在現在，這張面孔已失去氣力，空洞無神，成為一幅沒有攻擊性、沒有溫度的肖像畫，像我一樣。

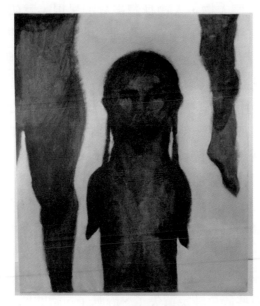

圖2　不完整的身體

意圖寫作

在創作的過程我重新得到力量

見證寫作

從你的路，回到我的路
從某一天開始，我必須打散這個身體
避開受傷的一那側，張開堅硬的那一側
張開成為一個大手掌，接住烙鐵襲來
一塊又一塊，很難想像你我原來的樣子
我們的面貌，曾被誰看見、記住
一部分的你停止成長，一部分的我萎縮畸型
但都有壯大厚實的那些血與肉與骨

蒙上一層焦炭，掩蔽敞開的軀體
一塊柔軟的土地
讓我尊敬，讓我可以相信

作品內容是一個人物，人物身體被分別呈現，就如同被切割或分開生長，各個部位具有不同的年齡，尚在胎中的雙手、成熟的腹部、女孩的頭、粗壯年長的頸、增生的足，即使不是完整的身體，但也沒有真正缺少什麼，因此能以此狀態維持著生命。

獲得力量的過程之一，可能是破壞再構築，建構的過程讓人感受到一種強大，分派一部分又一部分的身體，到他們被允許的位置。創作的過程當中，不斷地回想起一位我服務過的孩子，強大到難以置信他承受過什麼，讓我不禁思考，生存並不需完整的條件，我們只要留下內在僅存、未被摧毀的某個部分，就有機會重新把身體拼湊回來。拼湊的過程持續著呼吸心跳，完成作品前的好多個時刻，我的腦海中同時浮現自己與這個孩子的影像，好像有一個相互的流動，讓一股力量流轉，我們同時在循環之間壯大，分享也共享著這股力量。這種共享，讓人產生了信念，即使自己離散成好多碎片，有些碎片註定遺失了、靜默了、時間停止了，剩下的碎片也會盡可能的組織起來，讓我們足以維生，即使那樣的面貌與原初不同，甚至並不好看，在某些人眼中顯得有些畸型怪異，但是要發揮多大的力氣，才能將一塊一塊的自己重新連結起來呢？這樣的想法出現時，好多的影像來臨，來自我記憶中那些脆弱易受害的人，以及那些強壯的人，他們的強壯是否可能也是透過修補而來的呢？是否有潛在的、我們都不去談的傷害發生在過去呢？這些影像中有好多個部分的我，我想起的一個又一個的人們啊，我們有些相同又是那麼不同，大部分的時間我注意到的是那些不同。在這次創作的過程中，我卻想起那些相同之處，相同之處散發出一種普同與撫慰，一個又一個人的影像，因這些普同與撫慰，就像堅韌的脊椎，有一個向上的強度，支撐起每一個個體。作品的畫面雖看起來破碎，但他已比原本所能實現得更加的完整，也更加的強壯。

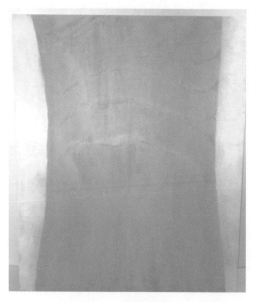

圖3　手腕肖像

意圖寫作

在創作的過程裡我重新得到力量

見證寫作

終止了延續

我們，該怎麼繼續呢

只因為透視而讚嘆那薄弱的透明外殼

手腕

過去，我只學習到他的強健

但從未想像過，他將帶你走向摧毀

誕生的紋路，暢通的血液，寫成一樁脈絡

溫度一再從末端折返，消逝在心臟的盡頭

水紅色的等待，扯動的刺痛感，湧出溫暖，留下痕跡，不那麼壞

微微的跳動，河川與森林看不穿看不透

但，那並不是

只要切開又切開，甚至能探究竟，究竟看到了什麼，就在那裡

抑或是，切開即是關閉

斷開

我終將脫離，接受終曲

用縫合延續你

操縱著、讀唱著、默語、沉寂、最後是零與無聲

換來，不再一樣的你

明天還能張開眼睛嗎，再次使用右邊的凶器左邊的屍塊

再次、再次換來不一樣的你

我不能再忘

等待他墜落的心情，再遲也會墜落，深深而去

釋放出容納不下的你，離開我的身體

你離開後，我留下，又能繼續

你我輪廓不同，骨架也不同，我表示，不想與你共生，你折斷骨頭刺穿我

身體

這就是你生命的開始

　　前一次的創作經驗是那麼有力量，這幾週，仍讓我好期待以同樣的意圖，延伸這樣的發現。作品圖像，其實只是一個放大的手腕。我的想法很簡單，當我想延續探索一個發現時，就會直覺地認爲，應該仔細的看著他。手腕，其實強壯同時又脆弱，學生時期，我們系上由於有大量的雕刻訓練，幾乎練就大家都有強壯的手臂與手腕，甚至在系學會活動曾出現比腕力的活動。多年後，在我開始學習，並接觸服務自傷的孩子時，我與手腕的關係，一分爲二了。過往，手腕對我而言是強壯生命的象徵，現在所見許多是傷痕累累，甚至與死亡相隔不遠的手腕，多麼衝突，就像一個畫面，強壯的右手正在割傷脆弱的左手，也可能是用強壯的左手割傷脆弱的右手。難道，人們身上有一條隱形的對角線嗎，同時發生著兩件天南地北的事情。創作時，我對這個奇怪的想法發出感嘆，當我在前一次創作緩緩升起，卻在這次創作中體驗到一種徹底摔碎殆盡，落差得感覺讓人如此沮喪，那麼快速、那麼衝擊。我們把一件事情放大，它意味著什麼，甚至大到讓我們委身其中，讓整個自己與它產生關連，用整個自己去詮釋它。我

現在發現，我創作的，其實是手腕的肖像畫，刻痕與風霜突顯它的歷史與歷程。我發現自己特別喜愛描繪身體的部分，讓身體的這個部分，暫時代替頭腦思考。這種思考往往會讓人用感覺去探索感覺，而非用大腦理解大腦，會產生最真實的發現。當我認為自己已經偏離意圖的時刻，我感受到「發現」是一種力量的展現，而「細究」是一種更強大更持續的力量展現。一個人與事物接觸的方式，能夠說明一個人身上潛在的力量。

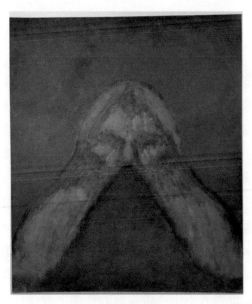

圖4　皮囊

意圖寫作

我用創作與我的恐懼接觸

見證寫作

與無名之物對視，真實的目光穿透後腦，冷冽而麻痺
是皮囊，不具威脅不具生命
是肉身，轉移視線的一瞬，撕裂身體的代價
漫天的紅，愉悅的擴散
我沒有任何想法，猜不透它從何處剝離，是誰的一部分，是哪一些人的

部分

再次成爲粗獷的瓷器，細膩的、不細膩的

漂浮的紅，紅色蒸氣，向上托，飄忽升起

伸手

一個殼

以爲當中裝滿所有一切，卻只裝著這個渺小的身體

漂浮的紅，紅色蒸氣，又再升起

蔓延了，紅

一再的蔓延無邊，無際，也無氧氣

　　我說不出我畫了什麼，我好像能在這個作品中，同時看見我的膽小與我的勇敢，想透過創作來與恐懼接觸，怎麼就成了「與無名之物對視」。與內在面質的歷程中，誕生的作品有一絲絲壓迫，一旦直接與它面對面，就能夠知道，那並不是恐懼，而是一種對未知的焦慮。焦慮讓人迫切想掌握什麼，卻一再撲空，或許是因爲盔甲下其實空無一物，只有足以讓我想像的空間。創作的過程中，我不禁這樣想，創作的過程不像照鏡子，而是想把湖泊或河川當作鏡子映照自己，有時看似川流不止，但規律的反射出自己；有時以爲水面相當平靜，平靜到可以講出有關於我的任何細節，卻被隱形的波動，以及變換的天光，寧靜緩慢的扭曲著，讓人幾乎要誤信。我真的感受不出，也思考不出這張青紫的皮面下會存在著什麼？或許創作歷程幫助我伸了伸手，探索它上顎骨之下的空虛，當我手指在觸碰無物與害怕被利牙絞碎之間，能適應對未知的警戒。片刻相信那裡真的空無一物，它是有一層驚駭外殼的空虛之人，是一個隨時可以現形的想像人物，隨時伴隨我。我願意不願意都會感受到的存在，意識到它後再也不能忽視它，它是漂浮的一段人體，一塊精緻的組織，悠悠地呻吟著它的不完整。我帶著膽小去勇敢，就像是創作著這個作品、看著這個作品的時候，那一種不那麼舒服的感受，尤其是要一直看著他直至完成。我想我能與自己內在的這一個部分維持接觸，或許就只有在創作出它的那一段時間裡，它不在我內在，不在我身側，不在我背後，而是從我內在攤開來，與我對視。

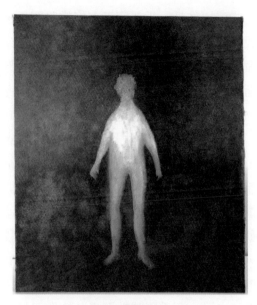

圖5　模糊的人

意圖寫作

我透過藝術創作更認識我心中的沉重

見證寫作

我想，你的邊緣即將消失了
隻手圈起輪廓，不盡沒入
儲存起了光
你只是隱藏、隱形，在這一條路上行走
很難想像那需要什麼溫度，冒著什麼風險
並非我想像的消失，而是一種保護
尖銳的邊緣，你與空氣一同旋轉，我無法避開

　　這次的創作過程中，我反覆的使用拓筆，大量、反覆的用戳打方式處理背景，我的手臂暫時成為一個節奏規律的機械，戳打的聲音太過堅毅，讓這塊木板比其他幾塊顯得冰冷，背景好似透出即將出現的光芒，但是同時也有深邃的暗處。在創作這幅作品的短短時間當中，有一個特別的經

驗，我好像透過完成這幅作品，重新回顧了好幾段關係，回想好幾個孩子的面孔，他們與我內在那份沉重、冷暖參半的感受有很深的關聯，我不禁思考，從事用生命影響生命的工作，大部分的時間是很無助無力的。這一週，我在工作上面臨關係的結束，在我的想像裡，那永遠是一場送行的景象。畫面中的人物，讓人感覺不出他是正要離去，或是向前方走來，他赤裸、柔軟、溫暖，甚至看來有一些脆弱易感，薄透的肌膚透著身體中央的光芒。我最意外，也最被吸引的，是人物頭部與手掌腳掌，我在延伸軀體塗上厚厚的顏料前，就決定留下那半透明的末梢，末梢似乎與背景有了一種調和與呼應，讓人的身體可以與背景平和的交流、相連，隱身其中，因此能夠更自由活動、更能被安放其中。這作品，好像是我的願望，是我給許多孩子的祝福，因為有心中這份沉重及冷暖參半，我似乎成為一位祝福者，他人生命的重量殘留在我身體當中，好像就在作品完成的前一刻，我腦海中才終於出現了自己。沉重同時散發光芒的你與我，或許就交織了這些冷暖，好多時候，你我真的別無選擇，只能望向深深暗處，彼此無止盡的傳遞著祝福。

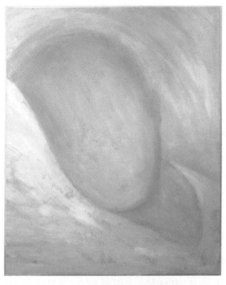

圖6　在懷裡安睡的嬰兒

意圖寫作

　　　　透過創作，我找到與困惑共存的方法

見證寫作

　　　　面頰的細毛鋪蓋綿延

　　　浸入溫水，平和的失重與騰空

　　　　我倚靠、依偎

　　　緩慢心跳的你，沉沉的重量

　　　　下潛於溫水中

　　　溺入你當中而甜睡

　不知我是以什麼模樣，以什麼表情睡去

　被沉沉的包裹著，被按入了深處

　　「或許我沒有足夠的表現能力」。這一天，我在這樣的氛圍與想法中度過泰半創作時光，創作時，我幫畫中人物描繪過許多張不同的面容，都令我感到不太對，一張臉比一張臉糟糕，我不知道我在處理哪一個時空中的自己，或者，我在描繪認識的哪一張面孔嗎？我似乎不再像平時那樣欣然的創作，不帶評價的接納自己在創作中的表現，嚴厲的嘲諷四起，原來，不帶評價、將自己沉浸於當下、自然的回到創作，都是需要力氣、需要被自己提醒、需要反覆練習的。最後這張面容終究留白了，但不是那種遺憾的留白。我回想起上一次創作的最終，我在作品中看到了自己，當我看著眼前畫作的整體，除了面容以外的許多部分，講述著兩者的身體接觸，像是陷入暖烘烘棉被的孩子，被承接、被包裹、被安全的保護著，頓時我自己的身體感受到一種與畫中人物同樣的感受，感受到平靜，嚴厲與嘲諷開始遠離。我看著自己作品，我知道，我當下的神情，應該就是畫中人物，在依偎中呈現的神情吧！我想要在這個過程中完成的事情，原來是那面容以外的所有部分，而最後讓作品走向完成的，是我自己臉上真實的表情。這也在講述一個答案，當我的目光被鎖死在小小一塊上，其他的部分即使存在，也無法給我帶來任何影響，無法帶來任何其他可能。很奇怪的是，我開始產生一些有力量的想法，最後也有了滿意的創作經驗，卻與

我最初的意圖有些脫離，但我完全不在意，這些自然而生的安排，往往超乎我預想的指引。

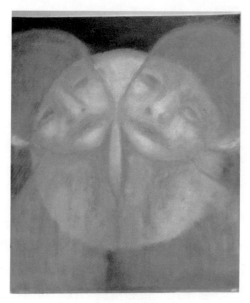

圖7　雙子

意圖寫作

透過創作，我找到與不安共存的空間

見證寫作

我試著畫下腥紅傷痕，卻淪為悲傷的白裡透紅潤

胸膛最後是否貼近

面頰最後是否貼近

最後的最後，能否完整而相聚

兩股向外的力量正抗拒著彼此，融合後會失去模樣嗎

一輪光圈放大了正在發生的光譜

完全的遺失，相對，沒有分裂過的痕跡，游移其間

張著口，吞下什麼，同時說著什麼

再一次從旁凝望著，凝望著，凝望著

望向我內在的舉步維艱，融化成輕巧，輕巧凝結成危險
年少的，而非年幼的
跨進的那麼一步，而得以凝望的位置
觸手可及的預期
觸手可及的安放
隨時滿滿一張月

　　我好像一直在學習「保持距離而不丟失」，像是一種動態的界線，與身邊人事物保持關係中的距離，與自己內在的某些部分保持安全距離。作品內容最初是一輪滿月在晦暗的空中，最後的完成品即是加疊於這樣的圖像基礎上。我創作了兩位外型相似人物，人物散發出一種溫熱、柔軟的質地，卻很難辨識他們透露著什麼樣的情感，中性的模樣伴隨中性的情緒，處理肌膚的同時，我嘗試在這樣的身體上施加適合的傷痕，只因為他們看起來相當敞開。暗紅色顏料卻一次又一次的被消彌，像是被人物身體吸收一般，反而像是一抹一抹的紅潤，像是短時間痊癒了傷口，肌理下重新暢通了血流，與破碎的皮肉和解。創作的過程中，我對畫中兩位人物的關係，發展了許多想像，安適與不安、我與他人、兩個不同部分的自己、過去與現在、過去與未來加上現在創作中的我，形成的三人關係⋯⋯和許許多多其他的可能性。我回顧這些想像，以及最初的滿月，有一種感受是，這些想像，象徵著各有分別卻又累積成一個總和，在共同的主體上、在相對的時間軸上，是一種混合體，或是有穩定規則的生命運行，巧妙的運行著，同時完整的存在著。我重新從自己與作品的對話中，找尋我與不安的關係，在我的想像中，最初的滿月成為了探照燈，我只能看見當下被照亮的某一塊，其實，不安一直與我同行，它往往被照得清晰可見。在我渴望與它共存、不想被它支配的意圖出現前，我早已長久與它共存，它在明處時是這樣，它在暗處時仍然是這樣，像是新月與滿月，我應該往回看才對，我盼望找到與它共存空間的同時，可能代表我忽略了過去與它相伴的歷史，忽略了我與不安情緒和平同在的許多時刻，忽略了自己能展現的氣力。反之，只關注於侵擾與壓迫，創作意圖如何形成？我以為總是自然而生，卻成為這次的創作歷程中最深邃之處，看見的不是創造力引領我到達

之處，而是深入探問了發出祈求的我，創作意圖究竟是一個原點，還是一個終點，或是整段旅途上的頻頻出現的指標呢？每一個答案都「是」。

三、深入心海的低語

從這段時間的創作歷程，乃至五年前那個原點到今日，我從自己的創作歷程經驗到匱乏與滋養的和諧。從這七次的意圖寫作可以看見，在我對自己的認識裡，我在真實中無法獲得平靜，想挨過痛苦卻沒有出口，耗盡力氣時甚至只能忍受傷害，迫切想見一見藏在我內在的力量，渴望透過確認它的存在，來支持自己，特別是支持自己有足夠力量，去理解原本難以觸碰的事物。而創作中的影像往往指引我再次重新理解自己的意圖，同時釋放一種滋養來吸引我觀察自己的經驗，也因被滋養而逐漸接納匱乏，逐漸減少對匱乏的畏懼。

在創作歷程的描述中，我提到，我發現自己的作品常常以人物身體作為主題。人物占據大部分的畫面，有時被放大，或是為了參透本質而被切割、分解，這樣的特性，似乎在長期創作後進行回顧才能夠被看見。藝術本質中的善良，似乎透過創造力的源頭，租賃了另一個身體給我，讓我有足夠的容量，承接住與作品對話時迸發的一切。工作室三部曲在我的經驗中，是一段又一段連接起來的旅行，幫助人們安然的靠近自己，透過凝望自己，接觸自己，反覆感受「完整」。

同時，我對見證寫作的過程十分著迷，這是工作室三部曲中很獨特的一部分，雖沒有特定的方式，但在我自己習慣的方式當中，它脫離了語言與文字的規則，寫下的那一刻，不需要任何人讀得懂，語意含著詩意。我有時候形容它為破碎的真實，或是瘋狂的話語，比起任何一段完整傳達意思的文字，見證寫作中的文句，對我而言，才是真實回應我藝術經驗的話語。快速不假思索地寫下它們時，往往會感受到自己、藝術作品、筆尖下的文字之間，存在著流動的氣息，好像細胞裡有微風似的，細微的鼓動著，每一次再度踏上旅行，都能重現，也都能收藏。

四、浸透飽滿後歸來

　　最後，我想針對創作時間、創作空間的安排，提出一些想法。就如文前所說的，我與工作室三部曲最初的關係，來自於課堂體驗與論文寫作。除了純粹的創作之外，在那個時候，很難避免將它視為一件必須完成的任務，甚至在見證寫作時，曾經顧慮是否能被讀者理解，而捨棄了一些真實自我的呈現，讓我感到後悔。也因為如此的現實考量，過去的我，嘗試在許多不同的空間進行工作室三部曲。曾經相信，對自己而言，只要有足夠的準備，與專注於創作的自我引導，我可以在大部分的時間、大部分的空間裡，進行我的創作，甚至誤以為這是一項重要的自由與彈性，但這種自由與彈性究竟算什麼東西呢？那確實能夠完成工作室三部曲，能經驗到與創造力源頭的連結，能創造滿意的創作經驗，但卻遺失了「自我照顧」的本質，抽離了最重要的前提。經過這些年，當持續的創作與日常生活交織，我重新看見了生活中有好多的委屈與妥協。我告訴自己，至少在藝術創作上，帶給我無形自由的藝術創作上，不可以有那麼多委屈，不可以迫於妥協，不該讓自己在可能被打擾的的空間，或是兩個行程之間的空檔，來完成這樣的歷程。這真的好重要，真的需要一個只屬於自己的空間，讓我與作品面對面的畫架，充沛的媒材，獨享的時間，不被前一個行程消耗，不被下一個行程催促，甚至為自己準備一杯好酒、好茶、好音樂。我願意為了自己，盡可能打理環境中的要素，只為幫自己迎來一個純然的創作經驗。有幸成為一位創作者，讓這個近似造物的經驗誕生於我內在，引發各種無可取代撼動，同時我認為，每一個人都值得完整的安排，並在藝術中獲得這樣的撼動。

第三章
重啓

李宜潔

一、結束與開始

　　Pablo Picasso曾言：「藝術的目的在於洗淨我們那在生活中蒙塵的靈魂」（The purpose of art is washing the dust of daily life off our souls）。大學畢業後就順利投入中學輔導工作的我，帶著滿腔熱血進入了教學現場，然而那股熱情被日復一日生活揚起的塵埃影響漸漸地失去了溫度。在國中服務的我，在面對學生來自於家庭或整體環境系統的議題之下顯得渺小，過去所學的輔導技巧與策略與實際所見的差距讓我看到自己的限制。另外，一名個案的離世讓我看到了生命的有限和無力。就當我開始對於助人工作的意義感及自我的能力產生質疑時，一場生命中產生的風暴帶領我走向了藝術治療的冒險旅程，我也順應著這陣風，離開了中學工作的職場。就像是《綠野仙蹤》中將桃樂絲捲入奧茲帝國的那龍捲風般，這一股風帶領了讓我放下了人人稱羨的教師工作，踏上在探尋藝術與自己的道路。許多人對於我這個決定感到困惑與不解，但當時那個渺小、脆弱，也對於生命意義充滿疑惑的自己，深信必須得真的離開，才能全心投入下一段冒險。

　　桃樂絲為了找到「回家」的路，與她的同伴們踏上冒險的旅程；我的這段冒險也是段「回家」的歷程，讓自己對於助人工作的真實想法能夠被看見，回到心靈的家，並藉由旅途的經歷與自己更加靠近，這樣我才能再度出發，走回我的生涯道路。吳麗娟（2002）在Irvin Yalom的著作《生命的禮物》中文版書序中說道：「『回了家』的治療師，才知如何引領他

人『回家』」（p. 5）。對於助人工作仍有悸動但也有所畏懼的我來說，讓自己回家是我的生命課題，唯有如此我才能夠在這迷惘、不確定的狀態下，堅定的跨出步伐。

在藝術治療研究所學習的過程中，我透過藝術的方式探索自己，在這段探尋過程中，我透過許多創作的形式看見了那個對於助人工作感到矛盾的自己。然而，有時創作體驗的歷程猶如行駛在暴風雨中的小舟般，濃烈的情感不斷地向自己襲來，讓我對於探索感到畏懼，也失去了方向；有時像是平靜無風的海面，隱隱的感覺海面下的擾動，但又無法具體掌握情況。

我希望能用更安全、也更有方向的方式來探索自己，這時候浮現在我眼前的就是研究所課程老師帶領我們體驗的「工作室三部曲」。課程當中的體驗讓我感受到在創作動機的投注之下，透過文字的書寫與見證，讓我可以安全地體驗藝術帶來的療癒，並且經驗自我。它簡單明瞭又確實的步驟，就猶如指北針般確實的為我指出方向，讓我可以自由的探索自己，卻不會迷航。我將這樣的歷程書寫與整理，作為我研究所學習歷程的統整，也成為我「回家」的指引。

二、向內探索的歷程

這一段特別的旅程開始於農曆新年期間，在三個月的時間內，每週找一段和自己最能貼近的時間，透過媒材與紙的接觸，以及工作室三部曲模式，讓這一段歷程化為圖像與文字，讓自己和創作進行對話，從中更加認識自己與助人工作的關係。對於媒材的選擇，我則是視當下的直覺感受選取，一切靠自己的「心」行動。除了圖像的創作之外，我也透過每日日記的書寫，維持自我的覺察與記錄，這樣的模式就猶如自我督導般，透過創作、對話與書寫，讓我開啟更多的視角。

我將這三個月的十二張創作以當下自我的處境與狀態區分為三個階段，分別為「整裝時期」、「揚帆時期」與最後的「動盪時期」。以下將分別整理各個時期自己於歷程中的表現，並與當下的自我狀態和創作進行對話。

(一) 整裝時期：預備開始

　　這段歷程始於二十四節氣中「立春」的隔日，宣告著春天的到來，但由於春雷尚未震響，因此仍有許多冬眠中的生物尚未恢復生機。而這段整裝時期與節氣很恰好的連結在一起。當時，研究所的新學期尚未開始，醫院實習也因農曆春節期間暫停，我實際生活是處在蟄伏的狀態，開始這段旅程的。

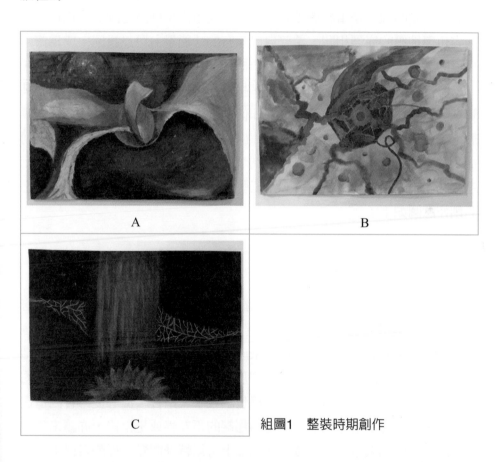

組圖1　整裝時期創作

　　組圖1為我整裝時期的創作，一開始的創作展現了對於這段旅程開始的期待與能量。旅程中第一幅創作A的見證寫作，經過我重新編組改寫，最後留下了這段文字：

極光，被稱爲是靈魂的沐浴，要能自由的飛翔在這片繽紛光彩的夜空需要不斷的振翅，保持著飛翔的狀態，即使是嚮往的風景，也會覺得冷。不能停下來，繼續前進吧。

對於旅程的開始我是充滿力量的，但這樣的能量隨即因爲隔日所發生的南臺灣大地震而崩裂，再加上當時年節將至，原本應該團圓的節日卻因天災而變了調，難過的情緒隨著新聞媒體的不斷放送持續延續著。這段時期的第二張圖像，是事發過了五日後我以此重大事件爲意圖進行創作，其內容也與地震的崩裂相關，希望自己原有的「能量」可以找回，成爲修補傷痕的力量，但面對上天如此巨大的撼動，我感受到自我的渺小與無力。

緊接著天災所帶給我的無力感，接續而來的是對於未來的不明確整裝時期隨時都要做好開始的準備，但即使研究所的開學日很明確地寫在行事曆上，我仍對即將到來的未知感到焦慮與害怕，「課程結束後我該何去何從？我眞的有辦法回去當輔導老師嗎？除了當老師，我還可以做什麼？」這些問句不斷地在我腦中盤旋，第三張創作猶如回應了我的那些迷惘，它的創作意圖如下：

學期即將開始，對於未知感到焦慮，我創作未知讓自己看到未知的樣貌。

然而，創作卻無法回應我的意圖，創作中未知的樣貌仍被蒙上一層「屏障」，阻擋了我看清它的視線。在這段時期，我開始聯絡實習的個案，由於我所服務的對象幾乎都是未成年的兒童與青少年，必須透過電話聯繫家長，打電話的過程讓我感受到那種屏障的存在。對於即將要新接的個案我感到不確定，只透過電話聯絡也讓我不太踏實，擔心雙方會因這樣的距離阻隔，無法清楚的溝通；電話那端的不友善或是拒絕，亦讓未知所帶自己的不安越來越擴大。雖然在認知上可以轉換觀點，提醒自己：「未知，生命中不可或缺的存在，如屏障般的讓人產生疑惑與干擾，卻也可成爲滋養生命的養分」，但也從自己生理上的失眠及焦躁不安的狀態中，感受到這樣的情緒不是僅從認知上的調整就能獲得改變。

(二)揚帆時期：號角響起

　　隨著新學期的開始，生活中的許多事物也在這段期間起步，包含開始實習接案、參與實習單位病房團體、開始安排春天的家族海外旅遊、運動，這段期間也迎來了我生命中最後一個2字頭的生日。在這個充滿開始與新生的階段，我的自我探索歷程中留下四張創作，如組圖2。

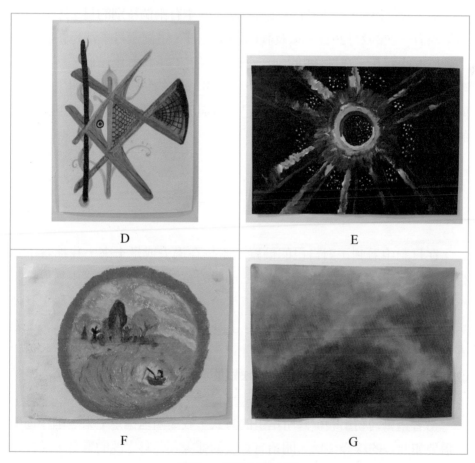

D

E

F

G

組圖2　揚帆時期創作

　　即使已經被推出了停泊的港口，但對於揚帆之後即將前往的方向仍讓我感到迷茫，從創作D的寫作意圖也看到了我的迷茫：「覺得一片空白，不知道自己要什麼，也不知道要做些什麼，我沒有意圖的創作，讓畫筆

來帶領我。」透過畫筆的帶領，我看到這階段初期的圖像創作中的小心翼翼，需要很多「控制」的元素，因此在圖D、E中都使用了許多的明確的線條讓自己穩定，線條明確的方向或是圖F的圓，都能讓我重新找到重心，讓內在平衡。

在揚帆期間，我看到了自己的矛盾，其中之一即為對於安全的需求與自由的渴望，於創作D的見證寫作中被記錄下來，對這段生活中的許多新開始，我倍感期待，同時也感到不安。其中有兩個特別的日子，分別是四年僅有一次的2月29日，以及我的29歲生日，這兩個日子都是讓我感到「矛盾」的存在。在創作E的創作意圖中寫道：「我創作這個有點冷的太陽，有點矛盾的存在。」對我而言，這四年一次的特別的日子與生日，如同沒有溫度的太陽般，無法帶給自己能量與溫暖，我在日記裡寫下了自己的焦慮與自我的質疑：

> 下一次的229我會在哪裡呢？說實在的，覺得未知有點可怕！
> 要離開2字頭還是會有種反胃的感覺，也會懷疑自己這些年有什麼長進？

在日記中看到了對自己的懷疑，不論在過去或是未來，我都看不到自己。然而在這段期間透過工作室三部曲的寫作，我讓自己從中獲得控制感、安全感與選擇的機會。「或直或彎，或安全或自由。只要我想，我可以在兩者之間來回，一切操之在己。」「等待的過程要是感覺可怕，就看看這個世界吧，原來我還有那麼多靠山，我不是自己一個人。」這些重新改寫的語句，對於陷入沮喪與自我懷疑的我而言，就像是對自己信心喊話一般，帶給我持續向前的力量。

沿著畫筆勾勒出的線條所指引的方式，我漸漸地穩定下來，創作逐漸不需要如此多的線條架構，開始有更多的弧線與色彩之間的融合，並外化出創作G這樣模糊的圖像。

> 享受模糊就可以看到無限可能。

這對比於剛踏出步伐很需要具體方向的自己有很大的不同。然而，創作G就像航行過程所遇到的濃霧般，要穿越這阻礙，必須經歷一段動盪不

安的時期。

(三) 動盪時期：躁動與不安

　　從創作H到最後一張創作L的這段期間，我的生活有一些混亂，身體嚴重的不舒服、實習與學習都感到不順、即將到來的家族旅遊，同時4月一到，也宣示著教師甄試的考季來臨。以這樣身心俱疲的狀態，要準備考試對我而言充滿負擔，也由於我對自己生涯發展仍有許多疑慮，對於是否應試我亦充滿矛盾。整體而言這是一段讓我感到相當混濁的日子；在這樣的階段，工作室三部曲的創作，展現了我的疲累與不安。

　　組圖3為動盪時期的五幅創作，而這樣動盪不安的狀態在我最後一幅創作結束後仍持續著。在這個階段我感受自己對於許多事物缺乏掌控力，持續的將近一個月的腸胃炎與過敏、社會事件，突然之間被實習個案結案，都讓我覺得能量盡失，「缺乏生命力」，也「覺得自己的主控權很低」。綿綿不絕的春雨帶來的不是滋養，而是「危害」。

　　面對考季的來臨，以及研究所的課程即將告一段落，對於自己完成了研究所的畢業學分之後該何去何從感到焦慮。許多的「不知道」浮現在我眼前，有種在創作K那樣的「漩渦」中打轉，「失去方向」與暈眩的感覺。我也做了許多令自己焦慮的夢。這些夢境，除了反應自我生涯的焦慮之外，也反映了我對於未知的不安，如同創作J「春天」，在見證寫作中所浮現的仍是未知的議題，見證寫作中對於夾道的粉色被短短幾行字帶過，關注的焦點放在畫面中看不到的方向，當時的寫作中反映了自己無心欣賞周邊的景色，而對於下一步該何去何從感到不安。

　　這段時間雖是動盪不安的，但亦是我與自己最貼近的時期。從圖像創作主題上，除了創作K仍是較抽象之外，其餘的四張創作都有明顯的主體位於畫面的中間，而這些人物或形象與自我有所連結，我在見證寫作中也反應了當下的狀態，像是創作H的「雜亂」、創作I對於危害的「絲毫不知」、創作J對前進方向的「一無所知」等，反應了我的混亂和對未來的茫然。最後一張創作L中正在閱讀的兔子，與我是相同的生肖，我將自己放置於創作裡，用不同的角度看自己。

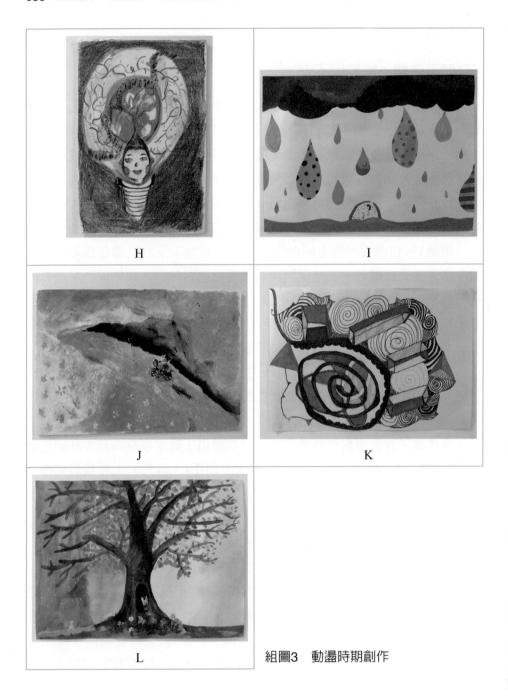

組圖3　動盪時期創作

　　重新回顧與閱讀歷程中的文字與圖像，我發現自己在這段期間有許多的無力感，發生了許多無法靠自己力量去控制的事情，不論是身體病痛或是天災人禍，許多的未知、矛盾侵蝕了自己原有的能量，然而，這樣的狀態又恰好與我處在對於未來生涯規劃感到茫然相互呼應。我對於不安的狀態有了更多的覺察，發現自己習慣於用理智與正向的語言包裝焦慮不安。像是探索歷程的最後一張創作L，我用強烈的意圖將這段歷程收整起來，讓它有以正向收尾的感覺，但這個時間點我的焦慮達到最大值，滿滿的學習及工作行程，與實習發生的突發事件，我於日記中滿滿的寫下這段期間的忙碌與不安。

　　創作與實際生活之間的落差，讓我感受到自己在認知與感受的失衡，並想透過這樣的「正向語言」說服自己負向感受並不存在，這樣的觀察提醒我回顧整理此段歷程，並與自身經驗連結時，必須拆掉外層那過於理性正向的包裝，試著與內在感性的自我連結。

　　我期待在創作中看到更多自我的面向，於是我試著從這十二幅創作中找到一些「習慣」或重複出現的形式。在這段旅程中，我的創作有近一半是由無意義的圖型、線條所構成，而另一半則有「生物」、「人物」等形象，皆以單一數量呈現於畫面之中，且多數在整體畫面中顯得渺小，有種被背景吞沒的感覺。這樣的圖像模式，帶我看到自己走在助人工作道路上的孤立無援，淹沒在巨大的外在環境之中，對於自我的存在與定位，如同看這些創作的主體形象般模糊不清。

　　在見證到圖像創作中主體形象偏小且單獨出現後，對於創作中「人物」的形象更仔細的觀察，四幅創作中，其中有三幅具有高度的相似性。

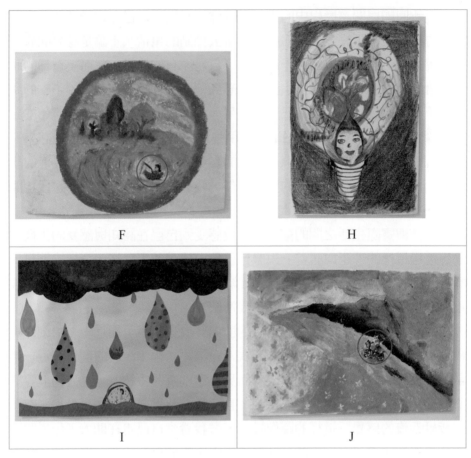

組圖4　創作中有「人」的創作

　　這四幅創作中，創作H的這件作品與其他三件的「人」較不相同，其餘的三幅人物形象在許多部分都有相似之處，包含髮型、側身，以及在畫面當中都顯得有些小。組圖5呈現這三張圖中的人物形象局部放大的樣貌：

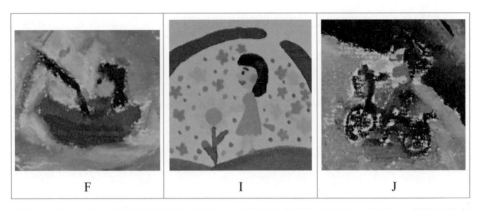

組圖5　有「人」的創作局部放大圖，由左至右分別為創作F、創作I、創作J之人
　　　　物放大圖

　　整體來看，雖然創作歷程中有人出現的作品較少，較具體及完整的人
物形象卻又如此的相似，這個單獨一人、僅看到一位左側身的齊瀏海黑髮
女子，她隱藏於畫面之外的右側身，將透漏怎麼樣的訊息呢？

　　透過見證寫作，我和三張作品中釣魚與騎著單車的女性有了對話。

　　與釣魚者的對話是這樣的：

我問在船上的人在釣些什麼？

她回答說我在等待。

「等待什麼呢？」我好奇道

「我在等待水面下的東西浮上水面。」

「我也不知道是什麼，但目前還算是平靜的水面我相信他下面是有些
東西的。」

「那東西不會有些可怕或危險嗎？」

「應該會吧！所以我在等待的時候也在讓自己練習有勇氣去面對從下
方出來的東西。」

「要怎麼練習啊，感覺很不容易啊。」

「就看看天空、看看樹、看看水，這世界那麼大，它可以包圍保護著
我，下面的東西在大在可怕，不會比整個籠罩在世界裡的我大，整個世界
都會是我的靠山，我不是自己一個人去面對的。」

和騎單車者的對話是從畫面的描述開始的：

滿滿的畫面，整個畫面充滿了色彩，兩邊被粉嫩的色彩包圍著，中間有一條灰色的道路，有一個人騎著單車像前方騎去。

她好像是騎在一條美麗但安靜的路上，她被開滿花的樹包圍著，前方迎接她的是藍藍的天空，除此之外，不知道前面還有什麼。不知道她是騎了多久才到這裡的呢？她的臉上紅撲撲的呢！想必應該騎了一段時間吧。

她回答道：「我也不知道我騎了多久，但是我就是一直騎，也不知道自己怎麼騎到了這個地方，我也不知道這是哪裡，更不知道前面有什麼。」

「這樣感覺起來你什麼都不知道嘛！」

「嗯，這有點對，也不完全對。」

「蛤？這是什麼意思？」

「我不是完全不知道啊，我知道我自己在往前，我知道自己會經歷很多不知道。」

「這聽起來好像在繞口令。」

「知道自己一無所知本身就是很重要的知道啊！」

「我想我還是有點不懂。」

「沒有關係，我一開始也不太懂，不過在你前進的過程中，你就會慢慢懂了。」

釣魚者說她在「等待」，而騎著單車的女子則是「不知道」自己騎了多久，並且「不知道」自己要騎往何方。這樣的狀態和我的現狀相似，對於未來感到不明確，也覺得許多決定需要等待時機；但不同的是在見證寫作中，這樣的「等待」與「不知道」不會帶給我不安，它們告訴了有些迷惘的自己「我不是自己一個人去面對」，「只要繼續前進就會懂」。我從見證寫作觀察到自己在認知上是有正面能量去扭轉觀點的，但是情緒感受上的調整，與「知道」後的行動，對我而言才是最大的課題。從過去的日記裡，我發現對於自己的狀態會有所覺察，只是接著就會將它晾在那裡，沒有進一步的行動，看著自己的不安卻無法做出任何的應對。

「未知」的議題不斷地在我創作歷程中出現，反應了我生涯未定的狀

態；而與自己生涯未定相互呼應的意圖，也出現在幾次的創作當中。雖然
這是與我生涯相關的探索，但我於創作時並無特別預設一定要創作與之相
關的主題，而是全然交由當下的自己去決定自我的需求。即便沒有特別的
設定，這個議題仍以不同的形式出現在我的創作意圖之中。如創作C、創
作E的「矛盾」；創作C與創作D的「未知」、「失衡」與「不踏實」，皆
反映了我現階段對於行走在生涯道路的迷茫與不安；以及創作H中「缺乏
生命力」也缺乏行動力的停佇於道路之中。對於當下的我而言，未來就如
同這些不存在於畫面之中的圖像般，我亦看不到它。

　　這樣的隱藏對於我而言可能是否認、否定與拒絕的表現，但我同時
也感受到必須要揭開這隱於畫面之中的圖像，才能將讓我感到未定與迷茫
的生涯方向，重新獲得定向感。我必須透過正視自己想要隱藏或拒絕的事
物，這段探索的歷程方能繼續前進，否則可能僅會困在動盪之中，無法脫
離自我矛盾與否定的漩渦之中。

三、回到不是起點的起點

　　為了看清楚那些我在十二幅創作之中隱藏的畫面與訊息，我再次的創
作與對話，透過圖像與文字，讓自己可以真實的抓住一些線索。

　　這張作品是我從開始就讀研究所以來，人物占畫面最大的創作，不像
是過去創作中小且模糊的人物形象。我的意圖就是「創作出於過去都被掩
蓋住的右臉，藉由創作讓自己看到不同的面向」，這讓自己在畫畫時更加
聚焦，更清楚的看到畫面中人物的神情。畫面中的人同樣有著剪齊的瀏海
與黑髮，但當我將創作的焦點放在人身上後，這才讓我清楚的看到這個人
的臉孔。透過與這個妝容濃厚且不太像是平時易見的彩妝女子對話後，我
看到了想要做自己，卻又過度在意他人的眼光的那個自我。與這幅創作的
對話摘錄如下：

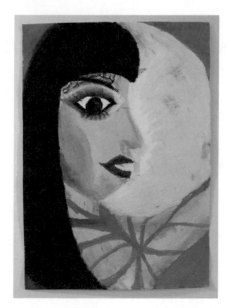

圖6　李宜潔，2016。粉蠟筆，39.3 cm×27.2 cm。作者自藏

　　她的身上有藍色像是放射狀的線段，她的臉上有著奇妙的妝容，上下嘴唇分別塗上了紅色與綠色，眼睛也是塗抹了濃厚的色彩，我問這個女子為什麼畫了這麼奇怪的妝，是要參加什麼特殊化妝派對嗎？

　　她回答道才沒有什麼派對，我只是想要畫一個自己喜歡的妝，我想要和別人不一樣，那麼一般普通的妝容真是無聊透頂。

　　「但是這樣別人不會覺得你很怪嗎？」

　　「為什麼要因為別人覺得自己怪，就要改變自己的想法呢？做自己喜歡的樣子不是很好嗎？」

　　「但是這樣別人會覺得你和這個團體很不和啊，這個社會不是只要做自己就好了，也是要考慮到別人的啊！」

　　「我也沒有犯罪，也沒有傷害別人，為什麼這樣子會和團體不和呢？要是這個世界只剩下符合大眾期待的人，那這個世界就會像是一灘死水吧！」

　　而在其他創作中隱藏的右臉，就好像是我仍無法將自己不同於他人的一面展現出來，為了不成為別人眼中的「怪人」或者是「不好的人」，我

以符合社會期待的那一面出現於創作之中，也用這一側的面孔過著生活。

　　隨著開始學習輔導專業，我對於自己開始有了更多的覺察與探索，這讓我越來越允許自己做個不乖的小孩，能夠更真實的接觸自我。原本以為隨著輔導專業知能的學習與實務工作經驗累積，我會越來越開放與接納那個有些叛逆、悲觀與膽小的自己，但是在開始工作後，那個「乖小孩」的信條好像換成了「有效能的輔導員」，為了維護這樣的形象，我在人前又將自己的脆弱、無力藏了起來。

　　起初我投入助人工作時雖然感到挫折與無奈，但我仍選擇用一種近似自我催眠的方式不斷地告訴自己「我沒事」、「我很好」，好像這樣子的自我暗示能夠把這過程受的傷給縫合，殊不知道自己只是選擇將過程中累積的挫敗與失落推到了黑暗的角落。我在人前以正向積極的面向示人，想要在他人的面前做個有效能、有能力、獨立的助人者；我亦在人前始終將對輔導工作充滿熱忱與抱負的角色扮演的很好。不過，我只是在他們的面前露出我的左側臉。

　　當時的自己無法看到掙扎與抗拒，只是感覺到難以言喻的重力壓在身上，但現在透過創作，我看到了在當時極力想要隱藏的右臉，在投入助人工作時是會不斷地被揭露開來，且在助人的過程中，反而會讓我看見自己的陰影與脆弱，為了隱藏這些脆弱，又消耗了我更多的能量。透過創作，我重新看到原來自己以為已經調整的生活信條又以不同的形式出現在我的生命課題中。那個弱小又渴望他人關注與肯定的自己，對於自我的不足與限制是焦慮的，彷彿這樣的缺陷會使自己被否定，自我也會因此失去價值。我希望自己在別人的眼中是有效能的輔導工作者，這似乎是證明自己價值的方式，卻發現自己身陷制度與環境中手無縛雞之力，我無法面對自己原來如此的弱小，面對大環境是如此的不堪一擊，我否定了這樣的自己。

　　對於環境的變化我相當敏感，這從我十二次創作中的意圖寫作常與環境產生連結，並且會深受時事影響看出端倪。創作中的大構圖裡獨自一人的小人像，顯現了自己的渺小與孤獨；整幅作品中僅有一人獨自的待在畫面中，亦反應了自己不懂「求助」，時常有被環境「吞沒」的感覺。而自己好像也用一種「遠觀」的角度在看整個畫面，保持距離，不願更近的看

這個於現實環境中有些狼狽的自己。若是我無法走進一些去看見自己的脆弱與不切實際，看清走在助人之道的自己是有些消極且不懂求援的，即使我再度踏上助人的道路，我可能又會因為現實的挫折與無力，再度的躲回雲霧或者是溫室之中。

但是那個脆弱、或者是有些不同於他人，有些奇怪的自己真的有那麼不堪嗎？透過創作，我好像扭轉了自己這樣的想法。原先我以為要創作右臉會是困難的，但是出乎意料的在畫筆的引導下，我很快地就完成了這張作品的構圖，90分鐘的創作時間中，最多的時間是用在塗滿色塊上，而最後這個塗滿的動作又讓我感到十分地平靜。這樣的創作形式與我過去習慣不同，讓我產生無比的安全感，將我緊緊的抓在地面上，讓我的腳能夠踏在實際的地面上，同時抓回了我的現實感。

創作完這張側著右身的女人後，我的視線不斷地被它給吸引，時常點開這張創作的翻拍照片來看，透過這樣的動作彷彿也代表了我已經做好準備，能以欣賞的姿態去看自己那個原先隱藏於畫面之外，自己也不願意接觸的陰暗面。

四、準備好再次出發了嗎？

在這段探索的歷程中，我感受到過去一些困擾著自己，且以為已經獲得處理的個人議題，又以不同的形式回到了生命脈絡中。這提醒了我，探索的歷程並不會因為創作完成，或是現階段自我有所覺察與省思就畫下句點。猶如英雄之旅的回歸亦為回到另一個起點般，我仍須繼續的探索與為自己出征，這將是不停歇的循環。

而文字與圖像的創作雖然已經產出，但我感受到在不同的狀態及情境之下，會帶給自己不同的想法與感受。因此除了現在所覺察到的之外，隨著自我生涯處境的改變，我也可以看到不同的風貌。

下一次的229我會在哪裡呢？說實在的，覺得未知有點可怕！

這是我揚帆時期的日記內容，寫下這段文字的時候是2016年，不知

不覺，我現在又過了「下一次的229」這個時間點。現在的我持續在助人工作的道路上展開冒險與挑戰，就算是多了一些經驗，說實在的，我還是覺得未來的未知有點可怕，過去幾年受到疫情的影響，不安與不明更是籠罩了整個世界。重新與創作展開對話，讓我看到當時那樣不安的自己，現在已長出了更多的力量去面對那些對我而言同樣是無法預測的未知，或是這大環境下的無力。既使現在環境對於我而言仍是「失控」的，我持續的從創作中找到自己的掌控感與能量。

畢業已多年，我仍舊透過工作室三部曲這樣的模式幫助自己檢視自我的狀態，它安全、穩定的架構，讓我可以安心的創作，也讓我發現自身的療癒力。藝術創作像是面鏡子，映照出我的需求與狀態，也是指引我回家的地圖，只要我能正視從鏡中反映出的自我，並回應需求，就算沿路充滿未知，我都能走在「回家」的路上。

參考文獻

吳麗娟（2002）。生命的禮物、生命的傳承。載於易之新（譯），生命的禮物：給心理治療師的85則備忘錄。臺北：心靈工坊。

第四章

走一段正念工作室三部曲的實踐之旅：身與心的連結

簡毓宏

一、尋訪生命歷程的片段

> 人生，在一連串的偶遇事件中前進著。
>
> 在渾沌的意象世界裡，
>
> 生命的記憶猶如四散的碎片，
>
> 循著時間的軌跡，
>
> 有意識的揀選著，
>
> 試圖，凝聚出生命旅程的脈絡與方向。

我，小時候的志願是「做兵」（閩南語）。媽媽問我：「做兵很辛苦，天天都要出操、站衛兵，為什麼你長大要做兵？」我回答：「因為冰很好吃，冰冰涼涼的。」

曾幾何時，我從一個天真開朗的小孩變成了一個鬱鬱寡歡的成年人。回顧我個人的生命歷程，國中時期我的學業成績總是全班倒數幾名，當時我並不以為意，整天還是樂觀地過著，直到我轉學到爸爸任職的學校，同學以「你不是老師的小孩嗎？怎麼你的成績那麼差！」成為發生衝突時常被揶揄的話語。所幸學校的工藝、美術課讓我有展現個人所長的機會，透過藝術創作的陪伴，安然地度過那段艱澀的歲月。

高中期間我的學業成績依然常常墊底，但在人際相處上少了許多的衝突，而美術課則成為我成就感的來源。大學陰錯陽差沒有如願走上美術相關科系而進入商學科系，但卻也在這個階段結交了許多關係更為深刻的摯友。猶記大學二年級經歷了臺灣921大地震，或許同學們多是外地來的學

生，因此激發出更多患難與共的情感。只是地震過後我的睡眠品質不若以往可以倒頭就睡一覺到天亮，加上個人到外地就學賃居，長期生活作息不正常，就在大學畢業典禮後的第三天清晨，第一次急性痛風發作。入伍服役期間擔任預算財務士，由於管帳的心理壓力，以及站夜哨使得睡眠品質不佳，身心疲憊的情況更是雪上加霜。進入職場後，工作與個人生活的嚴重失衡，我經常為季節性濕疹、乾眼症、痛風、血壓高及莫名的焦慮感等身心症狀所苦……。在朋友的引薦下我踏上了心靈探索的旅程，開啟一系列的成長課程，學習如何探索自己，理解過去的事件是如何影響著現在。然而，我隱約感受到內在仍有許多的困惑與質疑，更貼切地說是我覺察到有一種狀態叫做「無可言喻」。它，是喜？是悲？抑或者「它」只是尚未被識別出的情感？在人生種種際遇的偶遇下，我喚回了早已忘失已久卻曾經陪伴我走過一段青澀歲月的藝術創作記憶，讓我的生命與藝術創作再次產生連結，日後更因此而進入了藝術治療的領域。

時至今日我也接觸了不少身心靈的課程：教練系統體驗式教學，透過活動體驗進行心理覺察與學習，歷經「覺醒」探索自己、「飛越」探索自己與他人的關係以及自我突破的成功經驗。「學習教練」是前兩階段學習持續的練習與應用在日常生活裡，付諸行動達成設定目標——健康、工作、人際、社區公益等層面。還有奧修系統的無念書寫、舞蹈、非語言聲音表達，繞過意識層面讓內在的感受浮現。我亦曾參與心理劇模式的同理心訓練、敘事治療、正念療法、助人專業訓練等課程。在一次偶然的機會裡，我覺察到自身過往的經驗，不是偏重於身體而忽略了心靈，就是偏重於心靈而忽略了身體，常有不著邊際或與內在感受不一致之感，我轉而接觸身心學與身心技法，有機會從不同的觀點看待身心，重新認識自己，進而將此觀點帶入正念覺察、靜心以及藝術創作活動中，希冀以更細緻的方式來促進身心經驗的覺察。

尋訪生命歷程的片段，目的並不在於再次翻攪舊傷口，而在於尋找過去成功的經驗，試圖在生命經驗裡凝聚與整合個人在身心靈課程的學習與自我照顧。對我而言，禪訓、正念、身心學與身心技法的學習經驗讓我較能覺察到過去慣性思考與行動的模式，也較能不帶評論如實的觀察所顯露的身心經驗：呼吸、身體的知覺、感受、心念等，以促進身心靈的覺察。

然而，我也意識到自己內在仍有許多被壓抑的情感而不自知，也意識到自己較常處於形而上的探索而忽略了形而下的部分。當覺察到自己忽略了形而下的部分，則又偏重於形而下的探索而忽略了形而上的層面，意即，對內，身與心靈；對外，自身與自身以外的一切，是分開的，沒有覺察到其間互為影響、互動連結的關係。例如：我長期處於壓力下，在意識上已難區分自己是否有感受到壓力，需透過身體現象的覺察才能意識到壓力的存在，而壓力的來源並非只限於心理層面對自我的要求，還涉及到外部社會文化種種框架的影響，以及現實生活中真真切切的需求是否被滿足或忽略；亦或是我個人身體素質對壓力的反應而加重了生理現象的呈現。如果覺察只偏向某一個區塊，我仍會輕易地陷落到身心失衡的狀態：胸悶、肌肉緊繃、睡眠品質不佳、情緒低落、血壓上升、心搏加速、溼疹等。所幸，這也是一種提醒，提醒我回來探索、覺察、發現與認識自己。

我藉由藝術創作進行自由聯想與自發性創作，具體外化出意識與潛意識的內容，再進行探索、覺察、認識與理解。對我而言，探索意識與潛意識，坊間的工具有很多，也各具作用與意義。平心而論，我也上過不少身心靈課程，課程尾聲每每有煥然一新、充滿希望的感覺，但一回到現實生活中這樣的感覺很快就消失殆盡。或許，如何能將所學工具持之以恆地運用在日常生活中，觀照／關照自己的身心狀態與所處的周遭世界是更為重要的。

凱西・穆恩（Moon, 2002）建議「讓自己在忙碌的日常生活中，還能持續與創作保持正向關係。」（吳明富，2010）我以工作室三部曲為主軸走一段生命旅程的實踐之旅，我的意圖並非要鎖定某一個自我探索的主題，如情緒議題；而是要將所學的工具融入到日常生活，探索藝術創作當下的身心經驗。

二、行動 —— 藝術創作

我以工作室三部曲為主軸結合正念常見的練習（觀呼吸、身體掃描、慈心禪），其實踐的步驟為：

1. 初始的靜心活動，我以正念常見的觀呼吸、身體掃描讓自己的專注力回到當下與身體進行連結。

2. 在意圖寫作時，如果沒有特別想探索的部分，我會以回顧觀呼吸與身體掃描時的觀察，或是當下腦中出現的聲音為起始開始書寫，亦或是以開放探索各種可能性為意圖，即「無意圖，也是一種意圖」的概念錨定創作的方向。

3. 在藝術創作的準備上，我為自己安排一個獨立且不受干擾的空間，以及豐富多元的媒材，依據當下我的個人狀態進行選擇與創作，有時文字創作也會是我整個藝術創作的一部分。

4. 見證寫作的部分，我以20-40分鐘不等的時間進行自由書寫。通常我會從回顧初始靜心活動對呼吸與身體的觀察，到對媒材的選擇、觀察、形式或是創作歷程的步驟、動作等為起始進行書寫，讓筆自由的疾馳於紙上，盡可能不停下筆思考。

5. 最後，我會書寫下慈心禪練習的預備語句，在心中對自我、他人或是環境進行慈心悲憫的接納冥想，或是在慈心禪練習後寫下當下的想法、感受，做為工作室三部曲結束的儀式，讓自己可以較無負擔的離開內心世界，順利地回到現實生活。

註：身體掃描、觀呼吸、慈心禪，網路上的資源很多，建議讀者可以在YouTube上選擇一個自己喜歡的視頻跟著練習。尤甚者可以參加法鼓山禪訓班、臺灣內觀中心十日課程或是坊間正念系列相關課程來實際體驗與學習。

(一) 焰髮惡魔──身心對話

創作意圖

在呼吸與身體掃描的過程中，胃部有些脹脹刺刺的，有些被壓著的感覺，心也有些浮躁。下午的體檢報告有點令人感到挫折，雖然部分指數已較半年前下降，但亦有指數仍然維持在高點。我透過創作與身心進行對話。

創作作品

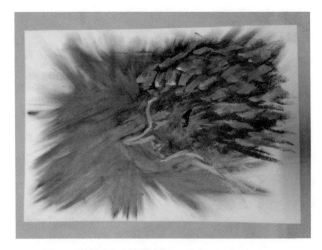

圖1　圖畫紙、粉蠟筆。26.5 cm×38.2 cm

〈焰髮惡魔〉
紅色烈焰般的頭髮憤怒地燃燒著
尖尖細長的黑色耳朵令人心生畏懼
小木偶說謊的長鼻子是欺騙
焰髮惡魔施展著他的詭計
卻也暴露了他的行蹤
是對零食點心的渴求
但其實並不那麼飢餓

見證寫作

　　紅色的蠟筆在紙中間形成一個五元硬幣大小的圓；漸漸地形成了紅色的螺旋刀；黃色三角形是火辣的多力多滋，是紅色螺旋刀的成因。大腦感受著胃部的一脹一縮、扭曲拉扯，想著胃部不適的原因是多力多滋造成。放開意識層面的思考，拿著不同顏色的蠟筆以中、快速的畫著斜線。手指頭握筆握的有些痠了，開始以螺旋的筆觸著色，心裡有一種舒暢的感受。我停下筆，以手指開始將色塊上的蠟色向外推，虛幻的效果佈滿了整張紙。火焰般的頭髮、尖耳朵、長鼻子的惡魔臉孔浮現。我以身體四肢演繹著焰髮惡魔的烈焰，有種愉悅釋放的快感。對於體檢報告有些不悅的情

緒，是挫折嗎？是憤怒嗎？是恐懼嗎？或許都有一點。內在的小孩情緒釋放了，也不得不承認，其實檢驗結果並不令人意外，自己知道在飲食上仍有很大的改善空間，只是自己不願意承認，因爲那得放下對零食點心的貪愛。但好消息是因爲這陣子飲食有些調整，體檢報告結果是優於半年前的報告。這應該可以表示改善的方向是正確的，只要堅定的持續下去，相信一次會比一次更好。是嗎？改善飲食習慣是必要的，但身體轉好的期待有可能會讓你再次失望。維持健康的飲食習慣才是目標。否則有可能指數正常了，你又開始過量的亂吃零食點心。

　　我再次掃描身體，胸口恢復平靜，胃部扭曲脹痛的不適，轉爲肚子餓的感覺，我將注意力集中到胃部，飢餓感降低，想想今天一整天的熱量攝取已經足夠，此刻晚上九點四十分，不宜再度進食。問問自己的心，接受嗎？心，平靜舒坦的接受。在慈心禪練習中擁抱自己，作爲今日歷程的句點。

(二)哭‧腰──身心對話

創作意圖

　　以創作和今夜的腰痛對話／畫。

創作作品

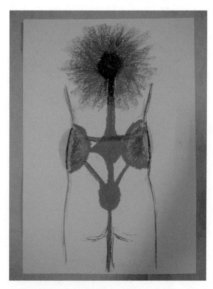

圖2　圖畫紙、粉蠟筆。38.4 cm×26.5 cm

〈哭‧腰〉

炙熱的心

冰冷的箍狀物

能量的流動嘎然而止

水火爭奪著權力

卻受禁於彼此的勢均力敵

無奈的中間地帶

成了彼此交鋒的戰場

戰場一片死寂煙硝瀰漫

或者更貼切地説

是處於對立緊繃的對峙狀態

誰也不敢跨越雷池一步

綠意的生機不甘凍結於此

等待時機陡然迸發

開出一朵鮮紅的花朵

也成爲了導航定位的航標

見證寫作

在呼吸觀察與身體掃描的過程中感覺胸口悶悶熱熱的，腹部肌肉有些緊繃，但以手去按壓卻不覺得肌肉緊繃。肋骨下緣左右兩側好似有個箍狀物箍住了，我的焦點放在箍狀物以下臀部以上的位置，它周圍有些脹縮感，不是愉悦的感受。

在著色的過程中我和這個脹縮感同在，有股力量向外擴張著，而另一股力量努力控制著它的擴張，想起了身心技法提及的正反合概念（註：體現相互依存、互補且平衡的整體性概念，如同手臂彎曲一邊的肌肉在收縮而相對的一邊肌肉在拉伸）。腹部肌肉有些緊縮，不自覺的出力。我有意識的覺察放鬆，再覺察再放鬆。畫著畫著，我注意到胸口有些發熱。爲何這兩日只喝有味道的青草茶、杏仁茶？那似乎可以緩解我的怒氣與焦慮。怒氣與焦慮從何而來？電視新聞媒體每個播報員、評論家、立委都好似神探和編劇家，編織著故事，嘴裡説一套，行爲卻是另一套，要求別人司法

獨立，自己卻極力的干預、引導司法調查的方向，太令人感到厭惡與噁心。莫非這就是這個世界的真實樣貌？

書寫至此，腰部的脹縮開始帶點痠痛。是否過去有過類似的情境發生在我身上？想起了國中一年級的國文女老師，在班上不分青紅皂白的體罰與宣判我的罪行，我在一頭霧水之下，發生什麼事都不知道，連為自己辯白的機會都沒有而蒙受不白之冤。或許這就是我這兩日看新聞媒體報導的怨與怒吧！？此刻胸口有一種能量向外發散的清涼感；腹部雖然還有些脹，但已不在腎臟周圍。胸口有透了一口氣的感覺，是輕鬆，不再憋著，肌肉也較為放鬆。

慈心禪的練習，目前僅能就自己的部分給予慈悲的力量，對於新聞事件、曾經的老師，實在是難以真的有感覺的帶入慈心。聯想到曾經帶領過的一位團體成員，在十次的課程中，前八次每次課程結束前的慈心練習，他總是非常的抗拒，而我每次也都會邀請他接納此刻抗拒參與練習的自己，直到課程最後兩次他開始願意跟著慈心禪的練習。

(三) 音樂塗鴉──盤旋不去的腦中音樂

創作意圖

今日呼吸觀察和身體掃描時，心像小麻雀一樣，碎碎唸，碎唸什麼其實很瑣碎已不復記憶，但這個碎唸裡卻帶有雀躍而非煩躁。我開始想著等一下創作要畫些什麼，麻雀、土地下雨冒出蒸氣……等等。我試著以睜開眼睛再閉上眼睛來讓碎唸和腦中用力想出來畫面停止。幾次過後我覺知到自己正在以開眼閉眼來對抗碎唸和思考創作畫面。我跟自己提醒，只要覺知即可，覺知了就將注意力移到呼吸和身體上。我發現在吸氣、呼氣的循環中，呼完氣會有停止2-3秒的現象，但也在這中間遇見了心跳和脈搏。在不對抗碎唸和思考創作畫面後，就僅止於覺知而輕柔地將注意力帶回到呼吸和身體，碎唸與思考也就停止了。

「如果血壓是壓抑憤怒的一種呈現，那代謝有可能是壓抑恐懼的一種凍結。」清晨在半夢半醒之間的內在碎唸。《一個小心願》音樂的浮現是今天內在輕快的旋律，創作前在網路上找到這首歌（王菲版）預備在創作的時候播放，心情比起音樂的旋律還要再輕飄向上一些。我透過創作和今

日盤旋腦海的音樂共舞（旋律揮之不去但可以選擇和平共處）。

創作作品

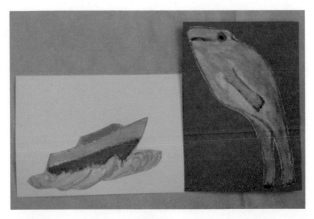

圖3　圖畫紙、粉彩紙、粉蠟筆。14.7 cm×21 cm。（左）
　　　圖畫紙、粉彩紙、粉蠟筆。21 cm×14.7 cm。（右）

〈音樂塗鴉〉

「一個小心願」

迴盪在腦海裡久久不散

索性找出音樂邊聽邊創作

在雀躍的蠟筆線條裡

出現一隻雨中玩耍跳躍的小青蛙

和

乘風破浪興奮的快艇

久久不散略顯困擾的腦中旋律

不知在何時停止了

一把剪刀剪除多餘紛雜的線條色塊

貼上單純的背景

呈現的是

紅綠藍白

跳躍青蛙

與

破浪飛艇

兩者以紅色作為連結的橋樑

是興奮

興奮什麼不得而知

為何興奮需要理由呢？

放下非得要有個合理的理由吧！

見證寫作

　　我找出音樂一邊播放一邊創作。蠟筆遊走在圖畫紙上，我並不清楚今天要創作些什麼，只是讓蠟筆引路，時而流線，時而頓點，時而混亂塗鴉著。我停筆，旋轉著圖紙試圖找出一些圖案，但今天有些困難。直到青蛙的跳出與快艇的來到。還有嗎？沒有了。我自問自答。就先從著色開始吧！小青蛙雀躍的跳著，快艇乘風破浪的飆著。看著周圍混亂的線條卻讓人感到阿雜，索性拿起剪刀剪除混亂而多餘的線條。接著貼到單純顏色的粉彩紙上，更顯輕快。是煩雜嗎？還是今天的心情本就較為輕快呢？好像後者比較貼近此刻的心情。是否清晨半夢半醒的碎唸中有所看見所致？但一直執著這句話的意義或這樣的看見是否為真，反倒平添了煩惱。剪除平添的煩惱，反倒舒心了。

　　創作及書寫結束後，在慈心禪的練習我給自己一個擁抱，就讓今天的創作歷程停留在此吧！

(四) 艾（愛）草樹——媒材的身心感受

創作意圖

　　觀呼吸與身體掃描時突來的看見。前日《一個小心願》歌詞「看絲絲小雨……」小雨似乎象徵著現實生活並非風和日麗還是有些壓力：未來工作方向、是否要找對象組成家庭、現實與理想的距離……等等，因為沒有急迫到需要立刻馬上執行，大腦一直覺得自己沒有什麼壓力，但身心狀態似乎並不是如此，好像有些東西一直拖著但也不知道可以怎麼辦。先就此打住。我透過創作體驗植物粉末做為媒材使用的身心感受。

創作作品

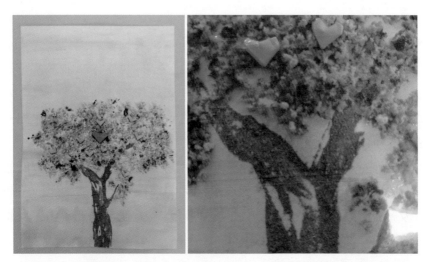

圖4　圖畫紙、粉蠟筆、艾草粉、模型樹粉、色紙、壓克力顏料。26.5cm×19.2cm。
　　（左圖）；左圖的局部放大。（右圖）

〈艾（愛）草樹〉

見證寫作

　　在短暫的呼吸觀察與身體掃描後，心沉澱下來了（慢下來了）。一個意念浮現，找出了多年未再使用的艾草粉，想起了之前同學在社群媒體上分享她所進行的植物色粉實驗。我也想試試。以蠟筆在圖紙上抹好背景後，先以白膠畫出樹幹，接著將艾草粉末倒在圖紙上，可怕的事發生了，艾草粉末的確成功的附著在白膠上，但也附著在粉蠟筆上色的背景上。「髒掉了」，緊接著心裡「啊！」的一聲，「怎麼會這樣？」討厭弄髒了，帶著失望繼續創作。我以乾燥的水彩筆輕輕地刷除附著在背景的艾草粉末。但總覺得摸起來還是有異物感沙沙的。（書寫的此刻，想到了右眼近20年來一直存在的異物感。那是國中時期的事件所留下的後遺症嗎？不得而知。畢竟第一次發現它的存在是在大二嘗試佩戴隱形眼鏡的時候，只要眨眼幾次就會掉出來而開始注意到異物感的存在。）接著拿出模型用的樹粉為這棵樹黏上樹葉，再次經歷艾草粉末時的困境，而且更甚於艾草粉末。煩躁、黏膩、不順、沾手、看似可控卻失控、易髒。在一番戰鬥

之後，爲樹葉進行深淺顏色的修飾，看著也挺滿意 努力過後 的結果。但總覺得少了些什麼而顯得單調。拿出了之前摺紙做的立體小愛心妝點。（書寫的此刻，這不就是 結「果」 嗎？會心一笑。）樹幹的分枝處是安適之地，老鷹展翅預備向上飛的意象浮現，一掃創作過程中不順暢的陰霾。 人生 也好似這個 過程 ，一個過程、一個過程所 累積 而成。（書寫的此刻，想起了Bartenieff Fundamentals嬰兒動作的練習，練習過程中也有相似的感受。）

註：從Bartenieff Fundamentals六個基本動作的練習，體驗動作不同的發展階段，以簡單的動作驅動深層肌肉與內在核心，基本動作依序為呼吸、身體核心、頭和尾椎、上半身與下半身、左半身右半身、身體對角線連線的練習等（洪瑩慧，2019）。

今天一樣在慈心禪的練習中給自己一個擁抱作爲結束的儀式。結束前臨時圈詞再寫下一首詩。

圈詞：髒掉了、異物感、可控、失控、努力過後、結果、人生、過程、累積

〈艾（愛）草樹〉

生命在一個又一個過程與結果的循環中組成了人生

有時以爲可控卻意外失控

有時卻又在失控之中尋得樂趣

原本在意的髒與異物感

在努力創造的過程與成果的展現中

已不再介懷

(五) 尼普頓Neptūnus ── 看見自身的內在力量

創作意圖

今天有持續應用曲線瓶繼續創作的慾望，我創作以滿足使用曲線瓶創作的慾望。

創作作品

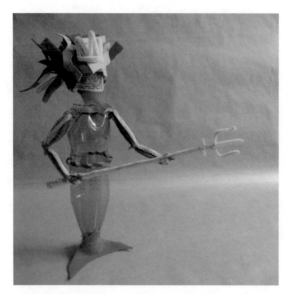

圖5　塑膠瓶、不織布、毛根。34 cm×11 cm×29 cm

〈尼普頓Neptūnus〉

見證寫作

　　吸氣，身體向上提；呼氣，身體向下沉。

　　吸氣，身體向四方膨脹；呼氣，身體肌肉放鬆。

　　吸氣，吸進的時間短；呼氣，呼出的時間長。

　　吸氣，我知道我正觀察著吸氣；呼氣，我知道我正在觀察著呼氣。

　　其實並不全然在觀察呼吸，也同時進行著身體部位的觀察。頭部脹脹沉沉的；臉部肌肉有點緊繃；脖子有點用力地維持著頭部的支持；我注意到脖子脈搏的跳動……腳底熱熱麻麻的……思緒沉澱準備好進入創作。

　　藍色的寶特瓶，倒立著，像是一條人魚的尾巴和人形身體的上半部。我以養樂多瓶創造出人魚的脖子和頭部；在脖子和肩膀的交界處以黃色的毛根裝飾著黏合點；用彩色的毛根做出了兩條手臂，毛根營造出手臂肌肉的線條、肘關節、腕關節、手掌和手指；鐵絲穿過了脖子和肩膀的縫隙，固定兩條手臂的位置；破碎的不織布營造了人魚的尾鰭、頭髮和鬍鬚；紅

藍雙絞的毛根區分了人形上半身與魚形下半身，成為人形與魚形意象的界線，是可活動的，非黏著固定；看起來像是人魚王，但少了三叉戟，我用毛根創造了三叉戟。

　　擺弄著人魚王的姿勢，垂直單手握著三叉戟，倒像是名守衛；重新調整改以雙手握著三叉戟，有了尼普頓展現力量的意象，是人魚王，是海神波塞冬；憶起實習期間曾經拍過雲朵像海神波塞冬的照片；憶起身心學導論的身體構圖（註：在腦中對自己身體結構意象的呈現）；憶起身心技法第五條線的概念〔註：想像從身體向外延伸的線條意象（洪瑩慧，2019）。從脊椎、軀幹、四肢、關節的延伸方向來增加肢體動作的優雅度與平衡感，透過不同第五條線的觀想與練習，從一個部位的觀察擴展到對整體不同部位的觀察。〕

　　三叉戟的指向，前方有著什麼？是威脅。後方要捍衛的又是什麼？是領地，是空間，是要守護的人，是界線，是個人自由意志。看見了前些日子衝突事件發生時，我所扮演的角色。

　　左手掌放在胸口上，右手平放在右大腿上，閉上眼睛。一切可安好？安好。願事件與事件中的關係人無敵意、無危險、無精神上的痛苦、無身體上的痛苦，願事件與事件中的關係人保持快樂。

　　後記：海神波塞冬的換喻是尼普頓，東方海神則有媽祖、玄天上帝，是個人宗教信仰的一部分。海神波塞冬的換喻是尼普頓，尼普頓又可以是什麼的換喻或隱喻呢？

註：對我者而言，東方神祇媽祖和玄天上帝或是希臘神話波塞冬對應羅馬神話的尼普頓都有著海神的意象，在不同的的傳統和信仰體系中，祂們代表著力量和保護的象徵意義。面對生活中的挑戰和困難，我堅定地捍衛了我的立場，我的內在心像要跟我說的是「我不再是家中那個最弱小的小孩，我是有能力有力量守護我所珍惜的人事物。」這是我對自身內在力量和能力的看見。

(六)窩──陪伴生老病死的焦慮

創作意圖

　　日前和爸媽一起去芒果園割雜草，我就興起了要以乾草進行創作。今天決定付諸行動進行乾草的創作。我創作來實踐日前的想望。

創作作品

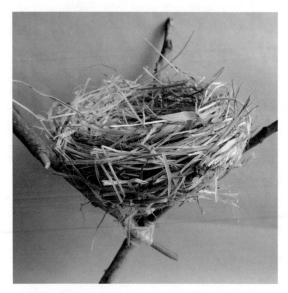

圖6　乾草、麻繩。20 cm×7 cm×20 cm

〈窩〉

見證寫作

　　一股默默焦慮？是以往對生理現象的詮釋。胸口、胃部有著痠痠、一脹一縮的現象，隨著呼吸變化著，呼氣時比較痠；膀胱有些頻尿，尿急的生理感覺。某部位肌肉緊繃？分不清楚。是昨晚沒睡好的後遺症？稍早量血壓和心跳的數值136-80、75。面對身體機能退化，身心的探索背後隱藏著治病的目的，透過藝術，透過內觀。比較可行的或許是心理調適，適應老化現象？雙親也是、朋友們也在面對雙親老化。心悸？心跳數正常。還是剛剛看了恐怖驚悚電影？觀察身體，脖子好像緊緊的，以雙手按壓後

頸與頭部交界兩側，呼氣比較不痠，但放開則繼續抽痠。我試著讓自己安住，回到呼吸上，觀看著抽痠的現象。今天生理現象的生理成因似乎較心理成因影響大，但心理上的部分也不應被忽視。有焦慮？現實焦慮？「存在」的那個焦慮呢？父母，身體，手足。再次拉回到觀呼吸與身體進行靜心，心中有股悸動想趕快進入創作，耐著性子隨著一呼一吸慢慢的讓自己沉澱下來。

看著乾燥的雜草堆，心裡起了一個念頭「雜亂」，哇靠！怎麼整理？不管三七二十一動手就對了。在整理的過程中浮現的是掉落在草地上的鳥窩意象，於是動手做起了一個鳥窩。乾草少了接著劑，手一放開就散了，拿出麻繩與鉤子，將草堆慢慢藉由麻繩的牽引收攏在一起而完成了鳥窩。看著鳥窩有些單調，於是找了三根樟樹枝以麻繩捆住形成三角支架，在把鳥窩放在支架上，完成今日的創作。是圓滿的意象，是鳥巢的意象，是曼陀羅stone放在鳥窩裡呵護的意象。（註：對我而言亦是家人相互陪伴，細細呵護與經營關係品質的意象。）

願我無敵意、無危險、無精神上的痛苦、無身體上的痛苦，願我保持快樂，願我時時安住於當下，願我圓滿。

(七) 摺紙·飛馬——靜心

創作意圖

「讓我們一起乘（坐）著魔毯……」《天方夜譚》卡通的歌詞。今天腦海盤旋的音樂。我不知道是什麼讓我浮現這首音樂，也不知道為何這首旋律三不五時的盤旋在腦海裡。是潛意識要跟我說什麼嗎？沒有頭緒。我創作來靜心。（讓音樂停止盤旋在腦裡）

創作作品

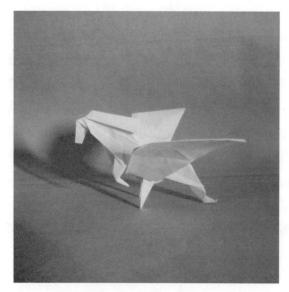

圖7　白紙。13 cm×14 cm×5 cm

〈摺紙・飛馬〉

見證寫作

　　好煩啊！一整天煩躁。觀呼吸與身體或許時間不夠久，心還靜不下來，我用創作來靜心！

　　魔毯，魔毯，要創作些什麼呢？天方夜譚的記憶中有一段是小胖和一位老人騎著飛馬飛行離開的畫面。摺紙，常常時間一下就過了，今天也來摺紙好了。上YouTube搜尋。之前摺過一隻獨角獸……有沒有飛馬的摺紙呢？有，那就跟著做吧！一步一步跟著影片摺，越來越複雜了，反覆重播片段研究著，手也跟著翻來覆去的摺著。回過神一個小時已經過去。開始有點不耐煩了，又回到一開始的煩；心想著，中間的一段時間專注在摺紙的研究上，現在怎麼「煩」又回來了。耐著性子，就差幾步了，看不懂，看不懂，算了，照自己的意思摺吧；已經有了大致的成形，只差細節……細節並不影響整體，差別只在於是示範者的步驟，還是我的步驟。肩膀痠了，脖子僵了，該停下來了。

舒展身體，伸懶腰，做做Heel Rock，身體輕鬆了。不要太過鑽牛角尖，適可而止。

註：Irmgard Bartenieff的基本練習之一是腳跟搖滾，練習從腳到頭的流動連接。身體平躺，將雙腳重量壓在地上，腳掌通過雙腿的內側與腰肌連接起來；心中將腳跟與坐骨相連，並進入尾椎；按壓、放開，按壓、放開，並享受整個脊柱的細微變化，身體的每個部分都會微妙地搖擺（Hackney, 2002）。亦即，身體平躺，腳跟靠攏，擺動腳掌，腳掌朝身體正反方向擺動，身體其他部位跟著腳掌擺動而形成自然晃動。動作從腳踝開始，一路傳遞過軀幹、四肢到頭頂。腰椎維持自然弧度相較於腰椎貼平地面身體更能跟著腳掌自然晃動。由此調整身體姿勢，也鬆開脊椎、關節，五臟六腑也可以跟著晃動藉以按摩內臟。

靜下心來，感受著摺紙的挫折，安住在慈心禪的練習。願我無敵意、無危險、無精神的痛苦、無身體的痛苦，願我保持快樂。願我坦然地面對挫折，願我接受挫折，願我放下挫折感。

後記：我今天完成了一個複雜的創作，是之前反覆練習不同摺紙的經驗累積而來。BF的練習，在認知上，我知道現在身體的複雜動作是從小Baby開始不斷練習、練習、再練習，並加以活用的展現，沒有理所當然「這麼簡單應該要會」。生活上是否也有很多相似的理所當然？甚至是對他人也這麼理所當然地要求著，因此有很多看不下去的地方而心煩呢？我想，是的。適時地放過自己吧！

註：BF（Bartenieff Fundamentals）由德國出生的舞者、物理治療師和舞蹈治療先驅的伊姆加德‧巴特尼夫（Irmgard Bartenieff）基於拉邦動作分析（Laban Movement Analysis）所開展的一種方法和系統，旨在提升身體感知、運動效能、表達能力和整體健康，現廣泛應用於舞蹈、運動治療和身體感知實踐等領域。（參閱https://labaninstitute.org/；https://body-in-motion.com/）

(八) 貓頭鷹‧龍貓‧卡比獸／觀點——美好回憶的再現

創作意圖

我創作來經驗紙漿媒材。

創作作品

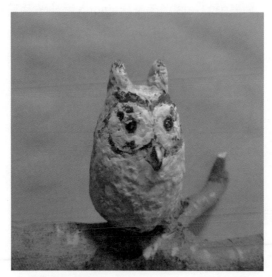

圖8　鋁箔紙、棉花棒、紙漿、壓克力顏料。6.2 cm×3.6 cm×3.9 cm

〈貓頭鷹‧龍貓‧卡比獸／觀點〉

見證寫作

吸氣，吸進明亮、清晰；呼氣，呼出鈍鈍的思緒。吸氣，我知道我正在吸氣；呼氣，我知道我正在呼氣。頭部微微的沉重感；脖子往前傾，脖子的後方肌肉拉伸；雙肩自然下垂；脖子側邊的肌肉有拉緊的感覺……我回到當下準備進入創作。接著我拿出一罐事先調好的紙漿，像是半成品，未完全成團。預備在一旁。

手邊有一張白天和媽媽一起烤月餅的鋁箔紙，看著鋁箔紙，手上把玩著，有烤月餅的香氣，我將鋁箔紙揉抓成團，壓實，硬硬的，有個蛋形，搓著蛋形，雙手掌感受著。日前做了一個鳥窩，閃現記憶。浮現龍貓的意象，浮現龍貓躺在樹洞草堆的記憶。拿出一根棉花棒，剪下頭尾，以熱熔膠固定在蛋形較尖的一端。

　　拿出紙漿，以冰棒棍挖出紙漿塗抹在蛋形鋁箔紙團上，紙漿有粗顆粒，但也有細細滑滑的紙感，矛盾的共存。以手塗抹，怎麼抹都會沾黏在手上，以冰棒棍抹，紙漿卻又服服貼貼的。

　　我以吹風機加速紙漿的乾燥，熱熱的風吹在手上，暖暖的。乾燥後，以細細的畫筆上色，畫著畫著，龍貓出現了貓頭鷹和卡比獸的影子（註：卡比獸是寶可夢遊戲、動畫中的一個角色，呆萌的外表卻隱藏著超強的實力）。

　　「龍貓」是宮崎駿的動畫，小時候大姊買的錄影帶，帶回家給我看。是一部富有童趣與家庭溫馨的動畫片。今天和媽媽一起烤月餅很有成就感也很有趣，浮現小時候常跟在媽媽旁邊的記憶，一起去送案件、看著媽媽煮飯的有趣記憶。月餅烤好，第一個想分享成果的人是大姊。想起小學第一天入學，大姊帶我去學校報到的記憶，心暖暖的。

　　身心安住在呼吸之中進行慈心禪的練習，傳遞慈愛與祝福家人都能無敵意、無危險、無身心上的痛苦；願家人常保快樂、平安與喜悅。

(九) 慶祝 ── 見證寫作

> 旅行幫助我們找回自己。
>
> ── 法國小說家　卡繆
>
> 旅行只有一種，即是走入你自己的內在之旅。
>
> ── 德國詩人　里爾克

　　猶記自己剛開始接觸心理學與諮商理論的時候，常常讀到一個段落內心就會有很多的感觸，甚至自己就對號入座了。當時心裡各種複雜、矛盾的想法感受不知道該怎麼表達，常常卡在其中久久出不來。回望這十多年持續探索身心靈的旅程，每個不同狀態的當下總以為「就這樣了吧！」狂喜、憂傷混亂、平靜、整合……才體驗到這些都只是過程，「無常」持續不斷的變動著。

　　各種「痛的事件」發生的下一刻，事件就已結束，然而心理上的傷口復原卻未必都這麼快，有大有小，有快有慢。療癒是一輩子的功課，曾聽聞「過去是的，現在還是，直到被了解，被療癒。」短短的一句話卻也走的不容易。近幾年，持續地向內探索，路越走越遠、也越走越深而更清楚自己的樣貌。在生命的旅程中我體驗到識別出事件對行為、情緒、認知的

影響只是第一步，這些影響會變形，每一次「境界」（境遇和考驗）來臨時都是一次更深層療癒的機會，向內探索識別出「它」的形變，就有可能一次次降低「它」的影響，受干擾的時間會越來越短，也更有機會轉化、開展出「它」對生命的意義。

　　種子落地，生根發芽，小樹長成大樹，花開花落到結果。聖嚴法師說：「開花結果是自然現象，開花不結果也是正常，這就是因緣。」這期間要歷經多少的風雨？要歷經多少年才有開花的能力？又要再歷經多少年才有結果的能力？因緣的開展與存續之於各種能力的養成取決於種子的品質以及外在環境的條件，如養分的供給、所處的生長環境、氣候狀態等因素，即使同樣的品質與環境也不保證一定能開花結果。很多事情沒有理所當然生下來就要會、長大了就要會、努力用功讀書了就要會、老師教了就要會……等各種理所當然就要會的能力。能力的養成是從投入於生命的實踐中，一點一滴做中學得的，正如幼兒啞啞學語、爬行學走，花了多少年才能使用自如，而這也不意味著再也不會跌倒受傷，只是機率降低了。在努力認真生活的同時，不要過於苛求自己，要對自己多點寬容和慈悲。

　　在哪裡努力耕耘，就會在哪裡收穫，不論收穫的多、收穫的少。光是願意、付出行動「投入」於生命實踐的本身都值得我們好好「嘉許自己」一番，不是嗎？

三、反饋

　　以上幾則創作和寫作的片斷只是我探索旅程中的一部分，片斷與片斷之間不必然有關聯或延續性，主要的目的也不在於分享個人的生命議題，而是跟大家分享我是如何以工作室三部曲，結合正念與身心一體的概念進行日常的自我照顧。然而，每個人的生命經驗、學習歷程不同，各自有各自的生命路徑，這裡提供的是我以工作室三部曲為主要架構，並且將個人在不同領域學習經驗的整合呈現。讀者可以依據工作室三部曲的架構，融入個人所長發展出屬於自己的生命地圖，進而規劃出自己的探索旅程。

　　依據我個人的經驗，透過藝術創作進行個人身心探索並非全然安全無虞，它仍有其危險性，可能會面臨進不去內心世界，也可能進去了卻出

不來而陷溺於想法、情緒之中，影響了日常生活作息。喬‧卡巴金在《當下，繁花盛開》對正念的操作型定義為「正念意指以特殊方法專注，有意圖的、在當下與不批判。這種專注可滋養出更多正知、清明智慧，並更能接受當下的實相。……」（雷叔雲，2008）。在《是情緒糟，不是你很糟：穿透憂鬱的內觀力量》一書中提醒：「反覆思索通常是一種對刺激的自動化反應，它等同於沒有覺察，陡然迷失在想法裡（劉乃誌等譯，2010）。」認識自己必須從認識自身的本質（身心聚合體）著手，身體，是最顯而易見能由感官覺察到（財團法人台灣內觀禪修基金會譯，2008），因此在創作歷程中，我會有意識地、刻意地將自己的專注力帶回到身體上，而這也是我能讓自己最快回到當下的方式之一。

　　回顧工作室三部曲的實踐之旅，我發現探索身、探索心其實沒有誰先誰後，身與心彼此共構交互作用，能做的是依據當下的狀態做出選擇。猶記一位尊者曾說：「能觀身就觀身；能觀心就觀心；當不能觀身和心的時候就練習禪定。」透過有意識地、刻意地訓練來培養定力與平等、無分別、不批判的慈悲心，如實觀察照見身心現象的生滅，以邁向「離苦」的境地，對我來說不容易，但卻值得在我的生命中持續地去實踐。

參考文獻

吳明富（2010）。走進希望之門──從藝術治療到藝術育療。臺北：張老師文化。

洪瑩慧（2019）。身心技法課程未出版之上課資料。

財團法人台灣內觀禪修基金會（譯）（2008）。生活的藝術（原作者Hart, W.）。臺中：台灣內觀禪修基金會（原著出版於1987年）。

雷叔雲（譯）（2008）。當下，繁花盛開（原作者Kabat-Zinn, J.）。臺北：心靈工坊（原著出版於1994年）。

劉乃誌、林肇賢、王韋婷、梁記雯、涂珮瓊、呂嘉寧、黃君瑜（譯）（2010）。是情緒糟，不是你很糟：穿透憂鬱的內觀力量（原作者Williams, M.等）。臺北：心靈工坊（原著出版於2007年）。

Hackney, P. (2002). *Making connections: Total body integration through Bartenieff fundamentals*. New York: Routledge.

Moon, C. (2002). *Studio art therapy: Cultivating the artist identity in the art therapist*. London: Jessica Kingsley Publishers.

第五章

此處・彼處・與之間

謝宥玄

「雖然人的肉體在某一刻便完全出生，但人心的完整誕生是一直在進行的過程，它在你生命的每個經驗中新生。」這段話來自愛爾蘭作家約翰・歐唐納修的《靈魂的朋友》一書，描述了人在生命的旅途中，經過各種相遇和覺察、探索，而終能回到心靈中最溫暖的地方。

天氣晴朗，陽光照射在窗前以及遠方的樹叢上，看著枝葉隨風擺動，皮膚也感受到微風輕輕拂過，覺得真是個舒服的好日子。小鳥張開翅膀迴旋飛遠，小貓躺在沙發慵懶伸展，而我在桌前想著開頭的那段話，想著此刻的自己處在生命旅途的什麼位置上，人又是在什麼時刻開始意識到自己正在走一段生命的旅途呢？也許是當各個閃過的念頭逐漸集結成具有力量的一束的時候，才睜眼看見在懵懂之間走的那些路，形塑了現在的自己。

我常懷疑自己在旅途中的表現，質疑自己沒有做出合適的選擇，曾用力翻找答案，過於執著想定義些什麼，走過許多兵荒馬亂，挫折糾結之後，才逐漸學習在前進過程裡保有耐心，和信心。而「工作室三部曲」在這樣的起伏擺盪中帶給我許多看見，陪伴我在那段尚未抵達某個地方，甚至不曉得目的地和方向的時光裡，留下一些之於我、之於日常，之於這些生命成形的過程之間，珍貴的紀錄。

一、與我之間

曾任高中輔導教師，後來轉職為企劃專員的我，目前身兼上班族與行動藝術治療師的角色。個性有點矛盾，期望面面俱到，卻容易因關注瑣碎

事物而絆住腳；在專業養成、自我價值追尋、安定生活和適度挑戰等各種心之所向中，尋找能夠彈性偏移而不傾倒的生活模式，是目前我所認識的自己。

　　當我重返職場成爲老菜鳥，又在單身多年重新踏入關係，以及面臨各種角色新增轉換而需要分配抉擇的階段，重新認識了這個曾在碩士課程中學習到的「工作室三部曲」；藉由創作來整理自己有時也不太理解的內心，從每一次的文字及圖像對話中，看見一部分的內在樣貌，學習與不同狀態的自我相處，練習和突然冒出、理不清也摸不透的情緒迷霧共存，建立可以打起精神並灌注新能量的修復歷程，是工作室三部曲帶給我的禮物。

　　「自由」和「安定」是我在工作室三部曲中體會到的兩種元素。天馬行空的書寫創作、現實與超現實的想像交錯，不需理性也不必回應地任由文字和圖像恣意飄揚的自由；以及從書寫展開再經由文字見證收斂、一步一腳印便可完成的步驟迴圈，以創作意圖作爲潛在指引，讓發散的靈感背後有所依循的安定——兩種面貌交織而成的創作形式，滿足了矛盾的我。

　　或許因爲有寫日記的習慣，加上從小喜歡畫畫、勞作，用文字和圖像來整理心情能讓我感到安心；即便沒有非常專業的創作技巧或寫作訓練，工作室三部曲仍創造了一個開放的空間，讓未經修飾的圖像和詞彙能夠任意拼湊且被賦予價值，使它們可以持續前進、逐漸完整。透過書寫，帶領我從理性慢慢切換到感性的思考，也從日常中需要維持良好狀態的模式，轉向靜靜感受自己的想法，藉由書寫來告訴自己：「我要聽妳說，而且妳可以慢慢說，說什麼都可以。」再於圖像產生的過程中，不斷地反覆詢問「妳還想說些什麼呢？」「是這樣子的氛圍嗎？」來引流密合在深處的心情。

　　忙碌的生活讓大多數的感覺、事件少了被停駐檢視的機會，在心裡一層一層被疊加上去，那些還沒被整理完成的想法要與人分享並不容易，尤其越是強烈的體會，往往來自於特別重視的人事物，即便平時擁有交流的能力，在面對深刻複雜的感情湧上時，愉快的事也可能找不到合適的言詞描述，更別說是不確定對方能否理解的想法。對於溫柔傾訴的能力，彷彿還是幼兒階段，尚有好大一段路需要學習。因此工作室三部曲成爲我沉澱

和梳理內在小劇場的最佳管道，在語言和非語言的起承轉合之間，讓能量通過文字和媒材展現，用具體或抽象的畫面寫下一封寄給心靈的信，讓日常生活中的喜怒哀樂、茫然困惑等體悟被好好消化收拾，再經由見證的力量，給予心情更細微的觀察和覺察，最終把轉化的能量擴散至細胞的每個角落。

當我緩緩進入那三個步驟，意圖寫作的過程，像在翻閱心裡堆疊的書頁，直覺地找到深刻的畫面，一個、兩個……盡情地擷取到紙上停留，讓分散的念頭共同譜出屬於當下的音調；正念創作，讓我在那段音調中自由舞動，把感覺從心底拉起，成為立體而更加完整的樣貌，好好欣賞它折射的光和影；最後，以誠摯的心見證，傾聽音調的起伏，感受潛藏的心意，無論是否收下它，偶爾只是讓它停留原地。生命中多了一種方式來幫助自己面對不斷產生的課題，工作室三部曲陪伴我走過無數的情緒黑洞，在新生活展開時賦予信心、在迷惘時勾勒方向、在寵物逝世時進行哀悼、在疲憊時提供喘息之地。

這裡我想為接下來的段落埋進一個意圖：「我在此篇章中，誠心地分享工作室三部曲與我生活結合的幾段際遇，將那段不斷對話而更加靠近自己的過程呈現給本書的讀者，邀請您一同見證」。

二、於日常之間

工作室三部曲的歷程中，書寫帶給我非常大的幫助。從意圖產生的階段開始，我傾向為它保留至少15分鐘的時間，讓文字帶領我一步一步走到較為清晰的位置。每個筆畫落下的過程，都成為試探和確立方向的進程，字型的變化也像內在發聲的一種方式，接收不同型態的文字所反饋的能量，直到感應內心傳來「足夠了」的訊號，將醞釀的氣息精煉成當次的創作意圖；如同前面所說的，像在翻閱心中的書頁，而翻到特別的那頁時，便能知道這是我要去完成的事。有時翻得久一點，有時在開頭便找到了。

我將分享兩段創作經驗，一段是在事件發生當下便有強烈的情緒產生，讓我覺察到自己應該要正視這種反應，釐清它對我發出如此強大的影

響力背後的原因；另一段則相反，生活轉變的壓力沒有馬上連結到情緒上，反而透過生理反應出來，讓自己有點意外，開始反省是否目前的狀態對自己而言是辛苦的、內在的壓力是超乎自己預期的，因而透過創作休息、重整步調。

　　兩件作品分別使用了零碎的再生材料和軟陶，藉由手作的形式踏入自我關照、與內在對話的旅程。選擇媒材的主因來自日常的興趣和曾經擁有的良好互動體驗，動手操作的捏塑、縫補、穿透、拉扯等過程，幫助我較快沉浸至創作氛圍中，同時藉由媒材的溫度或質地等觸覺反饋，放大了體驗的層次和深度。我也很喜歡手作媒材營造出的空間感，定心凝視時彷彿能把自己縮小、身歷其境探索，從不同角度觀察、撫摸，如同前往內在世界探險一般，珍貴而難得。

　　因此，接下來呈現的寫作內容不僅是事件本身，也包含圖像、媒材、或操作過程的所思所想；而它們也會是自由、主觀、且不完全符合邏輯的。我試著概述事件的狀況、當下受到的影響，作爲引言，期望讓故事的脈絡更完整一點，也希望藉由不同的分享，讓或許和我一樣，有時爲自己突如其來的情緒感到驚訝、或者覺察到似乎有些感覺被埋在心裡的人，能認識工作室三部曲，進而展開嘗試，好好地照顧自己、傾聽內在的聲音，接收工作室三部曲帶來的溫柔、彈性。

創作歷程一

　　這是一個在週末展開的自我關照。那週最主要影響我的事件，是某天在下班後與朋友、伴侶相約共進晚餐時發生的。

　　我因工作緣故提前到了約定地點附近參加研習，研習結束後便先在附近逛逛、等著、期待著。然而，超過了約定時間將近一個小時，手機仍靜悄悄的。撥了電話詢問才得知他們遇上塞車，卡在半路上。內心明白塞車持續的時間難以預測，卻忍不住想：「如果沒打這通電話，是否會無聲無息地持續空等下去？」而讓期待的心情轉爲有些忿忿不平。

　　結束通話約莫半小時後，終於接到朋友們即將抵達的消息，當時我在距離約定地點不遠的賣場裡，外面下著大雨，朋友詢問是否需要順路載我一起前往，伴侶則提出要我自己前往的要求，並在我回應後沒有多說一句

再見便掛上電話。那瞬間，內心像被轟炸過一般，各種怒氣浮上心頭，把每個線索連結成「他不重視我」，把原本期待的心情徹底毀壞，甚至推翻那陣子發生的所有美好，只留下各種負面解讀。

當下其實清楚這些評價只是一時情緒爆發的產物，明白那個「他不重視我」不是事實，而是因為他在開車沒有注意到、加上長時間塞車而心急，但仍忍不住感到痛苦，強烈而矛盾的情緒不斷衝擊著我。那時我想不透自己的情緒為什麼會起伏地如此巨大，像要毀滅一切。因此在這件事發生的週末裡，透過工作室三部曲，搭配再生材料進行自我關照。

Stpe 1 創作意圖寫作

假期的餘韻，環繞無法散去。腦袋空空的，連著過去和未來，連不住現在。

參加了一場研習，講者說，看著未來太過努力，或者看著過去不願前進的人都是難以感到幸福的。現在的我，幸福感大概是五分，剛剛好的中間值，平靜的、滿足的。出去玩時上升一些，煩惱時分數落一點，像鐘擺最終會回到靜止不動的狀態；中間的刻度不是零而是五的話，遇到挫折或疲憊的時候，都還會有至少一分的幸福吧。

有一種情況：平靜或愉快的心情被一件極小的事情所影響，可能是一個眼神、一句話的語氣，或者他人少做了某個動作。接著那個瞬間快速地放大，形成一枚炸彈，用力轟炸原本心中平靜美好的莊園。炸過後的心，鐘擺會動盪到何處、幸福會剩下幾分呢？但這炸彈與其說是遭人投下，好像更是原本就埋藏在莊園某處。但形成炸彈的起始點有時候根本只是誤會，在事件中加入了過多自己的曲解。

炸彈是用來保護自己，還是來搞破壞的呢？啊，應該是訊號的接收出問題了。假訊號造成無妄之災，真正的訊號、適當時機的爆破，是一種挽救，為守護更多美好而犧牲。好想成為更有智慧的人。……**【我創作一座美好莊園，看見心的樣貌，對自己更加了解。】**

Step 2 正念創作

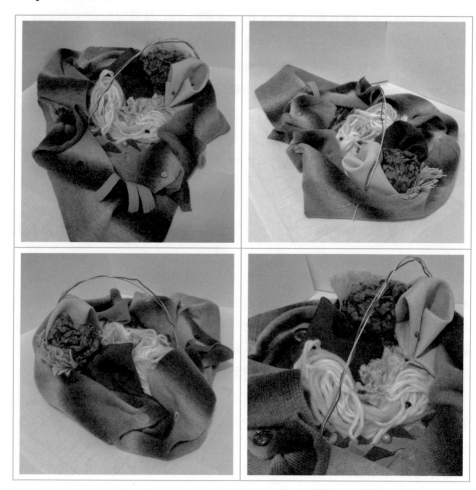

圖1　再生材料。30 cm×22 cm×14 cm。創作時間約200分鐘

Step 3 見證寫作與朗讀

　　心中想的莊園樣貌，和實際做出來不太一樣；好像總會這樣，做每件作品時，結果都會跟預想的有些不同——可能來自於技術限制，不知道該怎麼樣結合，才能把模糊的影像具體呈現；嘗試、失敗、再嘗試，最近幾次創作的時間越來越長了，希望能讓作品完整度更高一點，多表露一些內在的想法。

　　心中莊園的樣貌，是天氣晴朗的，遠處有高山，近處則是聚集於平原

上共同生活的溫馨村落；村子裡有草地、農田、花園、畜養羊隻與母雞；房子的屋頂五顏六色，都是溫暖的顏色；溪水橫向流過村落旁，孩子們奔跑著、婦人們三三兩兩正要前往溪邊清洗水果。美好的村落有潛伏的地雷，我要找出地雷在哪裡。帶著以上想法挑選材料，挑了綠、藍、紅、白等色，似乎足以呈現高山、綠地和活潑的房子們；最後完成品卻像另一個世界。

　　我在土地上摺疊出山脈，座落在村子後方；藍色的暖流環繞，這裡瞬間成了一座小島。仔細看海中，會發現隨著浪潮忽遠忽近的珊瑚和貝殼、美麗的石頭；還有一顆金光閃閃的、藏在山腳和海水底部的地雷，翻動一下才能看見。兩座不同氣候的山，一座山上有蓊鬱的森林，另一座是清爽的高原，中間隔著陰暗的沼澤，周圍的樹都長滿苔蘚。陽光從後方照射過來，把稻穀曬得金黃，或者像秋天時的芒草四處竄出，枯黃的顏色卻富含生命力。兩種氣候造成的對流讓村莊總是充滿濃濃霧氣，中間雜亂的灰只是因為覺得需要而放上去，現在看來像是兩座山的水源彙集，從陰暗處緩緩流出、慢慢被淨化，準備流到村莊；村莊裡的溪水最後又會流向大海。紅色粉色的小房子，期望為畫面加入一點活力，留有一點開心莊園的影子。

　　做完後我看著這海中小村許久，總覺得少些什麼。最後在山上、溪流、雲霧裡、村莊、海洋中，都加上幾顆小珠子，一路延續、前進、變化。好像糖果，也像生活中偶爾會遇見的東西，突然擋在前方，目光聚集、忽略了其他東西。啊，山上還有條引線呢。天氣好的時候是彩虹，但產生變化時，它就成了地雷引爆的通道。

關於創作歷程一

　　每當回看自己寫下的這段歷程，總覺得好像看見些什麼、懂得些什麼，又只停留在模模糊糊的樣子。在意圖寫作中，我聚焦在想更加了解自己內心的期望；創作過程裡，遇上媒材選擇及創作能力對於作品樣貌的影響和落差，但沒有試圖「矯正」，而是進入這個氛圍截然不同的世界，感受如何藉由媒材的增減來營造出最讓自己滿足的佈局；見證寫作時，靜下心和作品互動，把歷程發送出的線索一一記下。這樣的歷程讓一些可能具

有象徵意義的物件或畫面變得深刻，像在看電影時閃過的某個畫面、某句台詞，即便場景已轉換，卻彷彿停留在那淡去的影像中，將特定的字句在心裡反覆唸過，與某個經驗、某段記憶互相串起般，產生共鳴，只是一時還說不清。

失敗、嘗試、預想的、限制的；莊園、山脈、暖流、雲霧、島嶼、沼澤、稻穀、芒草、村莊、糖果、地雷、引線、彩虹；金光閃閃的、清爽的、雜亂的、陰暗處流出的、經過淨化的、擋在前方的、產生變化的⋯⋯，一個個詞彙藉由創作和書寫的歷程被牽引出來，在見證下建構一項又一項關於自我的假設——作品的變化有如關係中的期待和現實的落差，森林與高原有如看不清的矛盾的心，彩虹與引線有如愛的一體兩面，海中閃亮的石頭與地雷像是被小心守護的內在世界——然而工作室三部曲的創作歷程，讓這些假設可以只停留在假設。

那時那刻，伴隨著意圖和情感所發生的體驗，引導我留意幾個對自己而言具有重量的念頭，但當時的我選擇不繼續讓這份留意延伸為關注、關照，甚至轉化，只讓它在心裡慢慢沉澱。發現原來那時的自己需要保有一點不去解析的溫柔，只是注意到身處這樣狀態，看見心上各式各樣的形狀；保存這些留意，任它隨著日常發酵，也許經過生活的互動累積，對於這個模糊不清的自己，我能存下更多不同的理解，並學習更合適的方式來與她相處，然後好好照顧與陪伴。

創作歷程二

第二個歷程是在脫離學生角色後，正式回到職場的第一個月時所進行。收到實習單位的邀請，獲得聘任、成為他們的一分子。過去許多只扮演了參與者的活動，轉為主導者、執行者。因為備受照顧，更告訴自己要好好地掌控進度，用心、妥善地把每一件事情盡可能做到最好，珍惜他們給我機會。

籌備工作所牽涉的環節有些繁瑣，在時間限制下產生了不少壓力，但也因為在熟悉的環境中，加上常給予支持的同事，有被接納的安心感，所以總是愉快、充滿幹勁，沒發現自己可能需做些整理或調適來面對新的轉換，身體開始反覆出現一些過去不曾有的狀況，讓我覺得困惑。不曉得是

外在環境的影響，還是內心需要沉澱、對話一下，而展開了這次的創作歷程。

Stpe 1 創作意圖寫作

開始工作了，以新身分進到原先實習的場域。熟悉的氛圍，陌生的工作模式，工作量一舉衝向最大值。雖然應該是處室內最少的吧，但在一個月內要完成的事太多；沒有適應期，有點壓力、有點急，想快速地一一解決。

不曉得是冷氣房影響，還是心理上的負擔比自己感受的還要重，臉上第一次一口氣冒出了許多紅點，像過敏也像痘痘，淡淡的，像是在提醒自己該注意某些事情。

不討厭現在的工作，上班時心情是愉快的，但生理上的不適實在有點難受。噁心、發熱、流鼻水、頭漲。不想想太多，這是自己的選擇，只是需要好好休息一下。有好事、有辛苦的事，有讓人擔憂也有滿足的時刻，這樣的一週。……【我創作，好好投入、好好休息。】

Step 2 正念創作

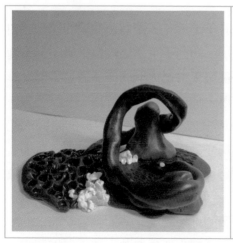 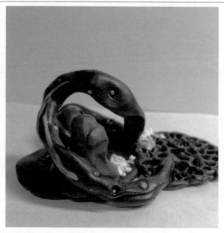

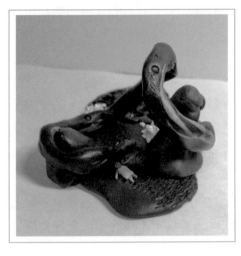

圖2　軟陶。9 cm×6 cm×4 cm。創
作時間約100分鐘

Step 3 見證寫作與朗讀

　　不想混入太多複雜的色彩，如果只用原色／目前擁有的現成顏色的軟
陶創作會是什麼樣子呢？帶著這樣的想法挑選，選擇了寧靜、感覺最能包
容一切的黑色土。慢慢地捏，捏成長條，不知爲何物，隱約像一條礦脈，
表面看不出藏在內側的礦石。礦脈沿著巨石生長，圍繞成一座山谷。爲了
完成石頭的灰，我還是混了顏色。

　　山谷周邊有浪花拍打著巨石，或許不是浪花，是白色突變的花朵／白
化的珊瑚。需要生長的土地而做了土壤，凹凸不平，比較像礁岩；另一塊
土地則是有行走過的痕跡。其實是因爲發現自己先前的作品總是平滑，鮮
少出現紋理；先前買的工具也不曾使用，造就了探索的行爲──試著戳、
刺、刮、抹、拔的感受。感覺很好，軟陶受到工具擠壓變形的瞬間、工
具沾黏又脫落的微小作用力、作品烘烤變硬後保留的粗糙觸感、不再僅有
平滑表面的成品等，都讓我新奇和滿足、放鬆。把礦石塞入礦脈時也很療
癒。

　　這裡像一座荒蕪的小島，有著原始的地層、風化後的礁岩、海水沖刷
形成的洞穴。沿著島嶼繞行，偶爾發現人類生活的遺跡。若不仔細觀察，
不會發現火山噴發形成的巨石中隱藏著礦石，隱隱約約透著光。礦脈中有
一抹灰，竄流其中，圍繞島嶼，是巨石的靈魂、土地的生命來源。轉呀

轉，才發現角落有位休息的女孩；吹著海風，衣著完整但有些老舊，皮膚晒黑了。她好像有點累又有些悠閒，躺在地上吸收石頭傳上來的熱氣，背暖暖的。海浪拍擊製造規律的聲響，聽著聽著就想睡了。她在這裡生活了一段時間，家就在巨石的後面；自給自足，沒有人打擾。好好休息之後，就會開始工作了。

這次的創作和寫作歷程很奇妙，訴說著島嶼和女孩的故事，我好像走進那個世界，就躺在那吸收著大地的能量，感受到溫暖、平靜、安定。不斷撫摸著作品凹凸的質地，像親自走在顛簸的岩石中，翻過一層一層、走向平坦的路。想起了今年夏天的海、海風、悠閒美好的一段日子；那些快樂還在，想起來心滿意足，陽光晒得臉紅紅的。然後就能回到此時此刻，繼續努力著。

關於創作歷程二

這段創作歷程依循著休息的意圖，連結能夠讓自己放鬆的各項行動，從顏色的選擇、創作工具的使用、作品氛圍的營造，都試著放下努力的成分，或至少做出相異於慣性的選擇——平時傾向明亮的顏色、不擅長破壞、偏好柔軟圓滑的質感等。而外在行為的調整，也許成為一種觸發，使自己沉浸到類似於冥想的放鬆狀態，在完成見證寫作時感到放鬆而滿足。

但這次創作歷程的後幾天，無意間看著作品，突然有不同的感受出現，讓我重新寫下了見證，寫出一段截然不同的故事：

有時候故事能有另一種詮釋。荒蕪的島嶼，沒有生物能存活；角落堆積著白骨及破爛腐敗卻無法完全被消化的人造纖維，那是來自外島入侵者留下的殘骸。偷寶藏的人，貪婪地勾勒著腦中的偉大航程；不幸的是，這裡是你帶不走、進入便無法離去的。巨石旁的旅人，流浪至此已經三十三天，生命凋零的最後，僅剩她孤獨一人。烈日曝晒、風化侵蝕，磨耗不完的意志，也抵不過隨著浪潮沖刷而逝去的靈魂。

兩個故事都能成事實，反映了不同狀態下的我。理性與感性，正向的負向的，滿足想像。離開奇幻世界後，只是一個故事被傳唱。

　　這樣相異的描述讓自己也覺得驚訝，完成此份創作後的生活並沒有特別不舒服或壓抑的情緒，怎麼會產生這些看起來有些強烈的解讀呢？是不是原本立下的意圖經過沉澱後，引導出另一股能量來為原先的輕柔進行平衡呢。懷抱著疑惑，卻又感覺這段故事並不讓我擔心，只是如書寫中呈現的那樣，另一部分的自我藉由眼前的作品來獲得安全的釋放。即便間隔了幾年後重新回看，仍難以立下明確的定義，依然不懂兩段故事的交集，兩種情境只是停留在當時的時光裡，存在於一件作品內，衝突卻又共融。

三、於對話之間

　　這裡分享的兩個創作歷程都是在主要的事件過去之後，稍微經過沉澱，再藉由工作室三部曲的帶領而相遇，將飄散在心裡的感覺收拾起來。或許因為間隔了幾天，情緒比較緩和一點，這些歷程跟有時候身處在議題及情緒產生的當下，立刻藉由創作來宣洩、紓壓的體會有些不一樣；雖然還是會有不禁皺眉或想大口呼吸的感覺，可是從創作和書寫的力道中，隱約察覺到有另一股支持自己的能量產生，跟情緒抗衡，將歷程的方向帶往比較深遠、不是向外丟出許多東西，而是往內觀望的模式。

　　第一段歷程裡，我用層層堆疊的布料，企圖組裝出內在期待的樣貌，營造一處安全空間，放心地探索情緒來源，尋找打翻平靜的癥結點；第二個歷程中，隨著直覺的帶領，一邊享受軟陶變形的樂趣，一邊與圖像互動並任由想像和經驗連結，接受不同面貌的劇情展開。我曾認真思考這樣的過程對自己的意義為何，我的問題是否因為進行了工作室三部曲而解決？日常生活有沒有過得更好、我有像意圖中表明的變得更成熟更有智慧嗎？或著同樣的事件再次發生時，我就不在意了嗎？……

　　能夠立刻從疲憊中振作、自混沌中爬起，這樣的效益固然吸引人。但在反覆進行工作室三部曲的歷程後讓我意識到，創作不是解決疑難雜症的特效藥，但它會藉由每一次的創作過程，隨著不同狀態、不同意圖、創作時身旁環境的變化、創作經驗的累積，甚至一段時間的醞釀等，而不斷帶出新的疑問與洞察。我試著將自己在過程中遇見的體會分成幾個段落，

結合曾經浮現的提問，呈現工作室三部曲用於自我關照時的感想、我與它互動時進行的對答，以及這樣的來回穿梭，如何對我的生活產生持續的影響。

(一) 進行工作室三部曲，是否為我生活中的各種疑問找到答案？

在第一段創作歷程裡，我寫下「期望更加了解自己」的意圖。在生活中，我也經常產生許多疑問；為什麼最近心裡有點空虛、最近想換工作的念頭是堅定的嗎、在某個專案裡我渴求的核心要素為何、某段關係裡我珍視的價值是什麼、我要持續前進還是放棄……。矛盾的我，很容易陷入尋找解答卻沒有頭緒的困境中。「總是期望找到圓滿的解決方法，想著想著臉都垮下來了呢。」曾有位老師這麼對我說。

接觸工作室三部曲之後，我面對想破頭也理不清的問題，找到另一種面對的方法。我從意圖寫作開始重新整理，暫時清空內在羅列的滿滿選項，回頭審視自己遇到的困難，寫下每一個浮現的想法，以及想法背後的更多的想法，讓它們藉由文字被安放。接著展開創作時，不必心繫著意圖，相信意圖已落在內心深處，只專注在當下的感覺，以及內心對媒材變形的期待。如同【創作歷程一】時，只想著莊園該怎麼呈現，要用什麼顏色、哪裡有山、是否有河或村莊等，而非探究「情緒引爆點究竟在哪」。

在這樣的創作過程中，有時候很平靜，有時候會有許多想法浮現，或者開始與現實的某些事情連結在一起，每個內在的選項似乎轉換成某種形象偷偷躲進作品中，對我發出呼喊；而我會看看它，藉由見證的過程寫下我的看見，用這樣的方式照顧那些細小或強烈的思緒，與它互動。一般而言，這些寫下的內容很可能變成自我探索的分析元素，但我並不想幫它們排序，也不想為每個想法、每個可能性標示優劣好壞，只是描述它我從中接收到的訊息。這樣的歷程最後，往往沒有讓我獲得具體明確的最佳解答，但那些騷動似乎因為被傾聽、被看見，而不那麼用力地渴求我給出抉擇，也不那麼強烈地哽住我的胸口了。

「原來我可能抱持著這樣的想法啊」、「這樣的念頭原來起於那樣期待啊」、「無法下決定的背後原來還有某些顧慮呀」。走在工作室三部曲的歷程中，文字和作品讓原本線性的思考框架，轉為發散性的自由討論空

間，各種想法在裡面自由交錯、碰撞。最終不一定理出結論，但讓各種選項有被檢視的機會，明白不同選擇對我而言都有意義。

(二)進行工作室三部曲，是否讓我轉化負面情緒、調適身心？

曾經我將不同時期寫下的創作意圖排列在一起，觀察自己如何運用工作室三部曲來面對不同的生活經驗。那時我發現，意圖中乘載了自己賦予每次歷程的不同程度的自我期許。這樣的期許有時輕輕的，容易達成，有時強烈而沉重，我將它們初分為三個層次。

第一層大多是在面臨突如其來的壓力、事情有點難以掌控、或遭遇較大挫折時提出的「平靜」意圖，如第二段歷程中的「休息」，只想在創作裡喘口氣；第二層蘊含了一些反思與對話的期待，通常在強烈的情緒稍微經過沉澱，但有些浮動未平息的想法仍欲進一步消化的「梳理」的意圖，如第一段歷程中的「看見心的樣貌」；最後一層則展現了較高的自我期許，表露了我內在期望成長、轉化，希望藉由創作孕育「力量」、企圖從當前的狀態裡掙脫出去。三個層次的意圖反應了自己對於周遭的關注、解讀，以及對於事件後續發展走向的期望。

然而，從寫下意圖、正念創作、至進行見證寫作的過程中，有時會發現寫下的意圖似乎並不全然適合自己當下的狀態。例如有次我面對了一場突發事件，身邊對於事件的處理應對有許多不同聲音，在那混亂的情況下我做一個決定，同時需面對決定之後湧上的內在和外來的反應。那場事件發生後的連續兩個週末，我寫下的意圖中出現了「繼續前進」、「邁開腳步前進」、「不斷前進」等字眼。但在創作過程裡，我強烈感受媒材的束縛、鐵絲的韌性和反作用力（那次使用的手作材料為毛根，一種我一直很喜歡、認為十分柔軟好操作的媒材），且在創作完成時，我無法面對作品並接續見證的動作，逃避了一段時間才重新回頭展開，把歷程走完。

後來審視那段經驗，發現自己急於從混亂的情緒中脫身，賦予自己過高的期待而感到辛苦、想逃避，失去了關照的感受。這樣的覺察讓我重新省思對於情緒或狀態的評價。原來我容易期待自己維持某種面貌來過生活，有時會忽略某事件的影響還需要一段修復期，給自己的喘息空間好窄好短。

　　那之後，我逐漸試著在每次的創作對話裡多保留一些彈性，不太快寫下「第三層」的意圖，允許自己在某個狀態裡停留一下子，與不同的反應多交流幾次，抗拒與不適感發生的頻率也降低許多。

　　工作室三部曲帶給我的，不單只是情緒的安放與疏通，而是從立下意圖的那刻、直到完成創作和見證，將生活的縮影灌注在整個歷程中，用不同的方式發出提醒，讓我看見某些不自覺的行為模式。它們讓我學習到「好轉」不是唯一的選擇，有時候再給自己一點時間，或許平靜下來正視一段經驗，即是對自己最好的照顧、最溫柔的接納。

(三) 進行工作室三部曲，對自我關照的幫助究竟是什麼？

　　藝術治療中，有許多創作的模式都能用來幫助自我作為日常關照的途徑，有時候僅透過持續地、全然地投入創作之中，便可在過程產生覺察、體會到賦能、或者轉化。那工作室三部曲的特別之處在哪兒呢？我認為它將前人累積的經驗形成一組較為易懂的入門磚，幫助了那些觀望中的人、想創作卻因不記得上次拿起媒材是哪一年而遲疑的人、腦袋有好多想法而拿不定主意的人、曾經完成作品後心情茫然而猶豫的人，幫大家找到一套能夠依循的方法，在開放卻完整的架構下展開屬於個人的小型儀式，並在一次次練習中逐漸熟悉，進而在文字和圖像的交錯中看見自己投身於世的模樣。它為人們自我關照的心建立了一個穩固的起點，大家都能站上來、安心出發。

　　工作室三部曲也為懷抱著珍貴的、想要好好照顧自己的心情而踏上旅程的人，建立了讓這份心意延續的橋梁。進行創作的過程裡，有可能像之前的我那般產生抗拒、逃避，或在創作完成後遲遲無法面對作品；但因為工作室三部曲，讓我心想著「還剩下一個步驟沒完成呢」，而能夠再次坐下、靠近作品，記錄每個舒適或難受的想法，最終也才產生了不同的看見。它讓自我關照的心意被留下、也藉由實際的創作行動被強化，讓停下腳步的人們，知道只要再完成一步，便是對自己承諾的落實。

　　這樣由寫作、圖像創作、再回歸寫作的歷程，為平時大多藉由文字、口語表達的人們創造了另一種互動體驗；加上手作材料營造的立體空間，對我而言有點像是出門旅行、走入奇幻世界經歷一場探險，在裡頭可以悠

然起舞，把慣性的、線性的思考拋在腦後，任由明亮或晦暗的色彩在我心中相映，藉著色塊、形狀的交流建構出某種氛圍，任身心徜徉其中，讓能量流動。我也常運用不同的手作材料，從它們柔軟或堅實、圓滑或粗糙、冰涼或溫熱的質地中，反思日常的各種相遇和碰撞，彷彿面對不同特質的好友般，令人捉摸不定，也總帶來驚喜。

而工作室三部曲完成之後，這些美好及艱辛的歷程似乎能繼續保存在作品身上。我不太常回頭翻閱自己寫下的文字，但平時偶爾碰上與某件創作歷程類似的心情，我會拿起放在桌上的某件作品，安靜地望著它、用手輕撫它、感受刻痕及紋理；這樣的接觸彷彿能帶領我接近某次的旅途，跟曾經注入的情感連結，光是想起那時的意圖、創作的過程，便如同獲得了同理，安撫照顧此刻的自己。

在我運用工作室三部曲進行自我關照的經驗裡，不一定每個問題都得到了解答，不一定每一次的議題都完美收拾放下，不一定總能覺察或有所收穫，有時候走完歷程反而產生更多的疑問。但因這樣的歷程，在碰上混亂不已的狀態時我不會不知所措太久，能採取一個熟悉且安全的行動；在充滿各種社會角色期待的生活中，有一面鏡子提醒我留意並反觀自己，捕捉心中的需求；在持續前行的人生路上，挑戰不斷不斷地出現、偶爾不自覺掉進內在議題的迴圈，但因工作室三部曲的歷程，我能在這些感覺浮現的時候，明白它的到來、相信自己有力量去應對、並練習在每一次的重逢裡，更往自己期待的位置靠近一點。

四、與世界之間

工作室三部曲用於自我關照的過程對我而言是很私密的，寫下的內容只屬於自己，這件事讓我安心，能在這樣的循環中緩慢地體會創作和對話的樂趣。認真創作、並為自己的心意做見證。但從創作走向療癒的歷程中，除了與內在的力量建立連結，有時也會有能量比較低、感到疲憊的時候；這種時刻也許適合在已經穩定的儀式中帶入一點調整，媒材、空間、或見證的方式等。偶爾接受些微的變化，會為我帶來不同的、新鮮的看見。

　　我曾將自己書寫的內容和作品彙整成冊，邀請幾位非常要好，幾乎無話不談的朋友作為那段歷程的見證人，請她們觀看後，一起進行類似於工作室三部曲的創作與見證寫作。雖然已經是非常熟悉的關係，但有別於以往只是在聊天中分享近況，第一次藉由媒材和文字相遇，在作品中被同理，用語言之外的方式交流，感覺關係更加緊密了；見證的當下，因專注而產生的寂靜，完全不會伴隨尷尬，反而像有股無聲的互動穿梭於彼此之間，是我們珍貴而難得的體驗。我也想在章節的最後與讀者們分享當時的歷程和體會。

　　我們在咖啡廳、工作室、或外面的創作空間裡進行見證，只要能夠安心、不被打擾、舒適自在的地點都可以。見證開始時，由見證人專心閱讀我整理完成的內容，內容包含了我在一段期間內運用工作室三部曲所創作的文字和作品圖片，也帶著作品本尊讓見證人能在閱讀時與它互動；讀完後，見證人使用與我作品相同的創作媒材，進行回應性創作──沒有額外寫下創作意圖，因為見證的意圖即為「真心誠意地見證這段歷程」；當創作完成，見證人會透過書寫回應剛才見證的歷程，以及見證之下完成的藝術創作；最後朗讀寫下的文字，分享見證中的體會。

　　以下是其中一次，在經過了三個月的見證之後，我的見證人運用再生材料創作並為我寫下的回應：

　　能強烈的感覺出來，妳這次的作品和之前的都不一樣，不管是材質上的選擇、搭配，呈現出來的樣貌，更強硬也更顯眼。

　　第一眼作品的影像感很強勢，雖然比以往我無法第一瞬間就用直覺猜出來，卻猜想，是不是現在的妳正在經過某種強烈轉變？像是妳正在讓自己走上蛻變的路，放下妳的堅持和規則，而有了更多樣貌。

　　所以我在做作品的時候，我想找個底，呈現出那種像可以呈現泥沼的感覺，然後長出鮮豔的果子，因為妳這次的作品讓我覺得有一種強烈的對比，然後做完時，我其實猶豫很久，因為我又想呈現，大部分的光明感，只是內心總有那麼一小泥沼，專門收集零碎散布的生活碎片，將那些加以施肥，結成果實，一種力量的誕生。

　　最後縫了很多奇奇怪怪的東西，找過塑膠袋，找過紙板，然後全身掉

滿布的毛屑，然後用滾筒黏起身上的毛屑才發現，對！就是這個，這個就是我想要放在下面的，那種妳清理掉了看得見的大好事和大壞事，但隱約細微的妳總會忽視它，然後突然某個瞬間，才又懂得欣賞它。

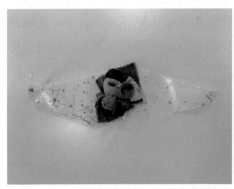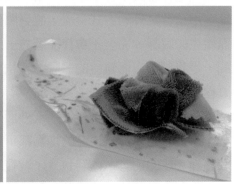

圖3　見證人的回應創作。再生材料

　　我們在作品的陪伴中一起走過了三個月，見證人將這段時間裡感受到的變化，用美好的創作傳遞給我。雖然是見證人觀看我的創作歷程、為我寫下見證，但我好像也能在見證人的作品中，看見她們將自己的生命經驗帶入，與我相遇，並以同理和關懷的心給予回饋。她們曾為我打造一把面對世界的網，提醒我任由那些抓不住的心事流去、曾為我努力的信念蓋上厚外套，要我不必擔心在寒冷冬夜前進時著涼、她們建造空間承接我的心、也形塑一座山陪伴我定看世事來去，更在看見我的成長時，獻上豐碩的果實。

　　起初，將作品呈現在熟悉又親密的朋友眼前，內心是緊張的；擔心對方看見內容時會感到困惑，留下非我本意的的評價。但很幸運的，朋友們在見證過程中，認真閱讀我寫下的文字，讀完後安靜投入創作，並專注地寫下回應。那樣的氛圍使我緊張的心慢慢放鬆，也在這樣的見證過程裡，讓複雜的心思被安全攤開，獲得交流和疏通的機會，在她們身上體會被溫柔接納的感受，讓一貫的獨白走向對話。而真實的自我被接納的同時，似乎也自然代謝掉內在某些沉重的部分。

　　身處在資訊交換十分便利的時代，拍照分享生活、傳訊息傳影片交

流，都是輕易能達到的。目光被好多事物吸引，看著過去、看著未來、看著世界，好不容易才能看見自己，若能互相看見又是何等寶貴的時光——一起創作、書寫、那樣子的專注陪伴。雖然現在和朋友們的互動大多也是輕鬆閒聊、分享各種訊息和生活留下的軌跡，但偶爾仍會想起這段見證的歷程。

　　面對生命的旅途，因為工作室三部曲，我能夠在前行的路上給予自己溫柔的陪伴；而當我與另一個生命相遇時，也因這樣的創作模式，讓誠摯的心意能互相碰觸。希望能將這份感動與有意從事工作室三部曲的讀者們分享，也祝福無論是獨自行走，或攜手前進的創作者們，都能在工作室三部曲中，體會到自在、美好、溫柔而深刻的創作時光。

第六章
以創作練習說再見

張淑芬

一、叩問生命之生與死

「找一條回家的路！」這是2010年夏天初接觸藝術治療的我，對自己說的話。

故事要從何說起呢？彷彿弄亂的毛線球，我看到只有7歲的自己，當時讀小一，放學後跟一群同學排路隊回家，然而家中並無大人在等我。愛探險的孩子們總是循著羊腸小徑去冒險，七彎八拐，但沒迷路過。走著走著，我會來到聯勤三○三廠的大門口，向值勤的衛兵叔叔報告：我要找我爸媽！雖然我從沒弄懂到底有幾位阿兵哥輪值，但我也從沒被刁難過。我嗓門一開，他們就放行了！

我是在眷村長大的小孩。眷村生活是整個中國社會的縮影，各省人馬從八方來到，像一座「人性資料庫」，家家都有一段精彩的故事。父親少年時節跟隨政府來臺，孑然一身，是個窮軍人；母親是苗栗土生土長的客家小姐。透過媒人的撮合，成就一對年齡相距21歲的「老夫少妻」，之後有了我們五個兄弟姐妹。

我，排行老大。我一直覺得孩子是上帝賜與人間的禮物。生活的清苦並沒有使父母短少對孩子們的愛。父親常說：五個小孩像他手上的指頭，長短粗細不一，性情各異，但他對我們是一視同仁的。表現好有鼓勵，做錯事時他是嚴肅的大家長，在教育孩子的態度上父母是一致的。

而我卻一直記得屬於父女倆的親密時光：7歲的小女孩，晚餐後，偷偷跟著父親去散步，是可以喘口氣的片刻，走累了，可以撒嬌的討抱抱。

43歲才升格當父親，面對已近120公分的長女，還是很難說：不！「唉呀！個兒都這麼高了！」「一下下就好！等一會，我們一起看星星，您再說那個星星的故事吧！」他說：「芬兒，妳知道嗎？天上一顆星，地上一個人。諸葛亮死去時，天上最亮的星星就掉下來了！」年幼的我，傻傻的問：「真的嗎？那，每天每天，是不是有許多許多的星星掉下來？」父親一直沒回答我的問題。逐漸長大的我，摸索著，不斷地向命運之神叩問；也癡心地認為自己可以永遠永遠地跟父親牽著手，在星空下漫步。

父親沒正面回應的問題，在我19歲那年，他卻用全副的生命教導了我，但我太年輕，驚嚇過度，連淚水都凍結了！

從出生到死亡，人都離不開必須面對人生存在的既定事實議題。Irvin D. Yalom（1980）提到既定事實就是指人類無法逃避的四大終極關懷。終極關懷包括了死亡所面對的未知、掌控、變動，無意義當中的理想、目標、希望，自由裡的抉擇、責任、意志，以及孤獨裡的陪伴、歸屬、關愛。Bruce L. Moon在《以畫為鏡：存在藝術治療》裡提到：藝術一直都在處理人生的存在議題，藝術家一直在與無意義、死亡、孤獨及自由等議題徘徊。無論是普通人還是藝術家都必須面對存在議題，藝術治療師也無可避免，所以透過親身創作，可以為自己作為自我覺察及成長的方式之一（丁凡譯，2011）。

Pat B. Allen認為，藝術是認識自己的一種方式，影像讓人分裂，又讓回歸整體，成為更新、更大更能呼吸的自我，是能夠打破界限、拋卻老舊觀念，讓新想法湧生的方法（江孟蓉譯，2013）。「藝術的目的並非在外顯我們發生了什麼事，而是藝術本身就是一段發現自我的過程」（周大為、吳明富譯，2017）。

二、與工作室三部曲的正念相逢

Allen在《療癒，從創作開始：藝術治療的內在旅程》書中說：「藝術創作正是把靈性帶回我生命的方式。心靈，乃是承受生命混亂、情感驅動以及生命篇章依存的地方。心靈，也是我補充能量、生生不息的美好之

所。藝術，則是我認識自己是誰的媒介。」（江孟蓉譯，2013）我發現創作意圖通常經由覺察當下狀態與需求來形成，聯結起創作者與創造力的源頭，而意圖寫作是一種象徵性的啟程儀式，需要留意的是，文字要明確、呈現現在進行式的語句，而非未來式的期許，原因是要讓創作者意識到，改變是透過自身行動與力量發生。

有時候，我們可以用他人的作品來引發創作動機，也許是一本畫冊、一場展覽、或是一部電影等等，藉此探索這件作品的意義或是用這部作品來跟自己的內心對話。我喜歡看電影，尤其是紀錄片，在欣賞紀錄片《玩布的姊妹》之後，我運用工作室三部曲的模式來表達觀後感想（《玩布的姊妹》紀錄片由臺北婦女新知協會出品，吳瑪俐老師策劃，簡偉斯導演拍攝，內容主要記錄90年末協會「玩布工坊」課程。所謂「玩布」，是一種強調創造與遊戲精神的自由表達方式，將拼布藝術結合女性意識，有別於傳統拼布只重表面形式，「玩布」更富涵意識覺醒以及生命反思精神。玩布工作坊的姊妹惜布、愛布、享受玩布樂趣，這些女人發明了各種拼湊、疊合、補綴的技藝，配合愛美的人性，創造出典型的貧窮藝術來，無形中玩布也成為她們生命能量的來源。在玩布創作中，也逐漸建立自信、改善與家人的互動，改變了自己與社會的關係）。

意圖寫作

如果用比喻形容女人，我會找些什麼符號？被關在籠中的小鳥或是池塘裡的魚？小鳥不是應該在天空中飛翔的嗎？魚不是渴望海洋的嗎？什麼時候女人的命運像油麻菜籽隨風飄，落在哪就生在哪，默默過了一生。如果可以選擇，我想找一個皮箱，裝滿我心愛的回憶，那有童年的快樂，少女的任性，以及時不時冒出來的夢想，伴我走天涯，走累了就停下來喝口水，看看天空，然後用我的身體在大地上畫畫。

我的藝術創作媒材是錫箔紙和寬約兩公分的米色紙膠帶。透過我的手、我的心，揉捏雕塑出作品：**「流動」**。

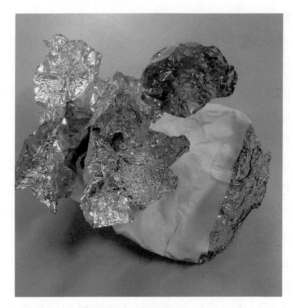

圖1　「流動」，錫箔紙、紙膠帶，12 cm×10 cm×8 cm

見證寫作

　　在《玩布的姊妹》紀錄片中，我看到和我一樣身為女人的媽媽們，如何在日復一日的生活中尋找自己、尋找生命的新出路。因為尋找，所以遇合，遇到跟自己一樣都是家庭主婦的婦女們，試圖在單調重複的日子裡找到喘口氣的機會。而那樣的機會如此令人珍惜，也教人投入，即使必須流淚。我撕下了三張鋁箔紙，層層疊疊，形塑一座山，如一個女人在家庭中的分量如山一般地安穩，但山太穩固了，它想流動！它是有生命的！於是，越過溪流越過大海，土石鬆動了，越界到他處，開出燦爛的花。我創作讓穩固鬆動，形成新的可能，誰說山一定是要用永遠固定在那兒的呢？

　　完成見證寫作之後，我輕聲朗讀，發現某些字詞特別觸動我心，便將其圈選出來：「日復一日的生活」、「尋找」、「喘口氣」、「流淚」、「一座山」、「安穩」、「流動」、「越界」、「開出燦爛的花」，排列組合成一首小詩，當中也運用了重覆的技巧，協助我整理整個創作歷程，也在這當中深化自己即使身為女人，也想努力開展的心情。

編組詩句

喘口氣吧
流淚也好
喘口氣吧
日復一日的生活
尋找
心的方向

一座山
安安穩穩地
一座山
越界
流動
開出燦爛的花

　　工作室三部曲對文字表達方式並沒有制式規定，使用的語言可以是富有創意。隨興、仰賴直覺的詩意語言，不須修飾文字或錯誤的文法，見證的過程能釋放創造力和想像力，當作者以詩意的語言回應作品，對話從潛意識到意識層次，讓創作者在表達上更明確、深入。一些延續影響力的方式，包括朗讀寫作內容、圈選文字、重新排列、化為詩作，都是將改變與意義深化、意識化的方法。

　　Moon提及藝術創作過程，本身就具有治療及統整的效果，當口語無法真正地表達當事人的想法時，透過藝術媒材的運用，可以讓當事人潛意識的思維浮現，並以非口語的方式表達出來，而達到某些程度的宣洩（許家綾譯，2006）。

　　而寫作則提供人們一個重新檢視、經歷、整理與探索內在經驗的機會，由此觀點來看，任何情緒經驗重述式的寫作，都可視為有治療功能的書寫（呂旭亞等，2009）。K. Harber（2011）從實務工作中發現，在藝術創作後進行文字書寫，能增加創作穩定性，發展支持性的結構，規律、具有明確目的性的藝術創作與文字創作，建立了一個框架，在框架中創作者能夠有建設性又安全的自我探索，自我表達與探索進一步得到文字與意識

的統整，提升規律性與安全感，培養自我表達能力，發揮自我與自主權，持續、足夠的穩定支持下，創作者發展出個人生命故事的連貫，以及獨特的情緒調節形式（李佳汶，2016）。

於是乎，我找到了藝術治療專業服務期間既能回應個案工作又能自我關照的方法——「工作室三部曲」。

三、以創作練習說再見

藝術創作是藝術家與世界之間的相遇，創作使用的媒材便是相遇時的語言，而在創作中相遇的經驗會帶來焦慮，因此藝術創作本身就是存在的，蘊含存有的本質。也就是說，在創作的過程中，個人的存在處境得以顯現（吳明富、徐玟玲，2016）。Bruce L. Moon在《以畫為鏡：存在藝術治療》一書提到存在的四大終極關懷：死亡、自由、孤獨、無意義，當事人若察覺到此四大終極關懷時便會感到焦慮，此時內在衝突便會發生；Moon也認為人在進行創作時，也就等於是其生命存在的宣告（丁凡譯，2011）。

Shaun McNiff也在著作中談及藝術做為醫療手段的歷史，事實上可以溯及至原始人類巫醫的傳統，巫醫藉著藝術做為儀式的表現，用來幫助人們尋找迷失的靈魂，以療癒受到創傷的人們。每當我們以繪畫、舞蹈、戲劇、歌唱及其他媒介進行藝術的心理治療儀式，薩滿教的意象和形式就會出現。運用藝術材料的經驗幫助我們了解旺盛的想像力如何擁有多樣的功能（許邏灣譯，1999）。

Allen認為每個人都可以進行工作室三部曲——個案可以在治療情境下被教導，當成是一種輔助或癒後的處遇；也可以是一種治療師自我關照和自我督導的方式；以及當作是一種針對個人議題進行正念藝術創作或探索的形式（吳明富等譯，2018）。這段話深深地觸動了我，儘管父親已過世多年，但我知道這是今生無可迴避的生命議題，因此在接下來的章節，我將分享自己在藝術治療專業服務期間以個案工作的結案練習說再見，以及之後以繪本創作勇敢面對父親離世的憂傷。而工作室三部曲結構的單純

化，猶如一個靜觀的空間，能涵容各種不同需求和能力的創作者，並且同時提供了一個深化的個人經驗。

(一) 觀‧望

意圖寫作

人間四道，道別不易，我創作以學習輕巧地道別。

正念創作

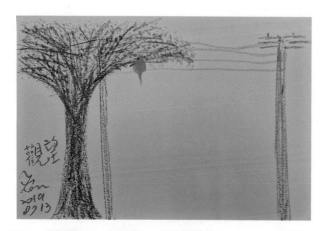

圖2　「觀望」，粉蠟筆、八開圖畫紙，39 cm×26 cm

見證寫作

停駐、觀望，

並非偷懶，

只是想喘一口氣，

望向遠方。

鴿子對我說：

親愛的，請穩住自己，即使捨不得，也要學習輕巧地道別！

逝者已矣，來者猶可追，生命需要祝福！

祝福生命的寶座穩定、放鬆！

反思書寫

　　阿威（代稱）要結案了，才剛開始，就要結束了！

　　所謂的人間四道：道謝、道歉、道愛、道別，都是不容易的功課。在諮商室裡，我備妥了各式媒材：圖畫紙、粉蠟筆、色鉛筆、彩色筆、鉛筆，以及那顆球型的白色超輕土。我邀請阿威延續上次的超輕土創作，為自己創作一個尊貴的寶座。我們使用錫箔紙作為主要的媒材，阿威有點驚訝也有點擔心這麼輕巧的媒材可以作成一張椅子嗎？我鼓勵她試試看！結果令她很驚喜！阿威自己詮釋這是她生命的寶座，而寶座是基督，帶領自己走每一步路，即使是磨難，也讓自己更靠近祂！

　　回應性創作「觀望」是結案隔天的作品，因為當天實在有太多需要消化和整理的訊息以及心情。每次回去諮商中心，總是先騎著機車到輔大捷運站，將車子停妥後再搭捷運。這一天，我發現自己並沒有對紅燈感到不耐，反而趁那90秒練習「專注呼吸」，忽然間，我眼前的一切彷如電影的畫面，而我只是個觀影人；於是乎，看到對街的電線桿、榕樹和那隻鴿子。鴿子氣定神閒地站在電線上，望向我將前去的方向。我想到許多年前也對藝術治療頗有興趣的一位學生，她身上帶有猶如和平鴿的特質；我想到幼時在眷村的生活，父親的友人曾贈與我們一對鴿子，增添我們生活的情趣……我在八開素描本上留下了這一切，命名「觀望」，本有那麼一點看好戲的念頭，好奇阿威是否會回心轉意再來進行藝術治療？阿威兩次與我對談的片刻，其實是緊扣著她的人際議題！善用之，也許可以透過口語與藝術治療陪伴她再走一趟探索生命的旅程，但我卻錯過了！

　　即使遺憾，錯過了就是錯過了，只能學習接受與釋然。我跟自己說：遺憾的心情也許會在其他的找尋中得到補償，也許是書寫，也許是創作，也許是下一個個案工作……我用創作收攏了自己的失落，沒有張牙舞爪，只是靜靜地觀望著，甚而覺得也可以是「觀‧望」，觀自己的心，卻不放棄希望，而對無緣相伴的，選擇祝福，至少是我願意的。

(二)勇敢向前

意圖寫作

釋放憂傷，釋放自己，我創作以釋放道別的憂傷。

正念創作

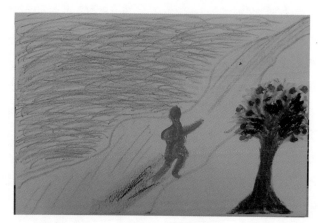

圖3　「勇敢向前」。粉蠟筆、八開圖畫紙。39 cm×26 cm

見證寫作

陽光在前，
陰影在後，
看著過去的傷痕，
我向大自然學習，
滋養、照顧自己。
在光明與黑暗並存的世界裡，
心懷不捨，
依然努力向前跑。

反思書寫

　　畫面的左上角是藍色，可能是河，可能是海。藍色是我非常喜歡的顏色，個案小宇（代稱）也曾經跟我分享他也非常喜歡藍色。與小宇工作已經接近結案的階段，我在療程中已提醒他，讓他有心理準備。心裡頭，我

對這個男孩相當祝福，與小宇工作半年多來可以感覺他的轉變，包括學習跟壓力共處、覺察自己的情緒、找到好好照顧自己身心的方法等等。努力往前跑，光明與黑暗同時並存，當我們跑向光明的同時，其實陰影一直都在！它的存在，在我看來是必要的！它在提醒我們其實人並不完美。

　　我在畫這幅畫的時候，是先畫出那條道路，然後想著這條道路的左邊和右邊分別會是什麼？這條道路並不筆直，彎彎曲曲的，有如我們在走的人生旅程。我在右下角畫了一棵彩色的蘋果樹，我在山東煙台看過真正的蘋果樹，結實纍纍，樹本身不是很高壯，但果實很多很多！後來發現這棵樹呼應了我跟小宇工作的初期他所畫的蘋果樹，只是那時候他所畫的蘋果樹是黑白的，因為我提供的媒材是2B鉛筆。這兩者的呼應，順著時間軸，我看到了生命力的展現！但我心裡頭還是有很多的情緒或者是疑問，情緒主要來自這個諮商關係即將要告一段落，我還蠻不捨的，同時也很感激！個案其實是我們的老師，他們來到我們的面前，教我們很多很多的事情。蘋果樹的存在讓我知道他事實上還有關於兩性之間的議題，這部分我沒有辦法持續與他一起探索；時間到了，階段性的任務達成了，就要學著「放下」！

　　我明白諮商關係即將結束，我意識到自己當下的存在議題是「變動」──總是喜歡諸事有條有理的我，面對未知和無可掌握，那努力往前跑的身影，竟有一種可能是想藉由身體的動，釋放不捨心情帶來的哀傷……我想起當年在東海大學念書的日子，當其他同學開開心心地過著大一新鮮人的生活，我卻常常因為憂心父親的病痛，難以一覺到天亮，打起精神上課和打工最好的方法是大清早去東海牧場跑步！在那兒，我無需顧忌他人異樣或好奇的眼光，也不必回應同學不知所以的關心，我只需要跑，讓淚水和汗水傾瀉而下，陪伴我的是浩瀚寧靜的天地。 原來，經過這麼多年，本以為遺忘的，身體通通都記得，而我內心深處閃躲的道別議題，也藉著圖像告訴我該是好好面對的時候了！

(三) 樹朋友

意圖寫作

　　謝謝你，我愛你！我創作面對父親的離去。

正念創作

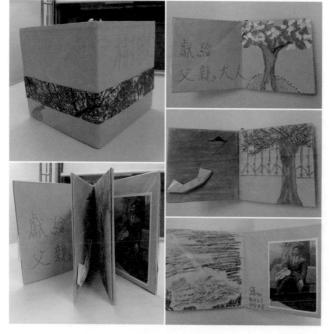

4-1 書封

4-2 獻給父
　　親大人
　　的繪本

4-3 內頁1

4-4 內頁2

4-5 內頁3

圖4　繪本創作──《樹朋友》。粉蠟筆、牛皮紙、色紙、照片、樟木碎塊、
　　　蠟。14 cm×14 cm

見證寫作

　　　小舟在海上漂流

　　　星光指引著方向

　　　終有一天

　　　星星殞落

　　　塵歸塵

　　　土歸土

　　　大化於無形

　　　風在呢喃

　　　在樹梢唱著歌

　　　謝謝你

　　　我愛你

反思書寫

1. 記憶中的那棵樹

　　329青年節，是中華民國的春殤，小時候則是我們萬般期待的春假開始，從這一天一路放到清明節。這天中午，和兩位學妹討論完功課，陽光下，輕快地走著，出了校門，左轉，一陣熟悉的氣味傳來，是樟樹！開著小型挖土機的工人正要用怪手剷除已切除樹幹的樟樹，我驚呼：等等！這棵樹怎麼了？在駕駛座上的大叔沒被我嚇到，反而一派輕鬆的說：「哦！這樹的樹幹變成空心的了，所以要砍下搗碎，挖出樹根，再種一棵好的行道樹！」我也不知哪來的勇氣，斗膽地說：「我可以帶一塊走嗎？」公園處的技師過來關心，知道我的願望後，直接了當地說：「可以！妳想拿哪一塊？要快喔！我們得繼續施工！」在對方的爽快與催促下，讓我速速撿起一塊有如小獸的樟木。我心雀躍，忍不住捧在手心，聞了又聞，如獲珍寶般，像小時候那樣，大人給予我的物件，我都會放在手心，然後用鼻子深深吸氣，彷彿透過這個儀式，我與他人對我的好意就完全的交融在一起。

　　然而，就在我快步離開以警示黃條圍起的施工區後，卻感到一股深深的悲傷，眼淚幾乎要奪眶而出！奇怪，為何此時，我想大哭？看著一棵又一棵的行道樹，我想起了我的芭樂樹。每到結實纍纍的時節，回到在眷村的家，小院子總飄著果香，仍在唸小學的我，趕緊寫完功課，趁父親還沒下班，如一條小蛇般鉤在樹上享受清風、夕陽，與小鳥爭食甜美的果實。禽鳥是聰明的，它們嚐過的那顆必定甜美多汁！真的！不誇張！所以，我一直不能理解，為何菜市場水果攤上賣的芭樂吃起來總是硬脆的？

　　這棵芭樂樹是見證我從孩童轉成少女的好朋友，隨著我的身高抽長、體重增加，再加上父親老是對我耳提面命：要做個淑女！女孩家一天到晚爬樹，成何體統？但，只要走進院子，我還是會摸摸它，跟它說：「我回來了！」然後才進屋內。然而，大一的某一天，當我打工結束拖著疲累的身軀，周周轉轉地坐車，終於回到家時，卻只看到猶如小凳的樹墩……我流著淚問母親：「為何要把我的芭樂樹砍了？」媽媽說：父親與妳，我只能選一個！算命先生說，這棵樹壞了我們家的風水，擋住了爸爸需要的光線，所以，必須除去！從那一刻起，我的心似乎也有一塊，空掉了……

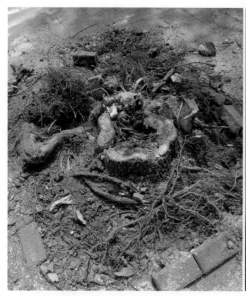
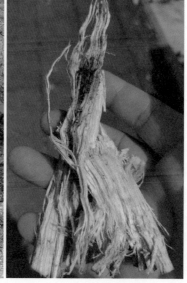

圖5　校門口的樟木樹墩　　　　　圖6　樟樹的殘塊

2.人間有情樹猶如此

　　父親在我心中，如大樹一般的存在。19歲以前，我從沒想過這棵大樹會倒下來！爸爸媽媽雖然受的教育不多，辛苦的工作賺錢，但非常支持我們唸書，尤其是身為長女的我。爸爸曾說：「妳能讀，就儘量讀，受高等教育，將來出路也會好些。」國中畢業後，我就離家了，到外縣市求學，猶如航行在大海的小船，向遠方未知的世界探險；累了，不怕，因為我有岸可靠，有家可回，回到家，長高的我已不再爬樹，但走進院子的第一件事就是摸摸抱抱我的芭樂樹。

　　萬萬沒想到，在父親病逝前不久，母親奮力一搏，想向老天爺多奢求點時間，竟聽信算命先生的話，把樹砍了！只因它茂密的枝葉遮住了陽光！從前，從外看向內，我總覺得芭樂樹的樹型為單調呆板的鐵窗伸展了活潑的線條，也因它旺盛的開花結果，引來悅耳的鳥鳴，吃不完的香甜果實還可以分贈鄰居。它是我的樹！它有一顆跳動的心，展現著生命力，而我卻在19歲的春天，失去它，也失去父親。

　　創作繪本時，一開始，只出現樹的意象，我用自己最喜歡的媒材──粉蠟筆，勾勒出樹幹後，就不想畫了！拿了些色紙開始撕起來，細細碎碎的

小紙片是葉子、是芭樂。撕貼時，覺得自己像個孩子，回到了唸幼稚園的時光；這一夜，我夢見了父親。夢中，我面對房子的修繕，外頭吵雜的人聲，煩心不已，母親來了，笑笑的說：「別擔心，我幫妳顧著。」父親，一如生前的嚴肅但慈愛，沒說什麼話，擀著麵團，再壓成一個又一個的小圓，準備煎麵餅給孫兒吃。

從山東來臺的父親，是標準的北方人，愛吃麵食，也能自己動手做。有時，會講故事給我們聽。有回，看著天上的星星，他說：「芬兒，妳知道嗎？天上一顆星，地上一個人。諸葛亮死去時，天上最亮的星星就掉下來了！」年幼的我，傻傻的問：「真的？那，每天每天，是不是有許多許多的星星掉下來？掉下來的星星會變成什麼？」父親沒回答。

3/29那天，我在校門口撿回一塊樟樹的殘片。繪本創作的尾聲，我點了一顆酥油蠟燭伴著自己，看著父親抱著3歲的我的相片，我的淚水依然忍不住！攝影留住了他的英俊挺拔，卻守不住他的音容。34年前的春天，父親的最後一口氣和我的芭樂樹最後的殘存交疊在一起，我用熱蠟細細地、慢慢地封存，很奇異的，嗆辣的樟木味和甜膩的酥油和在一起，迎鼻而來的，竟如夢中的甜餅香。

我知道父親已過世多年，然而，我也總在我的樹朋友們身上，看見身著軍服的父親用他的方式守護著我們，我也聽到風在呢喃，在低語，在溫柔地唱著歌。已屆知命之年的我，仰望星空，終於找到愛的密碼，將無盡的思念以創作回應我敬愛的父親！

Allen曾言：「悲傷恍如一潭深水。影像協助你勇度難關，卻無法讓悲傷消失。」（江孟蓉譯，2013）創作也許無法讓現有的議題消失，但能在安全的空間和架構中，面對、處理，當人對困境產生覺察與理解，走出情緒的幽谷，改變才有可能發生。

四、結語——工作室三部曲經驗梳理與建議

我練習工作室三部曲的深刻體會是：「以正念持續性的用創作陪伴自己」！

　　「正念」來自巴利文中的Sati，本身包含三個意義：覺知、專注及記憶（提醒）。在西方的文獻上，一直到1921年，學者才以Mindfulness來翻譯Sati，中文經典則將Sati稱為念。Sati所強調的專注與覺知，對人的健康無疑是非常重要且有助益。能夠帶著覺知且專注觀察生命的經驗，尤其是觀察內在的想法與情緒，能幫助我們從偏見與慣性反應中解脫出來。

　　1979年，喬‧卡巴金博士於麻州大學醫學院的減壓門診創設「正念減壓」課程。「正念減壓」源自於東方的智慧──佛教靜觀修行的核心，再經由西方的科學驗證，40多年以來「正念減壓」訓練逐漸在諸多領域開展且蔚為風潮。卡巴金博士認為：「正念（Mindfulness）即為『時時刻刻不帶評判的察覺』，每一個人都得以透過循序漸進的培養與練習，如專注呼吸、靜坐、身體掃描、正念瑜伽等，為自身開啟通往身心平衡的大門。」

　　事實上，當藝術創作起源於接納和探索來自身體的感覺，它成為一種重要的正念練習。Allen認為「工作室三部曲」──工作室本位藝術創作和寫作的探索方式，運用意圖和見證為基本的正念工具，將正念融入藝術經驗中（吳明富等譯，2018）。以下是我運用「工作室三部曲」協助自身重大生命議題的體會與建議事項：

1. **請相信雙手**：我的雙手有情感，有創造力，有思考能力，如卡爾‧榮格所言：「雙手總能搞定腦子裡糾結半天卻徒勞無功的問題。」

　　記得我的專業督導曾送我一句話：「雙手是另一雙眼睛，透過它，把你的內心世界展現出來，會看到不一樣的風景！」

　　工作室三部曲，這種藝術創作和寫作結合的模式，將覺察和創作整合起來，幫助我們的腦與心取得平衡，並能持續回顧與反思，持續成長我們的正念能力。

2. **建立儀式感**：工作室三部曲架構雖然簡單，但在寫下意圖之前，不妨靜心一小段時間，5或10分鐘都好，藉著一呼一吸，感受自己的存在，讓某些干擾的思緒平息下來，為接下來的心靈之旅作準備。

　　創作結束後的環境整理是外境的清理，提醒自己回歸現實面，並與生活連結。

　　除了意圖寫作、正念創作、見證寫作之外，我通常會加上一篇「反思書

寫」，在內心深化工作室三部曲所帶來的洞見，並希望鬆動原有的固著，在幽暗中找到能讓光亮透進來的生機。

3. **意圖是指引**：不必給自己太大的壓力，非要設定什麼意圖，投入藝術創作，讓圖像自自然然地與自己展開對話；不過意圖卻是個方向，猶如在海上航行的船隻見到燈塔，就能找到靠岸的指標。

剛開始練習時，意圖可以是「我好奇自己此時此刻的情緒」、「我享受藝術創作」、「我放鬆與自己同在」等等，較有經驗後，則可深入地針對某一個議題或生活情境尋求導引。

4. **媒材的選用**：不管是單一或多元媒材，不管屬性是阻抗性或流動性，皆可嘗試；若能找到串聯性的主題或脈絡，更能增添自己生命故事的新章！

我個人非常喜歡粉蠟筆，其情感來自童年時光在幼兒園的愉悅記憶，因此在上述的「練習說再見」的創作中，可以看到粉蠟筆讓我非常有安全感地在紙上表達，但我也願意有所突破。如在繪本創作《樹朋友》中，除了粉蠟筆，也加入了手撕色紙、摺紙小船，甚至是樟木碎塊、熔蠟，以及我和父親的合照影本，乍看之下是從單一媒材到複合媒材，產生了創作上的變化與趣味，但也標示了我對「道別」這個議題，從抗拒、討價還價、憂傷、接受到願意勇敢面對的心路歷程。

5. **專業的協助**：若有所需，請尋求協助！關於見證，如果是個人創作，除了書寫之外，也可以邀請親人好友，是自己能夠信任的對象，以朗讀的方式邀請他們正念傾聽，邀請他們觀看圖像，在看與聽的過程中，正念同在，不予建議，給予的是溫暖的支持，關懷與接納！當然，當創作者需要更多專業上的協助，尋求藝術治療師見證作品，透過討論、釐清、核對，或能發現另一種觀點的可能性。

　　Yalom認為治療師最重要的工具就是「自己」，並且認為積極的助人工作者是能在自我認識與覺察中不斷地成長。「一個人怎麼可能在指導別人檢視內心深處時，卻不同時檢視自己呢？」（易之新譯，2002，頁335）藝術本身就是最好的自我認識與覺察的媒介，也是關照自己的好方法。生老病死、春夏秋冬，花開花謝本自然，順流、臣服是這幾年老天爺要我做的功課。曾經的閃躲，當我學習藝術治療，努力成為一位稱職的助

人工作者的歷程中，「工作室三部曲」幫助我一而再再而三地終於勇敢面對，是開始，是行動。行動了就有萬般的可能，讓生命如樹，一面朝地下扎根於陰暗裡，同時也努力朝天際向光而活。

參考文獻

丁凡（譯）（2011）。以畫為鏡：存在藝術治療（原作者Moon, B. L.）。臺北：張老師文化（原著出版於2009年）。

江孟蓉（譯）（2013）。療癒，從創作開始：藝術治療的內在旅程（原作者Allen, P. B.）。臺北：張老師文化（原著出版於1995年）。

呂旭亞、洪秀萍、詹美涓、杜佳眞（2009）。表達性書寫用於高中作文課程以發展學生自我概念寫作能力：以臺灣中部某高中爲例。應用心理研究，44，85-126。

李佳汶（2016）。以工作室三部曲探索自我之經驗研究（未出版之碩士論文）。臺北市立大學，臺北市。

吳明富（譯）（2006）。藝術治療研究法：以藝術為基礎的研究法（原作者McNiff, S.）。臺北：五南（原著出版於1998年）。

吳明富（2010）。走進希望之門：從藝術治療到藝術育療。臺北：張老師文化。

吳明富、黃傳永（2013）。藝術園丁：失落與悲傷藝術治療。臺北：張老師文化。

吳明富、徐玟玲（2016）。藝術治療工作坊——媒材應用與創作指引。臺北：洪葉。

吳明富、陳雪均、江佳芸（譯）（2018）。正念與各類型藝術治療：理論與實務（原編者Rappaport, L.）。新北市：心理（原著出版於2014年）。

吳明富、周子涵、黃俊勇、姚力元、林正寰、周大爲、徐玟玲、陳奕宇、王蓉瑄（2019）。從相遇到療癒：自我關照的藝術遇療。臺北：張老師文化。

周大爲、吳明富（譯）（2017）。工作室藝術治療：藝術本位治療取向（原作者Moon, C. H.）。臺北：洪葉（原著出版於2002年）。

易之新（譯）（2002）。生命的禮物：給心理治療師的85則備忘錄（原作者Yalom, I. D.）。臺北：心靈工坊（原著出版於2002年）。

易之新（譯）（2003）。存在心理治療（上）——死亡（原作者Yalom, I. D.）。臺北：張老師文化（原著出版於1980年）。

易之新（譯）（2003）。存在心理治療（下）——自由、孤獨、無意義（原作者Yalom, I. D.）。臺北：張老師文化（原著出版於1980年）。

章薇卿（譯）（2007）。走在失落的幽谷——悲傷因應指引手冊（原作者Neimeyer, R. A.）。新北市：心理（原著出版於1998年）。

許家綾（譯）（2006）。青少年藝術治療（原作者：Moon, B. L.）。新北市：心理（原著出版於1998年）。

許邏灣（譯）（1999）。藝術治療（原作者McNiff, S.）。臺北：新路出版社（原著出版於1992年）。

詹美涓（譯）（2007）。狂野寫作：進入書寫的心靈荒原（原作者Goldberg, N.）。臺北：心靈工坊（原著出版於1990年）。

陳德中、溫宗義（譯）（2013）。正念減壓初學者手冊（原作者Kabat-Zinn, J.）。臺北：張老師文化（原著出版於2012年）。

第七章

抗拒之牆什麼樣？找回眞實自我的大冒險

賴加麗

一、高牆——和「美術」相處的辛酸血淚史

　　從兒童畫室到國中美術班，生命早期我其實花了許多時間在美術創作當中。回頭來看，在畫室和美術班的時間幫助我學到一定程度的繪畫技巧，每每想起這段歷程，還是很感謝爸媽讓我有機會踏入這個領域。不曉得是因爲當時的升學體制，還是補習式的藝術學習方法，潛意識中我經常以一套「標準美感」來審視自己的作品——作品有沒有符合構圖畫面的平衡、色彩飽和度、畫面應該塡滿或留白等等。加上當年我是以吊車尾的成績考進美術班，內心有種「冒牌貨」的感覺，常常默默跟同學比較而自卑，也讓我對於自己「不符合標準美感的作品」產生厭惡。所以在國中畢業後，我不主動畫畫了，但是當有人問起我的興趣，我還是會回答：「畫畫」。這樣的矛盾，連我自己也疑惑著。

　　大學畢業後，因著一次發表的機會，我居然把自己的一段生命故事畫成一本繪本！「奇怪，爲什麼在這時候又突然毫無顧忌地創作了？」我不斷問著自己。我帶著繪本去尋求一位恩師，她給我的回饋開啓我通往「藝術治療」的大門。當時又看見社會存在「心理衛生預防」的需要，我決心成爲一位助人工作者。

　　就讀研究所時，我發現在藝術治療的創作過程中，「作品完整性」和「藝術表達之於創作意圖的貼近性」很重要，但治療師不會拿一般的美醜標準來看待創作過程和作品。美感當然是帶來療癒效果的重要因子，但「作品和創作表現，能不能傳達出創作者最眞實的經驗與內在情感」，也

是治療師所關注的。這樣寬廣涵容的觀點，撼動了我內心那堵和「藝術創作」之間築起已久的牆；我發覺自己多麼想找回初心，也渴望用藝術創作的力量來陪伴有需要的人。然而那堵抗拒的高牆橫在眼前，卻令人不知所措，所以我想試著用「工作室三部曲」探索這堵高牆的內涵，並嘗試超越它。

二、好好觀看那堵牆

創作過程中，為了讓自己更自在一點，使用的媒材大多是我較熟悉也喜歡的水彩、色鉛筆或粉彩。創作過程結束後，我會看著自己的作品進行反思寫作。作品像是一面鏡子，反映我的內在狀態，我試著透過反思，看得更清晰一些。過程當中雖然會碰到「那堵高牆」，但當我選擇停下來好好看清楚、好好感受它，而不是選擇逃走，發現許多新的收穫。

歷程中我經驗到的抗拒現象，有數階段的變化，分別命名為：現形、拉扯、衝突、和解、展望。

(一) 現形

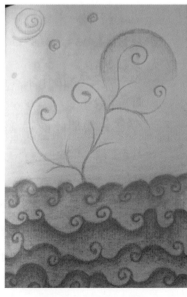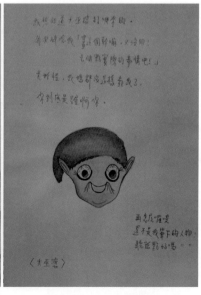

歷程1 〈挺身而進〉　　歷程2 〈大巫婆〉

　　歷程1，我試著找回久違的創作手感。在創作過程中可以隱約感受到「別再畫了吧，也畫不出什麼好東西」的念頭出現，彷彿那堵牆又逐漸升起；我選擇忽略這個聲音，繼續努力完成作品。完成後，我發現自己只能耐住性子短暫地看著作品進行見證寫作，很快就想收起紙筆結束這一切。

　　當我反思歷程1，對照過去印象中「那些讓我失去動力創作的時刻」，發現這堵牆的出現，好像遵循某種模式重複著。於是接下來，我決定將創作意圖聚焦在「那堵牆」，將它看得更清楚一點。「巫婆」的意象很快浮現，我不知道她從何而來，但卻能感受到許多強烈的情緒傾瀉而出。

　　歷程3到歷程5，「巫婆」持續地碎唸：「畫得也不怎麼樣啊，怎麼盡畫些沒人看得懂的東西！」、「看著每天的待辦事項上頭都有『創作』兩字，卻又開始一延再延了。」、「反正你不會是個好的藝療師，當初為什麼還要來唸？」這些話讓我越來越煩躁、焦慮。「巫婆」對我造成的影響，以圖像「閉眼睛」的形式反映在歷程5作品中，「眼睛」象徵的是自己。

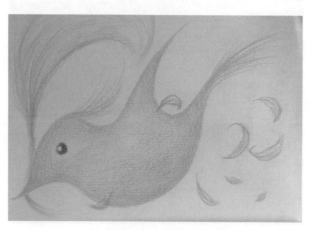

歷程3　〈平靜〉

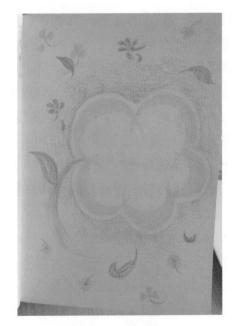

歷程4　〈意義〉

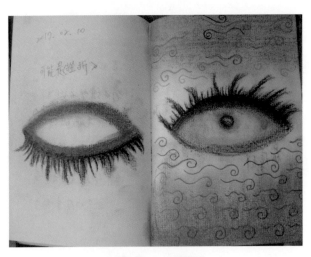

歷程5-1　〈挫折〉

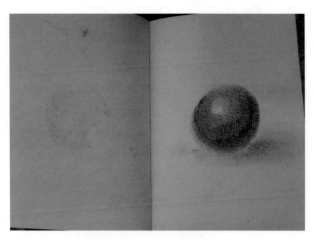

歷程5-2　〈仙子與球〉

　　「等待久到大球已經麻木、失去期待的時候，卻飛來一隻小仙子⋯⋯或許是大球也釋放出了一些訊息，仙子才會飛過來發現它。」後來我發現，其實自己還擁有一些外在資源，正等待去發掘和運用！相對那顆處在習得無助狀態、瀕臨放棄的「大球」，「仙子」的出現無疑是個拯救。「大球」和「眼睛」都象徵自己，而「仙子」象徵我被幫助的內在渴望。

(二) 拉扯

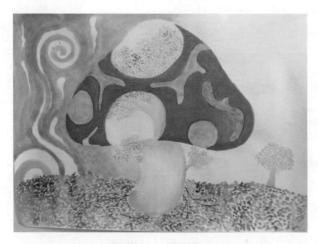

歷程6　〈蘑樹〉

　　〈蘑樹〉是一張歷程性創作，用了幾次時間陸續完成它。這次以第三人稱角度觀察自己的內在對話，發現存在著明顯的角色對立：一邊是造成創作焦慮的「巫婆」，另一邊則是負責平衡情緒的「小女孩」。在歷程6中，兩個角色所引發的心理張力逐漸上升。

巫婆說：「（在這裡畫畫）有意義嗎？為什麼不去做點看起來比較具建
　　　　設性的事？」女孩回：「藝療人具建設性的事就是這個（創作）
　　　　了。」
巫婆說：「啊，又在畫些沒人看得懂的東西了。」
女孩反駁：「為什麼一定要別人看得懂，這我的作品耶！」

　　「小女孩」的出現通常具有撫平「巫婆」所造成的負面情緒的功能。在結束這張〈蘑樹〉後，我感覺自己仍然有許多不安定的情感在流動，同時也醞釀了一些關於「蘑菇樹」的劇情，於是用故事語言進行回應性創作。主角所展開的冒險，反映我對生命現狀的不滿、渴望尋求改變的心境。

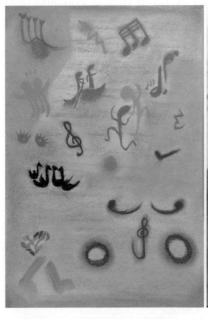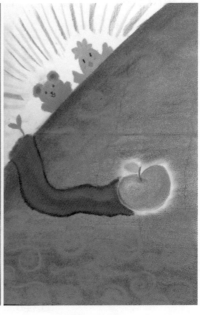

歷程7　〈腦袋裡的幼兒園1〉　　　　　歷程8〈出口〉

歷程7和8創作前，心情煩躁讓我遲遲無法開始動手。歷程7我選擇順應當下的情緒流動，以之爲素材進行創作，歷程8則是一番掙扎後勉強動筆。爲了舒緩情緒壓力，兩幅作品皆先進行大面積背景塗鴉後，再開始描繪細部內容。在反思這兩段創作過程的自由書寫之後，我更確定這位存在於心靈中、尙未成形的「小女孩」扮演了人格補償角色。因爲當躲藏在陰影中的「巫婆」對心靈展開攻擊時，「小女孩」會以較平衡、客觀的想法來對抗，或許她是來守護心靈中某些重要東西，讓寶物不會因攻擊而遭到摧毀。

巫婆：「又是這種只有自己懂的創作，沒有用啊浪費時間！」

女孩：「到底是誰在我腦袋裡植入這種想法？用創作認識自己，不做這件事才是浪費時間！」

在歷程8，當我觀看圖像並逐漸產生大量負面思想時，「小女孩」提醒我調整一下身體姿勢、起來動一動調節心情，幫助我免於陷入沮喪的漩渦。

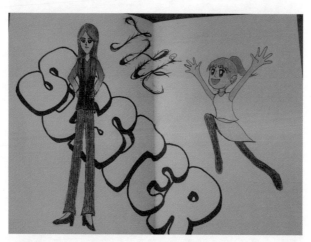

歷程9　〈The Sister〉

在創作前我想起過去在兼職實習時發展出的〈大女孩和小女孩〉短篇故事。在這張作品中，象徵人格陰影的「大女孩」和象徵自我的「小女孩」兩個形象正式出現。這次歷程讓我更認識她們彼此之間的關係：「即便被大女孩討厭，可是始終不願意選擇離開的是小女孩，始終選擇原諒的

是小女孩。……接著小女孩就躲進自己的防空洞裡，消失了。她躲起來，自己一個人在黑暗中跳舞，一直跳、一直跳，直到她找回自己原本的節奏，原本的笑容。而大女孩在這段期間，遍尋不著小女孩的蹤影，她也反省了自己曾經對待小女孩的態度。如今小女孩離開以後，她發現沒有小女孩的生活挺無趣的。」巫婆就是大女孩嗎？這樣看起來，大女孩嚴苛的高標準、板著一張臉讓我以為她是凶巴巴的巫婆。或許用大女孩來稱呼，會親切許多，也比較不需要和她對立。

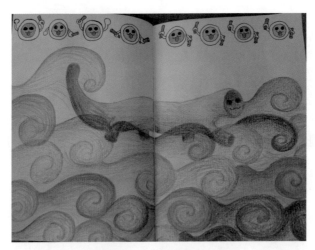

歷程10　〈漂流木〉

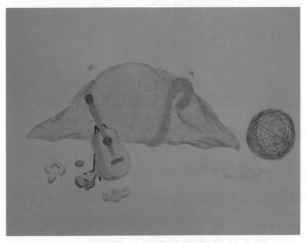

歷程11　〈小賴的羽絨被〉

　　「大女孩的碎唸」逼我正視內心潛藏已久的恐懼，並產生「漂流木」的意象。這張作品充滿自己青少年時期喜愛的元素，也引發創作過程中「大小女孩」不斷的爭吵。

大：「明明也可以用別種畫面呈現，或用別的媒材，妳幹嘛堅持要用畫的啊？」

小：「因為我卡關就是卡在畫圖，要解決當然是先解決這個！」

大：「就是個長不大的小孩，盡畫些不成熟的東西！」

小：「這是我很喜歡的太鼓達人！」

　　歷程11，嘗試「為朋友創作」，想要將作品當成一份禮物送給她。對我來說她就像一條柔軟的羽絨被，她的溫柔、涵容的特質，讓人從接觸到她時就會放鬆下來，和她相處時，感覺自己被輕輕地擁抱著。雖然從意圖發想時，就產生許多焦慮：「妳以為妳畫得很好嗎？又不是很會畫的人，幹嘛獻醜？」我試著更深入檢視自己和她的關係，也試著找另一位朋友聊聊，發覺自己真的很喜歡「透過隱喻，將我眼中朋友的好特質具象化」的過程，這也成為我決定下筆的主要原因。剛開始心裡仍有許多掙扎及擔憂，後來透過音樂放鬆身體、轉化焦躁感及卡住的情緒，心裡那堵牆好像也慢慢消融了些。

(三) 衝突

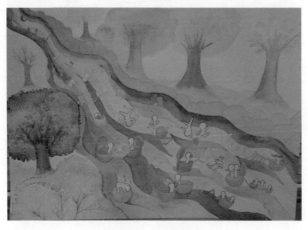

歷程12　〈人生〉

　　在這張歷程性創作中，更明顯地感受到「大小女孩」兩股勢力的碰撞。

　　大女孩喃喃自語：「不喜歡先想好畫面再下筆，因為要是妳的技術目前無法達到那樣的水準，就會挫敗。」

　　緊接著「小女孩」出現：「對啊，所以練技巧是為了可以隨心所欲地發揮、做變化……為了能更自由地感受心象的具體化過程！」

　　讓她們好好地對話，能讓焦慮的心趨於平靜。雖然每次開始動筆前，都會感覺到莫名的不耐煩與焦躁，然而當我逐漸將心思聚焦在創作上，甚至開始「玩耍」時，動力又復升。能專注地創作，或許也象徵「抗拒的高牆」又倒塌一部分了！甚至到後面幾次的創作過程中，竟是沉浸在大作即將完成的喜悅感；這樣的成功經驗讓當時的我幾乎以為論文研究已經找到答案。然而在進入歷程13時，我發現所選擇的媒材導致作品無法確切表達出內心畫面，除了讓我反思自己對媒材選擇的固著行為（似乎總是偏好用那幾樣），同時迸發許多挫敗情緒，最後沒有完成作品。好像其實，仍然存在著一些不安全感。

歷程13　〈未完成〉

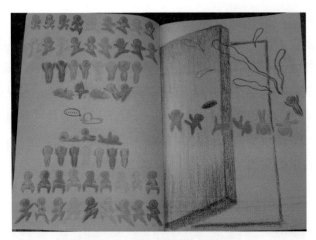

歷程14　〈腦袋裡的幼兒園2〉

　　「小人兒」意象於歷程12時初次現身，這次又以不同形態出現，也似乎象徵著不同的意涵。在歷程12時我心裡一度閃過「自己的作品和Keith Haring（活躍於80年代的美國普普藝術、街頭塗鴉畫家，作品看似簡單直接，卻通常有他要傳達的涵義在當中）有些連結」的想法，但當下我並未多思考眼前的「小人」與Haring作品中嬰兒的關聯。歷程14時因著「大女孩」的一段話：「看吧，還不是只會畫這種小朋友的東西？」而開始覺察自己對Haring作品的想法：「即便當時的大眾不都能完全理解他，但他透過作品所要傳達的意圖、他對當代藝術的貢獻以及生命脈絡，都是獨特且寶貴的！」這段自我對話也反映出我其實很期待能接納自己的作品，不是要等得到他人的認同之後才接納。

　　當我回想2016年參觀Keith Haring特展時的感受，發現似乎有些共通的性格特質和文化背景，影響我在本次歷程中的創作。Keith Haring是一個重視人，特別對小孩充滿熱情的藝術家，他的標誌「閃耀嬰兒（Radiant baby）」代表人類存在最原始、純淨的經驗，是「人類趨近於完美的象徵」；而在他後期作品經常出現的另一個元素「舞蹈」，則和80年代美國興起的霹靂舞（Break Dance）風潮有關。Haring特別欣賞舞者們用肢體抵抗物理重力、在地板上作出的大動作迴旋，也欣賞舞者彼此間配合、互動的共舞，認為那就像人與人之間的對話。當代舞蹈文化深深影響

了Haring，例如1985年的作品〈Untitled〉就有霹靂舞其中一個招式的影子在當中（張菱心譯，2012，頁20、頁30）。舞蹈結合Haring原本的閃耀嬰兒，成為其圖像裡眾多舞動小人的來源。街舞是我從大學時期就非常熱愛的運動，所以初次看到Haring作品中充滿跳躍、翻滾的活力小人時，我就感受到深刻的共鳴和驚喜！或許Keith Haring和街舞「喚醒」了作品中出現的小人，圖像反映我的熱愛與感動，而在後續創作時，小人出現的比例更高、樣式也更豐富多元。

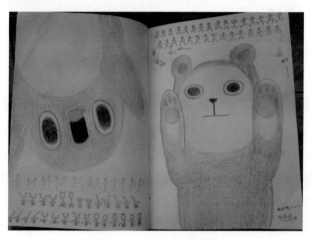

歷程15　〈無言與吶喊〉

　　我開始考慮改變自己對內在「小人」的拒絕態度，練習接納他們。歷程15，本來對於即將面對的種種心情起伏和內在對話已經感到厭倦，卻在見證書寫時突然冒出新的靈感，又讓我產生動力！在後續創作過程中，「大女孩」不時冒出來按下情結的按鈕，力道卻彷彿減弱了許多，而「小女孩」也還是會盡責地出現，不同於以往的吶喊，這次卻是輕鬆以對。

大：「這種插畫、漫畫式的風格真有夠幼稚。」
小：「你又來了。好久不見啊，批評者。」

(四) 和解

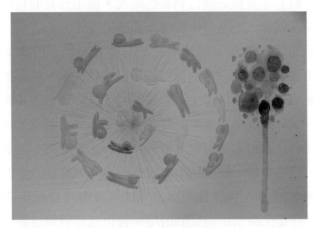

歷程16　〈收拾〉

　　我向「內在小人」正式伸出手，準備和解。自從前兩次歷程之後，我對他們的好感度增加了許多。這次也對於作品中充滿喜歡的音樂元素，感到相當滿意。雖然在創作中出現失誤，但是透過補救的過程，發現自己對「失敗」的心態也有所轉變。我一邊創作，一邊回溯自己初次接觸美術的正向經驗：「看著水滴飽滿的色彩、像果凍般搖晃著，顏色慢慢順著圖畫紙的毛細孔往外擴散開來，在碰到隔壁顏色時毫不客氣地侵略它，當擦乾

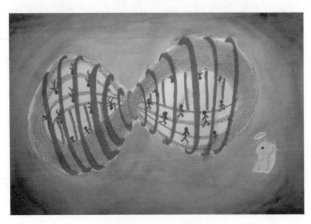

歷程17　〈扭轉〉

新水滴時，顏色已經在短短幾秒內就留下淺淺的色塊。」好像因爲抱著一股強烈的「喜歡」，突然之間得到新的眼光，能用欣賞的角度看待所謂的補救行爲，失誤就像一點瑕疵，變得不那麼重要了。

　　我對於抗拒議題的探索抱持兩股正在衝突的強烈情緒：「害怕和決心」，於是將清楚的意象「扭曲絲帶」呈現在畫面中，同時納入前一晚噩夢給我的感受。從見證寫作產生新的洞察：「只要黃色小人在外圍的棕色線上偷劃一刀，破壞這個綑綁的平衡，綠絲帶也會從劃破的地方彈開，紫色小人一樣可以被救出來。所以黃色小人或許也不是完全無能爲力吧？」象徵「自己」的綠絲帶，在黃色小人看來是充滿彈性和力量的。這個觀點爲我帶來許多賦能感，也讓我開始思考如何善用自身的資源來面對「高牆」，甚至是往後生命當中遇到的困境。我也意外發現這張作品和之前有許多共通元素：綠色的環、藍色背景、紫色物件及黃色太陽。從過去的「穩定圓」到現在的「扭轉圈」，也彷彿映照出我這段時間，內在正經歷被重新形塑的動態過程。

(五) 回顧與展望

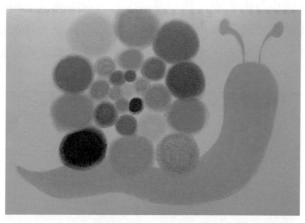

歷程18-1 　〈蝸牛〉

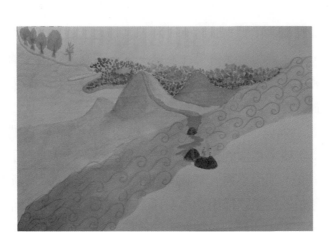

歷程18-2　〈蝸牛走過的路〉

　　我發現自己對創作歷程產生些許「不捨」的感受，感到吃驚：「想當初我是不想開始，開始了也不想繼續的耶。」我發覺自己在每次的歷程中，有機會更深刻覺察自我的不同面貌，身邊的重要他人也能透過這些作品和我開啓新的話題、為彼此關係注入新鮮的元素，實爲美好的收穫。當我試著整理創作歷程，發現我在面對「抗拒高牆」時的反應，從剛開始的「每次面對作品時，就像站在鏡子前開始嫌棄自己身材不佳、外貌不美，於是照著照著又想逃跑了，這就形成創作的焦慮。」到後來隨著探索階段的進展，逐步改變：「眞實自我壓抑久了，總是會在某個時間點嚷嚷著要

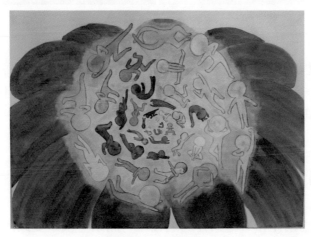

歷程19　〈綻放〉

出來徹底解放自己……走過抗拒期、發想期和投入期，現在彷彿進入最後的放手階段，也才能夠清楚看見，在我一直試圖隱藏的真實自我當中，蘊含著最寶貴的資源。」藝術創作像是一面鏡子，映照出內在狀態；而當尚未準備好面對真實的自我時，抗拒之牆就產生了。

　　腦中的「小人兒」意象揮之不去，感到自己仍然對它們充滿許多感覺，便決定這次要用相似的構圖呼應歷程16。雖然「大女孩」仍然時不時出現來碎唸一波，卻已不再影響我的創作步調。我能夠更堅定地忽略那些令人挫敗的念頭，也能選擇用「小女孩」的方式繼續進行創作。

　　作品完成之後想到最近一位朋友的狀態，許多複雜的感受被喚起，我想分辨這些隱隱浮動、流竄的感覺為何，也希望和對方交流；「為他人創作」的動機再次出現。這次少了許多掙扎和自我懷疑，能較果斷地投入並完成作品；我感到無比震驚，這事件好似也證實了抗拒之牆的消融。

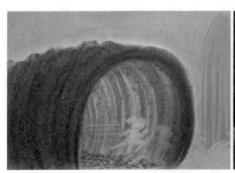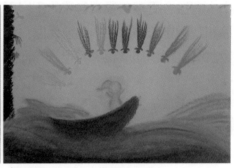

歷程20　〈終點線〉

　　透過歷程20梳理出「為何對創作感到抗拒和困惑」的答案。從創作到見證寫作，我都沉浸在久違「單純享受創作的快樂」狀態中。最後這張作品，呈現我對未來所懷抱的想像及期待。

三、與自己和好

　　回顧正念創作和心癒寫作的過程，一開始，我察覺到內心無法控制地冒出自我批判念頭，從而產生焦慮、沮喪等情緒，也對創作抱持負面預

期。隨著創作歷程開展，內在的對立透過圖像漸趨明顯，衝突張力日益升高，此時的創作頻率開始增加。後期階段，有時候仍會因自我批評的念頭閃過而產生猶豫，但焦慮已不再如歷程初期那般高漲，創作頻率也維持穩定。整體圖像內容，在歷程初期較多著力於描繪內在衝突，但到了後期，原本對立的意象開始以較平和的姿態共存於畫面中，或許這是抗拒現象明顯轉化的證明。

四、促進創作動能的一些方式

我嘗試統整出四個幫助減少創作抗拒現象的因子，分別為：見證書寫、媒材選擇、社會支持及生理放鬆。

(一) 意圖書寫和見證寫作

在創作過程中，每當產生矛盾或焦慮情緒時，透過書寫逐一釐清自己的想法、感受、期望，與自己好好對話，抗拒感受通常會減緩。

(二) 媒材與創作地點選擇

較陌生的媒材容易導致不安全感，因此我選擇較習慣的平面創作方式，媒材選擇較熟練的水彩、彩色鉛筆和粉彩。在創作過程中也曾遇到幾次技術方面的問題，基於對這些媒材的使用經驗，多能順利解決，也增加我對創作的信心。此外，選擇創作者熟悉的地點，營造出符合個人需求的空間，也有助於催化動力。

(三) 社會支持

透過書寫，我發覺自己在面對抗拒議題時，特別渴望能獲得身邊重要他人的理解與接納。於是我嘗試和較親近的朋友分享自己的創作內容，有些人認為我很有勇氣，敢面對長久以來的生命困境，也對抗拒現象的突破抱持希望；有些人則能同理我掙扎的感受，讓我獲得情感支持和賦能，也更了解創作對我的意義。

(四) 生理調適

　　歷程11進行到一半時，我覺察到焦慮浮現。在創作尚未因此中斷之前，我嘗試新的調整方法，除了內在自我對話之外，嘗試透過最喜歡的音樂調節身體的緊張。在跟著節拍輕輕律動的同時，注意力轉移到身體感官、暫時跳出情緒僵局，感覺原本繃緊的張力似乎鬆開不少，較能專注回到創作。歷程14也發生類似的狀況。我想音樂之所以能成為消解抗拒之牆的好幫手，一方面由於合適的音樂能催化內在情境、轉換心情；另一方面對我來說，用身體回應音樂是非常享受的事。有時進行見證書寫後焦慮感猶在，卻能在走動時萌生新靈感，或是產生新的覺知；時不時調整身體姿勢，或站或坐，或起身散心2分鐘，有短暫休息的效果，也較能保持思路清晰。

五、工作室三部曲和夥伴的重要性

　　結合正念創作與心癒寫作，工作室三部曲模式能將藝術創作過程中的情感轉化為意識，並透過組織文字的過程來表達，這樣的自我整理能帶給創作者安定感（李佳汶，2016，頁28）。對於藝術創作有困難或擔憂，但是平常有寫日記或其他文字創作經驗的人，文字是較熟悉且安全的語言。工作室三部曲能將視覺藝術與文學這兩種創作語言巧妙結合，當創作者在過程中「卡住」的時候，可以透過文字將抗拒描繪、表達出來，幫助釐清當下感受、增加覺察，而若要更深入探究抗拒形成的脈絡，文字紀錄也可以成為有用的資料。

　　找夥伴共同觀看、見證圖像，也幫助我從客觀角度觀察作品，讓我發現原本忽略的圖像結構之意義，獲得新的洞察，例如：「這張圖放遠來看，我覺得蘑菇樹好像一個吶喊的人，好像為了保護自己裡面乾淨的樹不受外面的紫色空氣所汙染，正在努力大聲斥退那些壞空氣……是個充滿活力、保護自己珍貴寶貝的好蘑菇。」「裡面的元素大部分是雙數，有兩個人、兩個音符、兩個圈圈、兩個眼睛、兩隻腳、四隻天鵝；感覺這樣的陪伴是一種快樂，一起唱歌、一起玩耍、一起行走。」

　　抗拒現象與個體獨特的生命經驗息息相關，隨著創作者進入不同生命階段，亦可能產生變化。若能培養並維持創作習慣，與生活事件進行連結與反思，也會是一個練習自我檢視的寶貴過程。

參考文獻

李佳汶（2016）。以工作室三部曲探索自我之經驗研究。臺北市立大學藝術治療碩士學位學程。

張菱心（譯）（2012）。Journals：塗鴉大師凱斯‧哈林（原作者Haring, K.）。臺北：馬可孛羅文化出版。

第八章

面對失落悲傷：
以藝術陪伴攝護腺癌末的父親

鍾淑華

一、從朦朧到清晰的創作意圖 —— 和爸爸一起在藝術中逃避與面對

爸爸竟然確診攝護腺癌，而且是末期。

查閱文獻，平均壽命剩一年多，怎麼可能？

我爸，不菸不酒，生活單純。在同一間公司服務30年退休，天天準時上班，下班後立刻回家。嗜好釣魚，偶爾和朋友一起爬山；退休後的生活就是更頻繁的釣魚和爬山，增添旅遊以及做家事。

性格溫和的爸爸，印象中沒怎麼發過脾氣，不高興，頂多唸一唸或生悶氣。身材標準，飲食正常，沒有特殊疾病。我們家族也沒有癌症病史呀！怎麼會這樣？

一開始，爸爸因為排尿不順就醫。抽血發現，PSA數值過高，展開一系列檢驗後，確診為攝護腺癌末期，癌細胞已經轉移到骨頭。

確診那天，爸媽抱頭痛哭，我卻沒有什麼情緒反應。心裡想著，說不定爸爸是誤診呢？說不定，爸爸就是那個癌症末期，依舊能正常生活很久的人呢？說不定爸爸在治療和陪伴之後，隨著心情放鬆或改變，身體會神奇地隨之好轉呢？

針對人們面對失落悲傷的相關研究，越來越豐富，幫助我們更了解這不容易的過程。如今回想，我這樣的反應，或許就是Neimeyer所說「悲傷週期」之中的逃避（章薇卿譯，2007）。

悲傷週期 —— 面對所愛之人即將離去，或是驟然離世，持續終生的調

適過程：

1. 逃避（Avoidance）：否認事情的發生，對事實難以理解，由於太痛苦，難以接受，於是以沉默或逃避來應對。

2. 同化（Assimilation）：當漸漸接受了失去所愛的事實，開始面對每天生活中少了對方的痛苦與衝擊，會經歷各種強度的孤寂與憂傷。

3. 調適（Accommodation）：持續一段時間之後，我們的能力會有所改善，也開始自問：接下來要怎麼過。進展的過程從來不是穩定的，有時也可能會後退，以緩慢步調重整生活。

　　就在爸爸確診之後不久，我剛考上的研究所開學。藝術治療學習內容豐富緊湊，研讀學術理論之餘，亦須進行大量創作練習與自我反思。而「逃避」以這樣的形式呈現著：我不在課堂間提到爸爸癌症末期的事。我想要讓自己單純專注學習，單純和老師同學互動；這樣的單純，讓我可以暫時與爸爸罹癌的事件脫離，有如從未發生這件事情一般。

　　但藝術的力量實在太強大。我不說，作品仍然替我說了一切。太多次課間創作後，看著作品，必須強忍悲傷和眼淚。我看見自己想要兼顧所有事務的焦頭爛額，看見內心期待爸爸恢復健康的渴望，看見因為爸爸罹癌，家庭系統呈現截然不同的運作模式，深刻體會媽媽和我們三兄妹，以各種形式支持著這個家。有一次，老師帶領我們練習各種藝術形式的創作回應，同學明明不知道我作品的主題，我卻被同學隱喻的回應深深同理，打動內心，哭到不能自己。才想起，不希望讓家裡的氣氛過於低迷，總是表現得正向積極；這是我第一次終於能毫無保留地，因為爸爸罹癌，痛快哭泣。

　　我的逃避在藝術的力量下，逐漸鬆動瓦解，重新尋找平衡。除了漸漸能和同學談到爸爸罹癌之外，設定畢業論文主題時，也更能將這重大事件納入我的思考範圍。之前在人力資源領域的學習，主要運用量化研究作為研究形式，這經驗促發我更深刻地咀嚼著藝術治療領域的獨特性。在McNiff著作讀到：「自然世界中有許多特徵，可以依照絕對的計量和預測的嚴格標準來進行研究，但也有許多自然的和經驗式的現象是不能夠被精確量化的。」（吳明富譯，2013）這正是我在學習藝術治療的過程中，深深體會並且被震撼到的。藝術治療開放、接納多元藝術型態的表達，尊

重個人的獨特性，正是八零年代社會科學開始重視質性研究發展的核心精神。McNiff的這句話鼓勵著我：「在藝術領域裡，自我是主要的參與者，總會有一個目標，是要讓藝術爲表達自己而說話。」（吳明富譯，2013）我從藝術創作中，宣洩眞實情感，進而重新整理面對爸爸癌末的悲傷失落；即使速度不快，卻是自我正一步一步的，在悲傷中慢慢地往前走。藝術一定也能給予爸爸力量！我決心展開這段以藝術陪伴爸爸的旅程。畢竟，時間可能不多了，就讓藝術幫助我和爸爸，一起走一段面對癌症末期的旅程。

二、屬於我們的正念創作歷程 —— 運用藝術投入與陪伴

爸爸確診攝護腺癌症末期以後，直接變了一個人。

還是一樣的生活作息，一樣的互動，但，壟罩著濃濃的憂愁。即使微笑也眉頭深鎖，偶爾親友來訪讓他歡欣，散席後隨即陷入毫無表情的沉默。癌症末期是突如其來的打擊，讓爸爸不知所措；大限將至的悲傷充滿腦海，讓爸爸無心顧及他人旁物；雙眼無神、無精打采是爸爸的一號表情；不是呆坐就是躺著，成爲爸爸生活中的慣常樣貌。問爸爸，想不想去哪兒走走？回答身體不舒服，不想出門；問爸爸在想什麼？只見皺著眉頭，是說不出口的沉重。

爸爸正進行荷爾蒙療法搭配化療。即使藥物暫時控制住生理上的病情，但這日復一日心理的煎熬，我們看在眼裡，雖然擔心著急，卻也無計可施。

有次回家陪爸爸，我帶了簡單的媒材，想和爸爸以輪流塗鴉的時光，取代電視機的聲光。我發現，爸爸透過創作激發的思考與聯想力極好，我們可以很輕鬆地藉由塗鴉，天南地北展開對話。雖仍沒有精神，但爸爸也毫不排斥，和我一起玩耍，認眞討論最喜歡作品中的哪個部分。至少，透過藝術，爸爸有段時間可以暫時脫離罹癌的愁苦。

當時爸爸對這樣的互動方式是什麼感受呢？我再也無法知道，但我

知道他好愛我，好愛家人。當我對爸爸提出正式邀約，想與他固定每週一次，一同自由創作，並作爲研究紀錄時，爸爸只說：「你是我的女兒，只要是你想做的，我什麼都願意去做，我都願意配合。」

我帶著這段讓我感動不已的話語，慎重展開藝術陪伴的規劃。考量爸爸身體狀況，就近將老家閒置的空間，以許多畫作貼滿牆面，將各式多樣媒材擺放桌上，布置出一個充滿創作氣氛的藝術工作空間。我與爸爸每週一次的約會就此展開，直至爸爸身體快速惡化過世，我們共度了十一次珍貴的藝術陪伴時光。

我相信人的意圖有著特別的能量。爸爸第一次來到我布置的藝術空間，或許感受到不必設限的自由氣息，或許被寧靜涵容的氣氛環繞，又或許是我的初心——運用藝術關照癌症末期的心情——讓爸爸感受到了？爸爸終於能將壓抑許久的情緒感受，盡情哭泣宣洩，對我訴說醫療帶來的種種痛苦不適，以及身心日日面對的脆弱與恐懼：「還好有一個女兒可以說，其他人我沒辦法說⋯⋯」

我靜靜撫摸著爸爸的手，跟著流淚；我帶著爸爸在情緒較爲穩定後，正念靜心，隨著呼吸覺察自己身體的每一部分；然後，邀請爸爸，隨著此時此刻浮現出的想法、畫面，或直覺的反應去創作。宣洩之後投入藝術，幫助我們將複雜感受，藉由雙手與媒材之間的互動，直接或間接的，被帶領呈現出來。鮮少接觸媒材，爸爸一開始對創作較爲陌生；在感受到「不

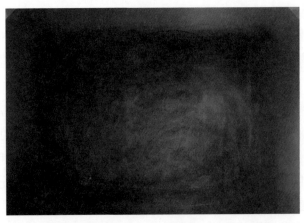

圖1　父親作品（2020）。〈暗沉〉。硬式粉彩。4K

用在意對錯好壞，自由的創作」這樣的精神，只要是自己想做的，任何形式都是被允許的，便能夠放開自我限制與刻板印象，從嘗試看看，到想要盡力完成一個作品。

當我第一次學習由Pat B. Allen 所發展的工作室三部曲（Open Studio Process, OSP）便深深被這樣的模式吸引（吳明富、陳雪均、江佳芸譯，2018；吳明富，2010）。在OSP中，所有的一切都是個人化的，都是獨特的，都是自由的，也都是被接納的。首先，創作意圖在正念靜心之後，由你的當下而生；接著，創作過程幫助我們探索、面對一切已知未知的自己。常常因為某個顏色而帶出了另一個顏色，因為某個線條而帶出了另一種線條，那是我們未曾預想卻發生的，都是可以的，不論你想要保留或修改，也都是被接受的。創作結束之後的寫作，有如和自己的對話，為自己匯集與歸納。寫作幫助我們將意象轉為意識，可以是文章，可以是詩；可以很複雜，也可以很直白。最後，寫作結束之後的自由分享，則是另一個特別的時刻。我還記得第一次體驗，安靜的空氣似乎凝結著，卻又有些蠢蠢欲動的味道；我要在這麼多人面前說嗎？我為什麼想說？為什麼不想說？這次不說，以後可能沒有機會與他人分享我這麼特別的感受，可是我準備好了嗎？為什麼？聽了他人的分享，感受著見證他人的神聖，感受自己內心的聯想與反思；而我終於說了，我知道自己願意表達，需要勇氣，我勇敢地為自己發聲，而我感受著所有人為我見證的神聖：不論他人的內心如何評論，我已為我這樣一個人，真實的展現，並且因此與他人建立連結，向世界展示我的存在。

OSP過程中的一切，都由自己決定，幫助我們與內心同在，還有什麼比這更能幫助我們直接的面對病痛呢？這樣的精神很自然地讓我帶入與爸爸的藝術陪伴之中。初期對創作較為陌生時，我準備較多結構性、低複雜的活動，以引導式和互動式的媒材操作方式，陪爸爸適應藝術創作（金傳衍譯，2018；吳明富、徐玟玲，2016）。隨著經驗愈多，爸爸漸能隨著當下的感受，挑選想要使用的媒材，帶著自己創作，讓任何想法浮現，留下印記。這段期間，爸爸有時狀況很好、精神奕奕；有時食不下嚥、身體虛弱；有時因為親友的安慰感到滿足，有時因突發事件的打擊與觸動，對自己的生命有更深的思考；我們一同隨著當下的狀況創作，我們的創作歷

程與作品，完整反映記錄這段面對癌症末期的身心起伏。爸爸總在每次藝術陪伴時，和我聊聊這一週的心情，有時連結上次創作的作品，激發彼此分享更多的價值觀與生命歷程，從而帶動下一個創作。創作時，進入心流狀態的爸爸，常常驚覺時間竟然過得飛快，有別於平日時光漫漫的療養，藝術陪伴爸爸，讓日子增添色彩，也讓我們的生命增添更多豐富深刻的體會。爸爸隨著每週的藝術陪伴，把感受化為作品，從每次的作品中，我見證了爸爸藉由藝術創作帶動探索與轉變，也因為藝術，讓我們父女之間留下好多深刻的對話。

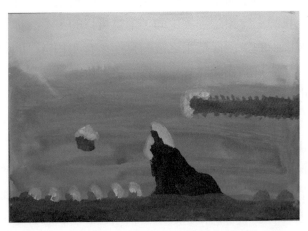

圖2　父親作品（2020）。〈海〉。水彩。4K

　　爸爸開始會期待每次的藝術陪伴；而我在藝術陪伴中，對創作不干涉、不評價、不判斷，並接納、傾聽爸爸的任何想法；我隨著爸爸的狀況安排媒材，有時也一起創作。每次結束之後，回想這次過程中的點點滴滴，自己再將心情藉由回應性創作沉澱與整理。我的感受有了出口。我清楚看見自己的渺小與無助，自己的分裂與整合；更看見在這段歷程中，自己看待爸爸罹癌這件事的轉變。曾經從回應性創作的過程與反思，讓我驚覺到，自己與爸爸之間拉開了一道距離，這並不是此刻我想要的，我只想好好的和爸爸在一起，而藉由藝術與我們之間，建立出三角關係，會營造特殊的涵容空間（王秀絨，2016；BAT-Or & Garti, 2019），其實讓我們能夠安全的放心投入，自然、自在的，共度一段時刻。於是隨著回應性創作的自我覺察，幫助我更放心的把自己和爸爸交託於藝術的力量之中。

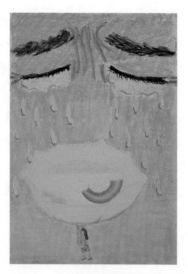

圖3　回應作品（2020）。〈淚水會說話〉。粉蠟筆，色鉛筆。8K

　　這段藝術陪伴期間，同樣罹癌的公公驟然離世。除了關心先生和夫家，投入忙碌的治喪事宜，我也和爸爸在藝術陪伴中，彼此表達這份衝擊所帶來的感受。面對姻親的先行，爸爸更清楚自己對於死亡的看法和期待；我則是將這段時間有如預習葬禮般的難受與複雜心情，告訴了爸爸。此刻，我們跳脫出被照顧者和照顧者的關係，回到了最單純的父女關係；我們彼此表達了最純粹的父女情感，訴說對彼此的不捨。

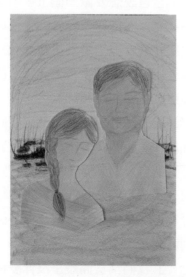

圖4　回應作品（2020）。〈安適〉。粉蠟筆，色鉛筆，拼貼。8K

　　藝術讓爸爸能夠穩定的向女兒表達自己對死亡的看法，也讓我有機會拋下堅強的僞裝，好好的讓爸爸知道我的傷心難過。我們父女得以從病患和家屬的角色中掙脫，回到父親和女兒，讓我有機會表達身爲女兒即將失去父親的脆弱與悲傷，也讓爸爸跳脫癌症末期病患的憂愁，而就單純的，是一個安慰女兒的堅強爸爸。藉由談論作品，常常發現父女不約而同關注一樣的生命焦點，那種心領神會以及不言而喻的默契，讓彼此深深感受到，這條在生死面前自我探索的道路，並不孤單。

　　從沒想過那是最後一次藝術陪伴。爸爸不喜歡嗎啡貼片讓身體癱軟無力的副作用，於是改用加量的止痛藥，有點頭暈，但狀況還好。我帶了爸爸喜歡的軟陶，和爸爸說，今天就輕鬆一點，想捏什麼就捏什麼。我們一邊聊天，一邊感受媒材在手中的觸覺與色彩的視覺刺激，一邊隨興的創作。我告訴爸爸買媒材的時候，跟老闆互動發生的趣事，聊接下來想幫爸爸辦的家庭作品展；爸爸關心孫子在學校的狀況，談談這一路以來創作的經驗感想。偶爾我問爸爸做得開心嗎？有什麼想法嗎？爸爸總說做不出東西，不知道做什麼東西，但爸爸也總不會停下來。我描述看到的作品，特別的圖案跟顏色，就會讓爸爸更多的進入作品之中，鼓勵爸爸繼續投入創作。完成之後，我們專心觀察烤箱內作品加熱後的成果。

　　作品定型完成，我問坐在躺椅上休息的爸爸，這個綠色圓圈，上面又有紅紅藍藍的，是什麼？爸爸說想要做一個玉，但是做不像；說水裡有兩條魚，在這個玉石上面休息，然後想要另外加上三個石頭；爸爸又說，對作品沒有想法，不知道爲什麼會捏出這個東西。我說：「玉是一種珍貴的石頭，這兩條魚，在水裡游泳，停在玉石上，玉石的另一面還有三個白色的石頭。玉石上有兩條魚，跟三個石頭。」

　　爸爸躺在椅上，專注看著聽著，之後，閉上眼睛說：「家庭。」

　　我看著爸爸自發性創作了一個代表家庭的曼陀羅。我想著爸爸這次突然對我說了好多話，不是他自己的感受，而是他特別要叮嚀我的事情。爸爸說：「你表面上看起來笑嘻嘻的，有的時候很多事情，你要放開，不要想太多，不要全部都帶在你的身上，其實自己做得到就好了，就是爸爸常講的，盡能力，做得到就好了；至於沒有做到，那也是沒辦法的事，不能怪你，不要自己怪自己。」我們父女倆幾乎沒什麼機會進行這樣的對話，

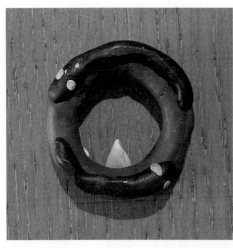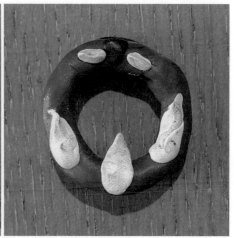

圖5　父親作品（2020）。〈家庭〉。軟陶

而這對話背後的脈絡與意義是如此矛盾與複雜。如果不是癌症末期，爸爸會跟我說這些話嗎？如果沒有讓藝術引導我們好好專注面對彼此的心情，這幾個月又會是怎樣的模式呢？爸爸想跟我說的話，會以如此平靜的狀態告訴我嗎？

　　我必須把這珍貴的時刻記錄下來。

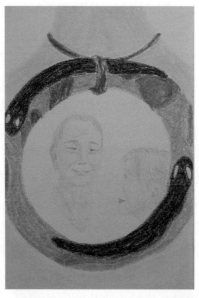

圖6　回應作品（2020）。〈我的寶石〉。粉蠟筆，色鉛筆。8K

　　於是我發現，不似先前只想畫出爸爸健康的樣子，現在的我，已能將爸爸當時的模樣如實描繪。我看見，面對爸爸罹癌，自己似乎在悲傷週期的「同化」階段中，已有不同的體會。

三、藝術陪伴歷程的見證 —— 爲家人和自己朗讀

　　爸爸在最後一次藝術陪伴後，病情急轉直下，於十天後過世。雖然悲痛，但我想著爸爸曾在藝術陪伴時告訴我，他已經沒有遺憾了；我想著這正是爸爸曾對我說過，他最希望的離開方式，於是，面對爸爸離世，我也沒有遺憾了。我將爸爸的作品和創作過程整理後，舉辦了一場家人專屬的作品發表會。大家在過程中發現，每個作品創作當下的時空，家人們都是一起度過的，藉由每一幅爸爸的作品，我們分享彼此當時的心情，提醒著我們並不孤單。當家人看見爸爸的作品，從一開始充滿黑色的暗沉，走到繽紛的家庭曼陀羅，呈現著爸爸心情的轉變，也帶給家人深深的安慰。我們一起藉由爸爸的作品，懷念爸爸，同時也梳理、表達、分享自己的悲傷；藝術作品引發我們從不同脈絡展開，進而深化彼此的連結，透過C. H. Moon 提出的「關係美學」，無形中互相給予陪伴和支持（周大爲、吳明富譯，2017），這是一開始沒有預期到的美好，藝術的力量又再次讓我震撼。

　　而回顧這段時間，自己所有過程中的回應性創作，代表這一段路「多麼不容易」，似乎道盡一切，卻又難以道盡一切。我想起每次藝術陪伴進行之前，戰戰兢兢的準備，每次藝術陪伴之後的紀錄、反思、調整、自我質疑，還有悲傷的眼淚。初期摸索時，雖然相信藝術的力量，但在回應作品中的我，帶著願望前來，面對這樣的劇變，其實多麼渺小無助，癌症末期對我們的影響多麼巨大。有時混亂把我占滿，在作品「混亂的分裂與整合」中（圖7），我看見東拼西湊，看見理性與感性的衝撞，空洞哀愁的表情是整個畫面的主體；其實，一部分的我是個傷患，我也正在受傷。身爲子女，眼看爸爸因確診癌症末期痛苦，引發的無奈、不捨與憤怒，也在回應作品中被記錄下來。我以重複塗抹與凌亂筆觸呈現，清楚記得創作時，將怒氣化爲厚厚顏料在畫紙上來來回回的感覺。於此同時，卻又必須

督促自己，要把情緒盡快整理好，才能正向穩定的面對爸爸、家人，同時處理所有日常事物。身爲癌末病患家屬，有太多太多需要盡快整理，必須控制的時刻。

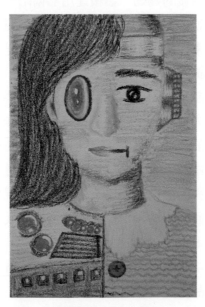

圖7　回應作品（2020）。〈混亂的分裂與整合〉。粉蠟筆，色鉛筆。8K

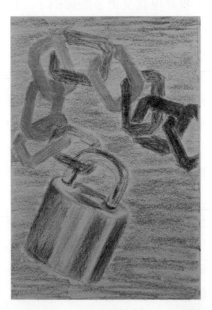

圖8　回應作品（2020）。〈必須控制〉。粉蠟筆，色鉛筆。8K

「必須控制」的作品中（圖8），只有冰冷的鎖頭與鍊條，反映那時處理公公後事的時刻，自己全然理性，屏除情緒的狀態。協助喪葬事務，注意先生的狀況，帶著孩子認識死亡；兼顧學業與論文研究，也關心在家照顧爸爸許久，身心俱疲的媽媽。繼續運用藝術陪伴爸爸之外，機動調整手邊工作，陪著爸爸就診或出門散心，讓媽媽喘口氣，也是我和哥哥、妹妹盡力能做就做到的事。這一切靠的都是控制，於是，自己的情緒也被控制著，我們只能專注讓所有事務順利進行。

在這樣的高度控制之下，有時覺察自己沒有在藝術陪伴時，更臨在地陪著爸爸，於是又陷入自責。幸運的是，當從回應作品發現自己的不足與質疑，便會驅策著我前往尋找資源：向師長請益，和同學聊聊，運用創作進一步探索，甚至藉由爸爸的作品自我對話，進而獲得平靜，重新找到平衡。每次的藝術陪伴與回應創作反思，讓我在面對現實和自己的感受之中擺盪，然後在這來來回回的擺盪中，不停找出屬於我的平衡，也越來越更穩定自己（Stroebe & Schut, 2010）。

之後在回應作品中，開始出現了「我們」。我看見我和爸爸的形象，以同樣大小出現在作品中；我和爸爸從概略的輪廓，漸漸地越來越清晰。彼時還只想畫從前壯年康健的爸爸，特地找出舊照片描繪（圖4）；而在最後一次的回應創作，我發現我又更多的接納了。作品中，我看見自己在當下真實地感受到了爸爸，接受了他當下的樣貌，我的回應創作，記錄著這一段因為藝術陪伴而發生的珍貴時刻（圖6）。

原來，這也是屬於我的療癒之旅。藉由回應性作品的整體回顧，幫助我看見自己面對爸爸罹癌的變化，從一開始的無力與憤怒，到過程中，不斷從混亂尋求調適與平衡；漸漸的，越來越能如實的看待當下。原來，藝術陪伴成為自己面對父親罹癌的一份支撐力量，讓我得以更穩定地，步上面對父親罹患癌症末期的失落悲傷之路。這條路以藝術為堅實基礎，幫助我更專注地陪伴爸爸，進而更多的認識爸爸，體會著自己與爸爸的連結，幫助我接納自己的不足與軟弱，更幫助我們父女深刻交流，獲得許多極為珍貴的共享時光。我再也無法詢問爸爸，是否因為藝術陪伴而更能接納自己罹癌的失落悲傷？但此刻我了解，自己的確因為藝術陪伴的歷程，讓藝術和爸爸，好好地陪伴著我，面對即將失去父親的失落悲傷。

四、這是一條被看顧的悲傷失落之路

(一) 藝術創作的看顧

　　如果沒有專業的支持，我想，我們不一定能走到這裡。藝術治療研讀的過程，幫助我對於媒材與創作過程的安排，具有基礎概念，也讓我更能從爸爸的需求作爲出發點，思考適合的方式。臺灣長者的早期文化背景，可能較少機會接觸藝術創作，或對所謂創作的藝術作品，存有某種標準刻板印象，是以初期較難立刻融入創作。考慮到長者對掌控性與安全感的需求，先從結構性較高、複雜性較低的活動開始，搭配蠟筆等簡單且阻抗性較高的媒材，一同創造抽象的作品；繽紛的顏色會刺激長者的視覺，同時以隱喻方式傳達活力，打破長者對於所謂藝術作品的自我設限。如果長者不排斥，陶土質感溫潤，操作時會有如回到兒時玩泥巴一般的感受，當作玩遊戲，能夠更放鬆，也是初期很適合的媒材。隨著歷程，隨時配合適切的調整是非常重要的，我看見爸爸在創作時越來越有把握，更加放鬆，不再抗拒，感受到自由，而後投入更多自發性的創作，並且展開更深度的對話。

(二) 心理專業的看顧

　　面對創作過程與作品，身爲陪伴者抱持好奇，不干涉，不批評，不解釋，讓藝術創作的療癒效果在被陪伴者的身上發生，而陪伴者是最好的見證。在藝術陪伴過程發生的敘事，同樣需要高度的傾聽、同理與接納，方能營造出平等的交流。藉由對藝術作品的開放與好奇，則能夠啓動更多的敘事，進而激發解構與建構，讓內心得以重新獲得整理（BAT-Or & Garti, 2019；Sagan, 2012；Puurveen & Phinney, 2019；吳明富等譯，2014；蘇完女、林秀珍，2010）。我從藝術治療的學習中體會到，心理專業結合藝術創作，與對方同在的心態，還有關於倫理的自我要求與認知，這是身爲藝術治療師所必備的紮實訓練，幫助我在歷程中穩定向前。在一段探索歷程中，難免會有意料之外的議題出現，造成許多脆弱或自我懷疑的時刻；我多麼有幸，能夠尋求師長同儕所給予的指導與支持！方知這段藝術陪伴之

路多麼不易，我想要看顧爸爸的同時，自己也同時被看顧著，真的是深深感恩。

(三) 藝術治療在癌症末期的看顧

一旦面臨癌症，影響的便是一整個家庭。從初期診斷還未確定的焦慮、擔憂，確診後的震驚、憤怒，治療期間的猶疑、恐懼，到治療後的身心影響，或是末期的死亡恐懼；這一切的承擔都不僅止是患者本身，亦深深影響著家屬（Walsh et al., 2007）。如此巨大改變所造成的失落悲傷，往往被緊鑼密鼓的醫療安排，以及擔心影響家人的情緒壓抑，給深深掩埋，難有機會被看見與梳理。眼見患者抱憾而逝，生者負傷而行，我們的生命不該只能如此。

欣見近來臺灣社會於心理照護愈加重視，對病症末期病患與家屬的全人照顧品質，在全球早已備受肯定；同時，隨著失落悲傷心理治療的發展，以及文化差異觀點研究，我們有了更多面對失落悲傷的思考與選擇。我想起很多時候，詢問爸爸的感受，想了解他，也想表達關心，卻是千言萬語說不出口，彼此的愛與關懷無處開啟。藝術創作為不慣以言語表達感受的東方年長男性，提供了一扇門，也讓我們得以與爸爸的悲傷失落接觸。藝術為我們搭建了一個橋梁，我得以走近爸爸身邊，也感受到爸爸在我身邊。藝術為我們提供了安全的空間，當我們無法直接面對自己，無法面對彼此的時刻，藝術讓我們暫時一同棲身其中，溫柔的讓我們喘息，接納我們的一切。我發現，當自己的情緒被承接，被看見，某個被堵塞的能量就會疏通，帶著我們前往下一步。如此細微的前進，在現代追求效率的社會價值觀之中，似乎微不足道，而我認為，就是這持續積累的微不足道，才能細膩的承接人們敏感脆弱又神聖的心靈。

五、我的此時此刻 —— 我的工作室三部曲

(一) 創作意圖：我創作回顧藝術陪伴爸爸後，此刻的心情

轉眼父親已過世二年多；整體回顧的此刻，對於Allen所說：「我將

藝術治療視為心靈之路」感觸良多（江孟蓉譯，2013）。運用各種方式表達，的確是人類的本能，而藝術幫助我們有更多選擇，更能專注在表達自我，而非為了回應他人，於是讓我們跟自己的心靈更貼近。一段長途之旅，必然會有曲折，但也正如Allen所言：「擁抱影像的過程可能產生恐懼，然而弔詭的是，最可怕的恐懼卻是走向重生的路徑。」（江孟蓉譯，2013）我想起不論在陪伴爸爸一起創作時，或者是自己進行回應性創作時，好多好多的糾結與眼淚，以及最後的無憾。這一段歷程，起起伏伏，有太多太多難以言說的複雜感受。

突然想問，現在的我，好嗎？

運用工作室三部曲，藉由深呼吸，讓自己內心安定之後，我寫下此刻的創作意圖：我創作回顧藝術陪伴爸爸後，此刻的心情。

(二) 投入創作

將意圖拋開，從選定充分被水浸潤，也不用擔心破損的水彩紙開始，我知道自己好想感受顏色在紙張上渲染的感覺；將紙打溼，以藍色留白方式勾勒出雲朵，我又畫天空了。自從爸爸過世之後，就好喜歡看著藍天白雲想著他，也常用不同方式創作，此刻會如此開始，是非常自然的。隨後以綠色描繪山脈時，有好強烈的慾望想把這分界線淡化，畫筆在這裡徘徊了好久；但也有一股力量讓我必須保有這山脈的模樣，於是又添加了顏

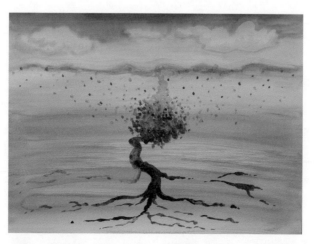

圖9　鍾淑華（2022）。〈苦難之樹〉。水彩。4K

色。我在這裡悲傷的停留了好一段時間。我好想他，我想跨過去，但我知道我現在過不去，也不應該過去。生與死之間的界線如此模糊又真實。

　　有如想要跳開這份思慮般，我選擇與綠色對比的黃色，間雜著些許褐色以及黃綠色，揮灑出這片與山脈連結的大地。看似寸草不生，若有機會踏上這片土地，便能清楚從雙腳感受這一切悲喜所代表的，令我尊敬不已的生命力。看，有株蜿蜒崎嶇生長的樹，用盡方法，發展嶙峋的根莖枝幹，在這片土地之中，汲取所能汲取的一切，困難但盡力的往天空延伸。樹根在土壤中痛苦的攀爬，因著土中不同的養分而變色；看似斷裂之處，實是難以得見，更深的埋入。自從踏進癌症的世界，我們便在其中竭盡所能的尋求各種資源，即使有時被吞噬，也只能在掙扎浮出之後繼續向前。我無法知道我們即將遭遇什麼；我們做的，只能是盡力轉化遇到的苦痛，享受到來的喜悅；感恩好的，放下不好的，讓自己繼續往前走。

(三) 見證寫作

你好嗎？
你好嗎？
你好嗎？
我們的那段時光，長成了一棵樹。
從我還小的時候，你看著我，
到你離開的時候，我陪著你。
那時候真的好辛苦啊，
我們在一起，我很高興我們都一直在一起。

樹，繼續成長，
越來越茂盛了，
我看見種子即將乘風而去。
去吧，去到任何需要的地方，
成為另一棵樹，屬於別人獨一無二的一棵樹，
在不同的土地上，發展自己的根，長出自己的葉，走出自己的路。

而你都在。

你看著我，輕輕的。

　　我靜靜領受這段創作歷程給予我的感覺，既喜且悲，有些記憶淡去了些，內心的糾結依舊深刻；悲傷不會消失，但因為我的成長，內在變得更大了，所以除了悲傷，我可以為自己，放進我想要的，到自己體內。當我拾起各種綠色，無意識的讓自己在樹枝的頂端點上葉子，一開始謹慎有序的跟從枝幹，到後來無法抑制的擴散，越點越多，越點越多；葉片似乎變成種子，脫離了樹枝，四處飛舞，及至代表生死界線的山脈各處。我想起一開始，只是想要運用藝術的力量陪伴爸爸，在愁苦的灰暗中嘗試增添一絲不同的色彩；後來發現自己從中獲得太多療癒的力量，甚至療癒了家人。現在有機會將這歷程分享出版，讓更多人看見藝術在悲傷失落所發揮的力量！藝術幫助我跟從本心，讓我見證到抱持良善的初衷，踏實前進，便會越走越豐盛、越深厚。

　　樹根們汲取的養分有了去處，滋養出繽紛的葉片，而葉片也開始滋養了樹；這裡長出了屬我們的苦難之樹。枯樹無葉，亦是走向生命終點的一種形式；而我們有幸因著藝術陪伴的歷程，轉化出不同的形態，重新整合生命中的種種養分，綻放出新生的綠葉。爸爸雖然已到了另一個世界，但這段歷程與所有作品，至今仍陪伴著我，成為我生命中非常重要的支持。和爸爸一起走過的這段旅程，讓我更深的體會藝術的力量，更堅定自己從事藝術治療工作的信念。枝葉依舊繁茂，源源不絕，有如爸爸以不同形式持續存在，也在我的身邊。

參考文獻

王秀絨（2016）。藝術治療理論與實務。臺北：洪葉。

江孟蓉（譯）（2013）。療癒，從創作開始——藝術治療的內在旅程（原作者Allen, P. B.）。臺北：張老師文化（原著出版於1995年）。

吳明富（2010）。走進希望之門：從藝術治療到藝術育療。臺北：張老師文化。

吳明富（譯）（2013）。藝術本位研究：從研究的觀點看創造性藝術治療（原作者McNiff, S.）。臺北：五南（原著出版於1998年）。

吳明富（主編），吳明富，徐玟玲（2016）。藝術治療工作坊——媒材

應用與創作指引。臺北：洪葉。

吳明富（審閱）吳明富，陳雪均，江佳芸（譯）（2018）。**正念與各類型藝術治療：理論與實務**（原主編Rappaport, L.）。新北市：心理（原著出版於2014年）。

吳明富（審閱），周大爲、吳明富（譯）（2017）。**工作室藝術治療：藝術本位治療取向**（原作者Moon, C. H.）。臺北：洪葉（原著出版於2002年）。

吳明富（審閱），吳明富、吳怡萱、李以文、林正寰、林栩如、游于嬅、葉美秀、鄭曉彤，劉世萱（譯）（2014）。**藝術本位團體治療：理論與實務**（原作者Moon, B. L.）。臺北：洪葉（原著出版於2010年）。

陳美琴（審閱），金傳衍（譯）（2018）。**表達性治療連續系統**（原作者Hinz, L. D.）。臺北：洪葉（原著出版於2009年）。

章薇卿（譯）（2007）。**走在失落的幽谷──悲傷因應指引手冊**（原作者Neimeyer, R. A.）。新北市：心理（原著出版於1998年）。

蘇完女、林秀珍（2010）。從意義建構觀點談喪親者的哀傷調適歷程。**諮商與輔導**，*294*，46-51。

BAT-Or, M., & Garti, D. (2019). Art therapist's perceptions of the role of the art medium in the treatment of bereaved clients in art therapy. *Death Studies*, *43*(3), 193-203.

Puurveen, G., & Phinney, A. (2019). Confronting narratives of loss: Art and agency in dementia and dementia care. *BC Studies*, *202*.

Sagan, O. (2012). Connection and reparation: Narratives of art practice in the lives of mental health service users. *Counselling Psychology Quarterly*, *25*(3), 239-249.

Stroebe, M. & Schut, H. (2010). The dual process model of coping with bereavement: A decade on. *Omega: Journal of Death & Dying*, *61*(4), 273-289.

Walsh, S. M., Radcliffe, R. S., Castillo, L. C., Kumar, A. M., & Broschard, D. M. (2007). A pilot study to test the effects of art-making classes for family caregivers of patients with cancer. *Oncology Nursing Forum*, *34*(1).

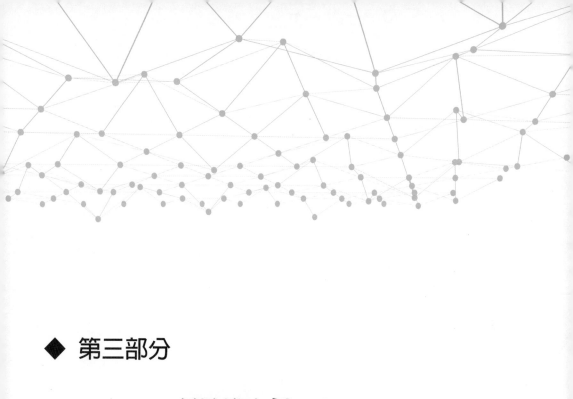

◆ 第三部分

關照他人

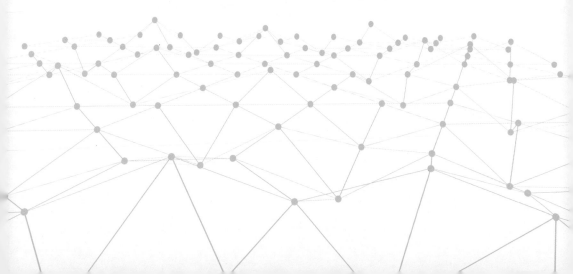

第九章
大學生自我成長團體和工作室三部曲創作的相遇

葉欣怡

一、初心：從生命幽暗之境啟程

　　自幼開始，我便是大人眼中聰明且口齒伶俐的孩子，在「囝仔人有耳無嘴」的文化裡，父母伺候的藤條大餐不曾少挨，而爸媽工作很忙，極度希望孩子循規蹈矩，出人頭地，鮮少有時間用心理解一個孩子的想法和感受。

　　18歲前的我內心孤獨，很渴望被愛，當時的自己並不清楚內心的渴望，一直到離家北上求學，和大學室友一起住，我獨特的靈魂才全然的被接納、理解和喜愛，孤獨的孩子終於開始有了一個家。

　　過了四年身心飽滿的好日子，大學好友們各奔前程，當時的我頂著旁人「她研究所考什麼上什麼」的羨慕眼光，內心真實卻是動盪不安，我得離開真正的家，在溼冷的臺北獨自居住，重新適應生活；同時也從自由學風的一般大學進入正經八百的師範體系，硬生生將我的奔放關進鳥籠，一方面覺得自己得獨立，一方面搞不懂自己為什麼前程起飛人卻不好，內心混亂無所依歸，說不清內在怎麼了。

　　於是，我默默將自己放逐，不和任何人深刻交流，研究所下了課就躲在房裡不停不停的作畫，不是畫什麼厲害的寫實素描，畫的就是滿腔洶湧的情緒，熊熊燃燒的內心能量投注在一張又一張的畫紙上，彷彿世界只有我自己，再無其他。我不與人溝通，只是不停的畫，做完維持現實生活所需的上課、吃飯、睡覺，就是畫畫，就這樣活著好一陣子，幾個月，甚至半年，我發現自己好像願意敞開內心一些，願意再對世界有點耐心，透過

藝術創作，好像自然地撫慰了我痛苦不堪的心靈。

當我願意重返人類世界，偶然在國外期刊閱讀到藝術治療師帶領高風險青少年進行繪畫，協助孩子排解在現實中的憤恨與痛苦，創造正向的生命經驗，而他們使用的是一種名為「工作室三部曲」（Open Studio Process）的創作方式【註1】。當下，我相當感動，欣喜於青少年的蛻變，另一方面也對於工作室三部曲的威力充滿好奇。我自己因為藝術創作而成長，在地球另一端的人們，也因著藝術表達開啟了全新人生，使我更想進一步探索藝術創作的療癒力量。

而後，我參與了工作室三部曲的創作與寫作團體：在創作中，內心混亂且不知名的情緒，在與藝術媒材互動的一筆一畫中，自然地被梳理、統整和接納。透過工作室三部曲的創作模式，對於「我是誰」、「我用什麼樣的方式在活著」、「我內心的渴望」更加深入地被探索，創作後的作品也總是令我感覺心滿意足。

創作過程中豐富且充滿療癒的心路歷程，是因為我與其他團體成員本來就喜好藝術，才能從中感受到心靈成長嗎？如果是一般人運用工作室三部曲，也會有所收穫嗎？其他人運用工作室三部曲進行創作和寫作時，內心的經驗是什麼？一連串的探問，像冒泡泡般不斷地在心裡浮現出來。

然而，就在我生命遇見工作室三部曲時，同一時期，我也在大學諮商中心裡進行心理諮商的實習，滿腔熱血希望能幫助個案，將工作室三部曲介紹給更多人，於是，我在實習單位（大學心理諮商中心）裡開始推行「藝術與心靈的對話——藝術創作與自我成長團體」的主題活動和研究調查，來參加的學生，有一半是大學生，另一半是碩博士研究生，八位成員都是對主題有興趣自願參與的人。

從團體成員中，我徵求自願受訪的三名對象，一對一個別進行深入訪談，以便了解個人主體的內在經驗。藉由受訪者的分享，得以一窺其作品

【註1】 國外期刊為美國藝術治療期刊第22期中的「以工作室三部曲作為社會行動：高風險青少年方案」。Block, D., Harris T. & Laing S. (2005). Open studio process as a model of social action: a program for at-risk youth. *Art Therapy: Journal of the American Art Therapy Association, 22*(1), 32-38.

樣貌、創作歷程中的個人內在經驗，同時探討工作室三部曲的創作經驗對於自我覺察和自我賦能的影響。

二、行動：陪伴成員踏上doing的創作之旅

上節所述在大學諮商中心裡進行的「藝術與心靈的對話──藝術創作與自我成長團體」，邀請到領有美國合格藝術治療師執照的吳明富教授擔任團體領導者，吳教授也持續接受工作室三部曲創始人Pat B. Allen博士的督導，我則是研究執行者和協助團體行政事項的角色。

成員每週參與團體聚會一次，每次2小時，持續八週，總共進行七次工作室三部曲創作，以及最後一次回顧作品和結束團體。每週活動流程為靜觀冥想→工作室三部曲→Q & A問答時間，工作室三部曲創作為活動核心。

媒材部分，每週領導者會為大家精心準備一種媒材，並且介紹當週媒材的特性和使用方法。八週的團體聚會，曾使用過的媒材多元豐富，包含粉蠟筆、火柴棒＋蠟燭、壓克力顏料＋糨糊、雜誌拼貼、彩色墨水＋燕皮紙、攝影、T恤彩繪、明信片等等。

(一) 團體成員的工作室三部曲創作旅程

1. 成員志翔的創作旅程：工作室三部曲VS壓克力顏料

壓克力顏料的使用方式為現場提供壓克力顏料紅、黃、藍三色，成員不使用筆、以臉、手掌、手肘、腳等身體部位直接接觸顏料，調和成任意顏色，在全開壁報紙（78 cm×108 cm）上創作。

志翔的創作意圖：創作友情。

志翔的作品：

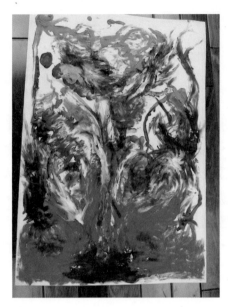

圖1

志翔的見證寫作：

　　這把火從深處燃起，烈紅的火焰燃燒著，熊熊地燃燒著，深情的火焰燃燒出去為藍色、為紫色，我想它是代表著灑脫，灑脫也在奔放著。從底部的紅色燃燒出去的是三種不同個性的火焰，但耐人好奇的是這三個截然不同的火，卻如此有默契的相配合。

志翔在訪談中分享的內在經驗：

　　在首部曲「意圖寫作」時，當天的生活影響我「想」創作什麼，因為晚上要和好久不見的朋友吃飯，不太確定彼此還熟悉嗎，心情有點忐忑，於是決定創作「友情」。

　　在二部曲「投入正念創作」時，我想著友情，順著當下的直覺和想法，沒有先設計畫面內容，先畫一步之後，再決定下一步，順其自然，讓潛意識帶著我走。

　　直接用手接觸「壓克力顏料和糨糊」的感覺很好，很像在海邊玩沙

子，溼溼的有水，有種吸引力會讓人一直想去觸碰，舒服又迷人，很快樂，也很嗨。

　　畫紅色時，心情激昂，像火一樣亂燒，而畫藍色時，感覺內心收斂冷酷。心情隨著不同顏色和圖像的出現，一直在變化，內在感受著和朋友間的友情，紅色的火象徵熱情的友情，藍色的火代表男人間的義氣，收斂而不外放，藍色沒有那麼奔放，反映著雙方是否依然熟悉的懷疑，紫色作為紅藍兩火間過渡的和諧，黑色是火下的薪柴。

　　一小部分時間，構思如何用色和安排畫面結構，使得作品具有美感：橘色補強紅色，而紫色來協調紅色與藍色。在表現火焰燃燒時，也刻意讓兩邊不對稱。

　　三部曲「見證寫作與朗讀」時，見證寫作寫來容易，像看圖說故事，內容也可以反映我的內心；在朗讀時，能感受到自己的情感在團體中表達出來。在欣賞別人作品時，一方面對於自己作品缺乏美感而感到自卑，一方面也自我鼓勵用「創作來認識自己」。

2. 成員尚軒的創作旅程：工作室三部曲vs蠟燭和火柴棒

　　蠟燭和火柴棒的使用方式為，以蠟燭點著火柴或用火柴盒邊點著火柴，待火熄滅後，火柴自然成為炭筆，運用其在牛皮紙袋上作畫。

尚軒的創作意圖：知道這幾年來我和妳的關係。

尚軒的作品：

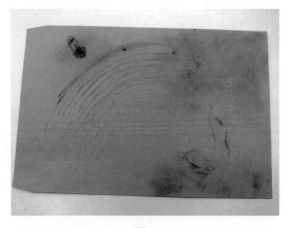

圖2

尚軒的見證寫作：

我的仙女啊，那是我的仙女，她穿著繡花，穿著繡花鞋的仙女，可是她太高了我碰不著她，我只能跪著磕頭求她下來陪我玩。仙女啊，妳這麼美又這麼有智慧，當我的老婆好不好？

仙女就說：呃……這……，

我又說：妳聽過金庸嗎？金庸小說裡面天龍八部啊有個不成材又不好好學武的段譽，有一天他在山洞裡遇見了他的仙女姊姊，一旁的碑文寫著要磕一千個頭，他就真的這麼磕了，然後不僅獲得了武功祕笈，之後還真的遇著了仙女，所以我想我磕一個頭也能遇著妳吧，

仙女：呃呃，這……我們是不同世界的人耶，我們是不可能在一起的，你別白費力氣了。

我說：可是沒有妳我什麼也不想做了，我就是要妳嘛！拜託妳啦～拜託～

仙女看了我一會兒，我一直一直磕頭，一直一直磕頭，直到頭皮都磕出血來了，她還是不下來找我。我已經不知道磕了第幾下了，突然她揮了揮衣袖，樹上的花瓣就灑落一地，打在我的身上，紅紅的分不清楚那是花瓣還是血，但是仙女沒有了，她乘著風離我而去了，只留下腳上那一只繡花鞋。我就看著那只繡花鞋，望了好久好久，我的腳都跪麻了，我不想起來了。

尚軒在訪談中分享的內在經驗：

在首部曲「意圖寫作」中，我強烈地想探索和高中暗戀對象的關係，從高中到現在都持續影響我的心情。

我在開始創作之前，先回想關於她的資訊，名字，接著聯想到一些和名字有關的圖像，如彩虹、櫻花，也想到她曾穿過繡花鞋，就決定創作這些圖像。

二部曲「正念創作」時，我點燃火柴，非常專注盯著燃燒的火焰，想著過去和她的相處與互動。我覺得火柴燃燒的時間太短了，還來不及感受完和她的點滴，就結束了，好像被迫接受這樣的結束，必須得開始下個動作了（尚軒在火柴火焰熄滅後，仍持續注視著火柴，凝視許久，才開始創作）。

我畫出彩虹、櫻花、繡花鞋來代表她，她的名字有彩虹和櫻花的意

象，也曾穿過繡花鞋，而屈膝的男人是我自己，她在高我在低，是一種上對下不平等的關係，她高高在上美麗動人，而我屈膝磕頭，好卑微的自己，一直在祈求仙女的憐憫，仙女姐姐遙不可及啊。

創作時，腦袋想著我和她，心裡面很多感覺，火柴熄滅之後，我還看了很久很久，都忘記時間，還不斷聞到火柴的味道。

看著男人在低處屈膝彎腰，磕頭祈求天邊高處彩虹的憐憫，深刻感受到我和她之間距離如此遙遠，男人跪到腳麻、磕頭磕到流血的痛，也深深衝擊內心，好不平等上對下的關係啊！

發現到關係的不平等，沒有特別難過，反而是在創作時很投入，全心投入，讓我感到平靜又專注。

第三部曲「見證寫作和朗讀」時，我在書寫中明白了暗戀的苦，而朗讀讓我立刻進到內容文字的情感中。每次我在團體中大聲朗讀自己的文字時，感到既驕傲又開心。在聆聽他人的見證寫作時，有時我還沉浸在自己完成作品的喜悅裡，有時會去觀察別人朗讀時的反應來了解對方。

3. 成員佳穎的創作旅程：工作室三部曲VS雜誌拼貼

雜誌拼貼的使用方式為，隨意瀏覽現場各類雜誌，雜誌中某段文字或某個圖片吸引住目光，立刻剪下，全部先剪完再一起拼貼至圖畫紙。

佳穎的創作意圖：無意圖創作。

佳穎的作品：

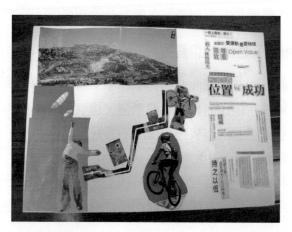

圖3

佳穎的見證寫作：

> 出發，上路，開放和尊重他人，Profession & Passion一起，只要上路沒有到不了的路，持之以恆，目標確定後，所有資源為我所用，享受生活中簡單的東西，上路吧騎士！

佳穎在訪談中分享的內在經驗：

在首部曲「意圖寫作」，憑著當下直覺，我創作當天的想法、心情和生活事件「騎腳踏車」，在團體中好好感受與沉澱生活中細微不起眼的片刻。

二部曲「正念創作」時，我完全專注在雜誌素材裡，直覺篩選圖片與文字，將最近聽演講縈繞腦中的想法呈現出來，整理出重要的精華：「人生要有夢想，追求夢想要持之以恆：只要上路，沒有到不了的路」、「Profession & Passion兼具，缺一不可」、「學會開放與尊重他人」、「學會享受生活中簡單的東西」等等。思緒獲得統整與摘要，更加確立原先腦中的人生價值：「目標確立後，所有資源為其所用」與「有時需要回頭看看，有可能自己忽略了些什麼」。

我憑著直覺一步步開展，沒有預設立場，也沒有一定要什麼圖像，做出來與當初想像的不同，都覺得沒有關係。當剪下正向積極的字詞時，內心也受到鼓舞和激勵。

第三部曲「見證寫作與朗讀」寫作時，我的心情與拼貼創作的時候一致，在朗讀時，我能夠清楚感受到文字背後承載的情緒和力量，再加上朗讀聲音的表達，情感張力更加強烈，使我甚至想落淚。

(二) 陪伴成員創作上路後的看見

在成員參與工作室三部曲的創作旅程中，每個人獨特的思考風格、生命經驗、內心特質在創作歷程裡展露無遺，儘管萬千姿態百花齊放，仍能從中一窺工作室三部曲創作旅程所帶出的經驗本質與特點，如下所列：

首部曲「意圖寫作」中的看見：

1. 自我定向的易與難：進行意圖寫作，內心期待由他人來分析自己作品的成員，在決定意圖時多半困難，而相信「表達」自身內心即充滿意義的

成員，決定起來比較容易。

2. 書寫意圖自由無限：意圖寫作的內容，有人以當日心情狀態或生活近況的所思所感作為創作意圖，有人則偏向主題式的來處理長久以來的內心議題。

二部曲「正念創作」中的看見：

1. 專注的心流經驗：在創作時，成員多半相當專注在自己的創作裡，較少注意團體其他人，有時甚至會進入心流經驗中，投入每一刻正在進行的動作，感到愉悅而快樂。

2. 創作過程與創作意圖的一致性：創作過程與創作意圖具有一致性，無論當初創作意圖如何產生，一旦寫下創作意圖，成員的創作旅程大致上依循著創作意圖所指的方向前進。

3. 意識與潛意識的不斷交織：仰賴直覺，有如兒童玩耍般自由的創作，是普遍出現的創作方式。在創作中潛意識會自然流動，影響著創作內容，以及成員和媒材互動的方式，成員超越當下時空，進入主觀世界，創造出獨特而豐富的個人內在經驗。當潛意識素材浮出意識時，常會讓創作者有所反思，進而產生自我覺察。

4. 由媒材促進的豐富經驗與強烈感受：不同媒材的特性和運用方式，會影響創作過程，好比直接用手觸碰壓克力顏料與用筆刷塗壓克力顏料，帶給成員的感受不同；而且隨著成員的個別差異，相同媒材同樣使用方式，也可能產生截然不同的內在心理經驗。同時，成員和該媒材有所共鳴，媒材本身特性能幫助成員表達內心，或者帶來主觀正向的體驗，會使成員對當次創作留下深刻的印象。

5. 投射想法與情感：創作圖像反映著成員內心重視的議題，思索「自我」與「關係」，如：人生信念、價值觀、家庭關係、友伴關係等，因創作意圖而起的感受和想法，很容易投射在作品中，隨著自身圖像的發展，感受也隨之變化。成員普遍能感受到由意圖而生的強烈情緒，讓情緒得以抒發不被壓抑。

6. 正向情緒經驗：創作過程為成員帶來許多正向的情緒經驗，如平靜、開心、有趣與好玩等，也憶起過往生命中美好的體感經驗，如手摸壓克力好似玩沙溼溼的。

三部曲「見證寫作與朗讀」中的看見：

1. 文字表達內心：大部分成員見證寫作時仍然延續創作當下的心情，有些成員在書寫中內在話語不斷冒出，因此帶來自我覺察。成員多半能順利書寫，認爲書寫內容能夠反映當下的狀態與心情。

2. 朗讀加強感受：在朗讀見證寫作時，成員們普遍覺得朗讀強化了內在情感，能清楚感受到自己的情緒，一致認爲朗讀過程是內心情感的「表達」。如同一般團體發展歷程，當團體越到中後期，願意朗讀和願意在團體中分享見證寫作的成員越多。

3. 帶著單純好奇的見證：在見證他人作品時，成員多半抱持著好奇，試圖從創作中來了解團體其他創作者的特質與內心狀態。

(三) 看見之後研究者的個人反思

工作室三部曲的設計，使每個人生命歷程的多元得以展現，沒有過多限制，而且無論創作者做出什麼，團體都給予尊重與聆聽，帶著友善與好奇的見證，一如工作室三部曲所追求的境界，讓人們透過藝術創作，仔細傾聽內心的聲音，並讓內在靈魂得以發聲，有了身心涵容的空間。

根據成員的內在經驗，從意圖寫作的自我定向、創作歷程、投入創作的程度、自由書寫見證文字等，一切都是由創作者自行決定，團體領導者在創作過程中僅是協助和催化，領導者同時也是參與者，也在經歷自己的創作旅程。要踏上何種的創作旅程，創作者擁有極大的主導權，讓工作室三部曲「自我導向」的色彩相當濃厚。

在團體成員相互尊重的前提下，涵容個人的獨特性，支持個體自我導向，工作室三部曲的設計本身即傳遞了如此的價值，相信每個人爲自己創作旅程的定向，賦能創作者，在促進個人自我發展與自我肯定的道路上，工作室三部曲帶來了正向的影響。

三、慶祝——見證寫作

(一) 在創作中遇見自己：開始感受、覺察和欣賞內心

　　藉由三位成員的深度訪談，發現在參與工作室三部曲的創作旅程之後，成員不僅提升了對內在感受和想法的覺察，也產生自我肯定和賦能的效果。

1. 感受內心能量的源頭：志翔

　　志翔在創作中，感受到內心奔放的情感，思考朋友如何影響自己的人生抉擇。同時，創作出畫面視覺能夠表達內在感覺的作品，使志翔獲得很大的成就感。

　　作品圖像中的熊熊烈火，使志翔感受到自己對好友的情誼如火焰般炙熱，持續燃燒著，也肯定了自身情感奔放的特質。

　　藉由這次的創作我可以讓自己感受到，我其實算是比較奔放、具有奔放情感的人，然後也肯定了自己對朋友的那種情感啊。

　　志翔覺察到自己非常重視朋友，無法完全只顧自己的目標，會為朋友做出必要的犧牲。

　　可是如果你必須考慮到朋友的話，有時候就是必須犧牲掉，自己會放棄一些原本想要去做或是應該去做的事情，所以我會覺得自己還是沒有辦法變成那種，朝著我的目標一步一步邁進的那種人，我覺得還是會受到朋友的牽掛吧。

　　投入創作和完成作品，能使志翔自我肯定，並且對於作品感到欣賞與認同。

　　我最滿意就是這件啊，就是畫的不錯，而且很喜歡那種接觸的感覺。以配色，以整幅畫的結構來講，我覺得還不錯啊，然後我要表達的東西也有表達到了，我覺得是真的很有關連的，就是真的有把我的感覺好像有畫出來的感覺。

2. 覺察是療癒自我的開始：尚軒

　　透過創作，幫助尚軒創造一個心理距離，得以重新看見過去的自己，

發現潛意識的深層感受，增進意識認知上的自我覺察，進而促成改變的決定和行動。

尚軒看著作品圖像時，無須他人的提醒，就覺察到過去的自己受傷慘重，仍然繼續讓自己受傷。

因為我一直磕頭，磕著磕著磕到都流出血來了，我都覺得好像真的是耶，因為我曾經就是在這麼多年中試了好幾次、好幾次，可是你知道每一次失敗，再下一次你還要再重新振作的話，都要比上一次花更大的力氣，然後你真的覺得自己好像，真的是已經遍體鱗傷，已經磕頭都磕破皮了，磕出血來了，好像無形中不知道為什麼會這樣子寫，但是還算蠻貼切的反映自己的生活狀況。

尚軒再次在見證寫作中，發現自己在不對等關係裡，很是受傷。

見證寫作又寫下一些很莫名，就是ㄟ怎麼會寫出這樣的東西呢，提醒到自己可能沒有發現的部分，比如說，我可能知道我們關係沒有很OK，可是我沒有想到說，其實這樣的相處關係自己是很受傷的。

當尚軒深刻感受到受傷時，自然地引發療癒和照顧自我的念頭，開啟新行為的可能性。

但是因為我的個性是，我受傷沒有關係，在見證寫作的過程中我發現，喔，其實我自己已經受傷了，我應該也要好好的愛護自己，來照顧自己。

作品永恆保存著創作當時內心的樣態，見證寫作文字亦幫助尚軒更加喜歡自己。完成工作室三部曲的歷程，幫助尚軒欣賞和接納自己的現在與過去。

尚軒在見證寫作中意外發現，沒有刻意雕塑文字，但寫出的文字既有趣又可愛，每每團體朗讀時，常引發大家會心一笑。

覺得我就是一個很可愛的人，我寫出來的東西是這樣子的，就覺得哇好棒喔。你的東西讓別人快樂，然後你看見別人因為你的東西而快樂，你的快樂會更快樂。

尚軒藉由創作，重新經歷過去生命的片刻，欣賞與認同自己過去的軌跡。

這整段回憶都還滿美的，雖然結果不一定是你最想要的，但我還是覺

得很值得，因爲這就是我的人生。

尚軒描述完成工作室三部曲後的狂喜，對身爲記錄者與行動者感到喜悅。

記錄自己的生活，自己的過去，還有自己心裡在想些什麼，然後創作出來又再看見，我覺得看見自己的記錄，是一件很棒的事情，嗯，看見自己留下了這些足跡都很快樂。

人是很善變的，很多想法會一直改變、一直改變，但是那些創作出來的東西它就留在那、就留在那，或許代表當時的想法，或許代表一直以來你不願面對或是一直沒有說出來的東西，它就留在那裡，我覺得可以作爲很好的一個提醒。

3. 堅定內心的信念：佳穎

佳穎在創作過程中發現自我特質，建構價值觀與信念，同時，在創作中格物致知，由「做」中實地感受和領悟出事物的道理。

佳穎拼貼時，整理出生活中聽演講的重要資訊，確立自己信仰的價值觀，包含立定人生志向、對夢想的熱情與堅持、欣賞簡單生活等等。

等於很確定這些東西其實是妳想要的，所以妳才會在這麼有限的時間內去抓出這些關鍵，

(1) 在妳目標確定以後，所有資源就會爲妳所用，

(2) 只要上路沒有到不了的路。現在看還是很有感覺，那時候看就很有感覺了，那關鍵就是妳要持之以恆，

(3) 妳要學會去reduce那種，或是enjoy那種單調的味道，它有它的美

佳穎從剪貼雜誌裡，領會到「當確定目標時，便能專注在有效資源上」的道理。

因爲妳目標不清楚的時候，妳根本不知道妳要剪什麼，可是如果妳目標很清楚，這份報紙的所有資源你就會想盡辦法把它剪下來、撕下來。

領導者讓成員們運用創作時剩下來的拼貼素材，進行第二次再利用，來創作見證寫作。在創作過程中，佳穎領會到「有時廢棄物中也有珍寶」的道理。

第一次妳要很專注的在一件事情上面，妳可能會忽略掉很多東西，可

是第二次給你重新審視的時候，某一些東西又會再被妳抓出來，可抓出來的東西可能還是很像，但是它可能前面被妳忽略掉了。這跟你在做事情態度上面是一樣的，有時候妳要再回頭看看，有時候也許是你忽略了什麼東西。

(二)回到原點，思索核心

工作室三部曲創始人Pat Allen（1995）深信內心創造源頭的存在，是每個人與生俱來的生命能量，跟隨創造性源頭，能夠帶來療癒性的改變，釐清生活中的處境。藝術治療大師McNiff（1998/2006）在文獻回顧中也提到藝術治療回歸藝術經驗核心的重要性，倡導研究重點為「藝術創作過程」與「藝術表達」。

從本團體成員的訪談中發現，工作室三部曲的設計，幫助參與者一步步靠近內在創造性源頭：首部曲書寫意圖為自我旅程定向，二部曲正念創作，成員進入專注的心流經驗，優遊於獨特的個人想像世界，在意識與潛意識交織下，玩耍般的創作著，自然投射出對於意圖的想法，內心情感自由的流動，進而達至覺察，三部曲見證寫作和朗讀，透過書寫來傾聽內在，更在團體中朗讀出來，整體身心真實接觸發自內心的聲音。整體而言，工作室三部曲確實協助了創作者進入藝術經驗的核心，與內心的創造源頭產生連結，帶來療癒性洞察的可能。

高風險家庭的青少年參與工作室三部曲團體創作，自尊獲得提升，學會不批評與尊重他人、內在情緒衝突得以抒發等（Block, Harris, & Laing, 2005）。在本團體中的成員，為社會發展良好和認知高功能的青年，這樣相對發展良好的群體，從工作室三部曲的創作中，亦能獲得對問題的重新框架與思考、內心情感的宣洩、發現自我特質與建構自我價值觀、獲得成就感與自我賦能等，顯示工作室三部曲不僅適用於社會適應與身心需關懷的族群，同時在一級預防層次也能增加保護因子，促使自我肯定和自我賦能，對於一般大學生和青年有所助益，能夠支持人們身心健康發展。

如同工作室三部曲的核心精神一樣，因著每個人多元的生命經驗，創作意圖也是充滿個人特色，而且每個人每一次進行工作室三部曲的創作旅程都是當下獨一無二的生命片刻。運用工作室三部曲的方式進行創作，可

以放下對作品的好壞評價，純粹感受藝術創作的當下，探索每個人與生俱來、充滿活力的創造性源頭，回歸到內在的本質。

參考文獻

江文慈（2004）。大學生的情緒調整歷程與發展特徵。教育心理學報，**35**（3），249-268。

江孟蓉（譯）（2013）。療癒，從創作開始——藝術治療的內在旅程（原作者Allen, P. B.）。臺北：張老師文化（原著出版於1995年）。

吳明富（譯）（2006）。藝術治療研究法：以藝術為基礎的研究法（原作者McNiff, S.）。臺北：五南（原著出版於1998年）。

吳明富（2010）。走進希望之門：從藝術治療到藝術育療。臺北：張老師文化。

吳芝儀、李奉儒（譯）（2008）。質性研究與評鑑（原作者Patton, M.Q.）。嘉義：濤石（原著出版於2002年）。

李維倫、賴憶嫻（2009）。現象學方法論：存在行動的投入。中華輔導與諮商學報，*25*，275-321。

尚榮安（譯）（2001）。個案研究（原作者Yin, R.K.）。臺北：弘智（原著出版於1994年）。

陳麗芳（譯）（2003）。靈魂調色盤——讓內在的藝術家活躍起來（原作者Malchiodi, C.A.）。臺北：生命潛能（原著出版於2002年）。

賴念華（1997）。成長團體中藝術媒材的介入：一個成員體驗的歷程分析。教育心理學報，*29*，233-258。

Allen, P. (1995). Coyote comes in from the cold: the evolution of the open studio concept. *Art Therapy: Journal of the American Art Therapy Association, 12*(3), 161-166.

Allen, P. (2005). *Art is a spiritual path: Engaging the sacred through the practice of art and writing*. Boston: Shambhala.

Allen, P. (2008). Commentary on community-based art studios: underlying principles. *Art Therapy: Journal of the American Art Therapy Association, 25*(1), 11-12.

Block, D., Harris T. & Laing S. (2005). Open studio process as a model of social action: a program for at-risk youth. *Art Therapy: Journal of the American Art Therapy Association, 22*(1), 32-38.

Henley, D. (1995). A consideration of the studio as therapeutic intervention. *Art Therapy: Journal of the American Art Therapy Association, 12*(3), 188-190.

Kramer, E. (1986). The art therapist's third hand: reflections on art, art therapy, and society at large. *American Journal of Art Therapy, 24,* 71-86.

Malchiodi, C.A. (1995). Studio approaches to art therapy. *Art Therapy: Journal of the American Art Therapy Association, 12*(3), 154-156.

McGraw, M. K. (1995). The art studio: a studio-based art therapy program. *Art Therapy: Journal of the American Art Therapy Association, 12*(3), 167-174.

McNiff, S. (1995). Keeping the studio. *Art Therapy: Journal of the American Art Therapy Association, 12*(3), 179-183.

Moon, C.H. (2002). *Studio art therapy: cultivating the artist identity in the art therapist.* London: Jessica Kingsley.

Quail, J. M. & Peavy, R.V. (1994). A phenomenologic research study of a client's experience in art therapy. *The Arts in Psychotherapy, 21*(1), 45-57.

Wix, L. (1995). The intern studio: a pilot study. *Art Therapy: Journal of the American Art Therapy Association, 12*(3), 175-178.

第十章
中年危機婦女的心癒處方——
「夢工作室三部曲」

李巧度

　　「夢工作室三部曲」（Dream Open Studio Process，簡稱DOSP）是以「工作室三部曲」結合「夢工作」的藝術治療模式。本文以一位中年危機婦女的五則夢境爲例，詳述「夢工作室三部曲」如何做爲深層心靈的療癒處方。首先在「初心」，重點在於說明何以「工作室三部曲」特別適合運用於「夢工作」，以及我關注中年危機婦女的原因與工作目標；而「夢工作室三部曲」的執行步驟、方法，以及案例會放在「行動」中呈現；研究歷程之覺察與反思，將歸納於「慶祝」的段落中；最後在「反饋」提出個人粗淺的心得與建議。

一、初心 —— 當中年危機婦女遇見「工作室三部曲」

　　以藝術行動輔助「夢工作」早已爲各治療取向所認同與運用，透過圖像或藝術的方式呈現出夢境內容，讓案主的無意識或內在世界，以視覺刺激的方式跟治療師進行對話與溝通，對於自我探索與降低焦慮有明顯的助益（朱惠瓊，2011）。眾所周知，佛洛伊德（Sigmund Freud）強調將夢境內容具體視覺化；榮格提出「積極想像」讓夢境完整的呈現；完形治療鼓勵將夢境演繹出來，促進夢者打開覺察的視角；人本取向著重夢在自我成長與實現上的影響；存在藝術治療認爲以作品與夢境互動是創造自我意義的旅程；客體關係大師溫尼考特（Winnicott）擅長以塗鴉的方式與病童

進行夢工作，蒐集兒童無意識資料做爲評估與處遇，以達到良好的治療效果。「工作室三部曲」的創始人Pat Allen亦經常透過書寫與創作回應自己的夢境，以此做爲生命探索與自我關照之道。

我於2002年開始記錄自己的夢，同時在宗教、人文藝術領域蒐集夢的多元面貌，朋友常戲稱我是夢的拾荒人。我認爲夢與藝術是心靈的孿生子，夢就是藝術，是無意識的即興藝術展演。詩人、藝術家、哲人無不讚揚夢是靈感的泉源，而榮格學派的治療師則認爲造夢者是內在人格的核心，「積極想像」是「睜著眼睛做夢」，藝術的想像與創造在心靈的超越功能上具有重要力量（申荷永，2004）。多年來，我透過夢境紀錄與藝術創作反思生命經驗，做爲自我身心靈整合之途徑，拙著《夢的藝術自療——大人的入夢書》於我藝術治療進修期間出版，我深深地體會「工作室三部曲」不僅可以做爲心靈保健的預防性療癒（吳明富，2010），也很適合連結「夢工作」以轉化人生中的危機所帶來的焦慮。

(一) 為何「工作室三部曲」適合與「夢工作」結合？

1.「工作室三部曲」是轉譯夢影像的絕佳方式

夢的經驗既主觀又眞實，在這座夢劇場中，做夢者分飾夢裡夢外所有的角色（楊夢茹譯，2007），就像所有的藝術經驗、語言經驗、歷史經驗一樣，夢的體驗難以科學化或系統化，卻是眞理顯現其自身的方式（黃光國，2001）；夢讓我們感知靈魂的存在，與生命的活力相連，卻永遠無法成爲調查或科學討論的客體（連芯、徐碧貞、楊菁薷譯，2021）。然而，夢境內容總是模糊難懂，對於多數人來說，難以窺見夢所要傳達的訊息與目的，需要透過一套方式先進行加工，「工作室三部曲」特別能夠將夢中影像素材轉譯爲可辨識的文本，讓當事人能夠透過自身的故事認識未知的自己（江孟蓉譯，2013）。

2.「工作室三部曲」是重視身心靈關照的整合型療癒

夢涉及生理、心理與靈性廣闊的全人整體，「夢工作」有其古老的療癒傳統，即使在現今，「夢工作」不僅是心理治療，更是一種靈性療育；而「工作室三部曲」也是一種協助靈性轉化的技術，它的核心要素是

意圖與見證，並將正念融入藝術經驗中（吳明富、陳雪均、江佳芸譯，2018）。因此，「工作室三部曲」能夠與「夢工作」的深層心靈交會契合。

3.「工作室三部曲」是正念而安全的「積極想像」

　　Allen認為藝術治療的介入在於協助個案表達自身經驗的真實，而非執著作品視覺上的美醜好壞，夢透過影像與隱喻讓靈魂說出內在的事實（江孟蓉譯，2013）；一如馮・法蘭茲（Marie-Louise von Franz）強調，練習「積極想像」是為了得到關於自己的真理，不可過度於內容的美感細節（易之新譯，2011）。Allen重視深層心靈的想像與再創造，並認同榮格「積極想像」的心癒功能，她說：「在夢境中或做白日夢時，我們會將影像重組整合，並將之貫串為故事，榮格的『積極想像』是『夢想前方的夢想』（dreaming the dream onward），是一種可以矯正自己迷思與故事的方式。」（江孟蓉譯，2013）我們或許可以說，榮格的「積極想像」是藝術性的「夢工作」，而Allen的「工作室三部曲」是正念而安全的「積極想像」。

4.「工作室三部曲」結合「夢工作」是一創新的療癒組合

　　「夢工作」的實務運用在各家心理學派發展中頗有成果，然而大部分的「夢工作」偏向以口語表達方式進行。「工作室三部曲」能夠滿足創作上安全的需求，具有降低創作抗拒的因子（吳明富，2010），「夢工作」與「工作室三部曲」都是讓內在真實呈現並認識自己的方式，將兩者結合為「夢工作室三部曲」，不僅具備釋夢理論的基礎，也與「工作室三部曲」的靈性技術之核心精神相輔相成（吳明富等譯，2018）。

(二)關注中年危機婦女的原因與工作目標

　　我本人已年逾50，歷經多次生活重大變故，將自己歸類於中年危機婦女絕對名符其實。幸運的是，我一直有藝術與信仰做為生命的中流砥柱，讓我有力量面對中年的難關與挑戰。而我也敏銳地發現，身邊諸多中年婦女不定時的會對生活產生疲憊感，對於過往擅長的工作感到厭倦與麻

木，面對青春的流逝與體力的衰退有股難以言喻的失落，不敢繼續懷抱曾經憧憬的人生理想（王怡分，2006），嚴重一點的甚至長期服用抗憂鬱與失眠藥物。

依據研究統計顯示，中年婦女所發生的生活重大事件高於中年男性（江麗瑩，2008），換言之，中年婦女的危機機率與發生率大於中年男性。生理上，婦女在中年階段荷爾蒙會有變化，要面臨更年期的徵候與改變；生活上，承擔著家庭中養老撫幼的艱巨任務，以及職場上工作與人際的壓力，還得面對家庭中長者老化與死亡，以及子女離家後的空巢所帶來的存在性恐慌與焦慮。相對來看，社會關注的焦點大多在於老人、小孩、男人或年輕女性，中年婦女是社會上廣大而被忽略的族群。然而，處於中年的婦女大多會極度的想望自由與渴求意義（魏宏晉譯，2013），而且這份渴望經常透過夢境不時發出警訊式的傳達與補償。

莫瑞・史丹（Murry Stein）認為，一個人在年輕時所建立起來的自我認同，會在中年階段面臨混亂的過渡，他稱之為「人格面具重組」（reconstitution of the persona），而這內在價值與特徵的重組，將會依循著夢、幻想等直覺的心理現象進行（魏宏晉譯，2013）。榮格表示，人生後半段的任務是朝向自我與內在無意識的統一，尚未完全整合的內在創傷也會在中年階段伴隨著外在重大事件再度捲土重來。中年危機是個體化過程的關鍵，他自己親身經歷過中年危機，他覺得那段長時間的心理旅程，可以帶領一個人去探索存在的核心，他稱其為自性（Self）的轉機（陳世勳，伍如婷譯，2012）。相同的，Allen在其著作中分享如何以繪畫回應自己的夢境，透過夢境反思她身為藝術治療師的身分與工作，探索記憶，回溯童年與家人的互動，覺察生命中的女性經驗（江孟蓉譯，2013），協助自己度過中年負重的人生階段，追求靈性的滋養與轉化，她說：「藝術創作是一種精神途徑，通過參與創造影像的行為，我們最能探索神性。」（Allen, 2005）

綜上所述，陪伴中年危機婦女探索內在的核心圖像，跨越這一暗潮洶湧的生命過渡階段，使其個體化過程順利發展，便是「夢工作室三部曲」運用於中年危機婦女的主要目標。有了目標，下面我們來看看如何行動。

二、行動——「夢工作室三部曲」的實務運用

　　為使案主能夠順暢的透過書寫與創作來探索夢境，我依據原初的三部曲，調整為五個步驟以推展其歷程。

(一)「夢工作室三部曲」步驟說明

1. 夢境記錄朗讀：將平時所記錄的夢境內容朗讀出來。若平時沒有紀錄，可於當下先將記得的夢境進行書寫，書寫完之後朗讀出來。

2. 創作意圖寫作：將夢紀錄朗讀出來後，寫下此時此刻對於這則夢境的感受、想法、感覺、理解與困惑，以及造夢者的意圖。大約書寫5-10分鐘即可。

3. 投入藝術創作：自由的選擇藝術媒材並進行創作，約30-40分鐘，盡可能衡量案主的能量、體力與創作動力來決定創作時間。

4. 見證寫作與朗讀：回應藝術創作的自由書寫，即回顧藝術創作歷程，寫下自己的身心感受、想法、覺察與體驗，大約書寫5-10分鐘，寫完後朗讀出來。

5. 夢工作對談：針對整個創作歷程及作品進行交流、對話與討論。大約20分鐘。

(二)「夢工作對談」要談些什麼

　　對談是建立在平等而開放的傾聽與交流，也是通往心靈的路。基本上，個案隨時想到什麼都可以立刻說出來，然而，過度的漫談容易失焦，為此我提出八個引導式問題作為對談的基礎。第一、二題，針對藝術創作選擇之媒材、創作歷程與表達意圖來提問；第三、四題，是針對夢境內容與做夢當時的現實生活面向來提問，希望個案能在敘說中連結自己的生命經驗，發現夢的核心焦點；第五、六、七題是回到作品本身，引導案主針對作品圖像積極發揮想像力；第八題是引導案主回到此時此刻，針對當次歷程的體驗以及覺察到的意義做表達。

1. 請問您在「夢工作室三部曲」歷程中選擇什麼媒材來創作？為什麼選這個媒材？您做了什麼？是怎麼創作出來的？說說您創作的過程。

2. 我看到您在創作時有一些動作，當時是什麼心情、想法與狀態？會用這樣的動作來創作，是想要表達什麼？

3. 請您回想一下，做這個夢的那段時間，在生活中有發生什麼事情嗎？

4. 關於這個夢，此刻有聯想到什麼？您想跟內在的造夢者說什麼？

5. 如果您在這件作品裡面，您會在哪裡？您最喜歡作品的哪裡？最不喜歡作品的什麼地方？為什麼？

6. 如果您所創作的這件作品或其中的部分會說話，您想跟它說什麼？它們會跟您說什麼？

7. 如果夢可以改變，您想要改成怎樣？情節或結局想要改變嗎？

8. 請您將這次的創作命名。這次歷程帶給您什麼樣的經驗與感受？對您來說有什麼意義？

(三) 中年危機婦女的內在圖像

　　儘管每一位個體都有獨特而迥異的內在風景，單單一名中年婦女的危機感不足以涵蓋整體中年危機婦女，但是在個別之中必然有其共通而普遍的傾向，透過「夢工作室三部曲」能夠幫助當事人探勘內在圖像，並且在個別性中發現一種普世的面貌與意象，進而看見人我同一的互聯性，即便是痛苦也不是單獨一人的感受（吳明富等譯，2014）。

　　案主小芳（化名），邁入中年後新陳代謝下降，體重逐年上升；四年前開始出現不由自主的點頭晃腦，經醫院檢查診斷為自律神經失調。許多中年婦女患有自律神經失調，徵狀或同或異且罹病原因不明。榮格說：「無意識的存在是千真萬確的事實，它是自律神經，能夠獨立作用。」依據榮格的觀點，自律神經失調意味著無意識存在的「情結」干擾意識，致使個案自己無法意識到卻又受其影響，而自律神經所產生症狀其實是一種訊號，或者說是無意識的聲音在表達自身，它不是毫無意義的（龔卓軍、曾廣志、沈台訓譯，2000）。

　　小芳自律神經失調的表面原因是工作壓力，深層原因或許有可能來自於童年的受創經驗，而到了中年之後這股強大的陰暗力量再度襲來。小芳是養女，從小備受母親疼愛與照顧，但她討厭原生的家庭，害怕聽到別人對她是養女的指指點點。結婚後母親幫她付頭期款買房子，幫她照養兩個

小孩，讓她與先生可以無後顧之憂的上班；母親年老之後，她負起照顧母親的責任，與母親的關係更加緊密，生活的重心都放在老母身上，四年前母親過世，她感到突然空出好多時間，不知道要幹什麼，失落感也在她夢中反覆縈繞，以下是她的第一個夢。

圖像一、彩虹山

夢境朗讀	媽媽變年輕了，帶著我爬了一座山，老家後面的山，山很高，很多層階梯，不難走，一直走著走著，忽然又回到老家，我知道自己生了很嚴重的病，已經快要往生了，心中非常不捨，覺得自己那麼年輕，還有很多事沒有完成，為什麼就這樣要過世，很遺憾，媽媽說要堅強，要勇敢，不管如何。
意圖寫作	我很想媽媽，真的很想，很懷念我的媽媽，因為有媽陪伴是一件很快樂的事。雖然媽媽過世了，可是一直無法忘懷。人的一生無法順順利利，總是有些困境，不快樂，不完全，不如意。
藝術創作	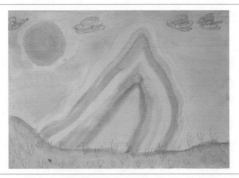
見證寫作	我畫了一座彩虹山，透過彩虹山告訴自己，生命的歷程是不平的，是崎嶇的，但是用明亮的心去對待生命中的每一件事，才是美麗的，要迎向光明，迎向太陽，讓自己的心更美麗。原來媽媽的用意是在這裡。

　　她選擇水彩與蠟筆為創作媒材，畫了一個地平線，接著畫出類似三角形的多彩龐然物，占據畫面的正中央；左上角畫一個黃色的圓，她說母親要她勇敢，所以她用力地畫黃色太陽，彷彿這樣可以獲得太陽能量的加持；最後畫上雲與草，並且將這幅圖命名為「彩虹山」。在對談中，她回憶起母親對她的強勢，小時候不乖就打罵，還會關在屋子裡不讓她出去玩。她說母親這麼做都是為她好，也坦承她自己年輕時為了逃離不快樂的

原生家庭才匆促結婚，婚後她依賴母親協助照料家庭，先生與女兒都說她從小太好命，以致於什麼家事都不會。

　　小芳的圖象讓我想到一則有關母女的希臘神話：女兒波瑟芬妮被黑帝斯擄獲進入冥府，母女被迫分離，母親狄密特為了尋回女兒而大力奔走，祈求天神宙斯介入協調，最終波瑟芬妮每年春天重回大地，冬日白雪覆蓋的季節就表示她在冥府。小芳與母親的依附關係很糾結，卻也因此缺乏獨立性，一股強大的分離焦慮壟罩著她；她畫作中的色彩與形象，顯露其積極正向的一面，她既是被擄的女兒，亦是營救她內在女兒的母親；她似乎想要做媽媽的永恆女兒，卻也渴望自己能夠成為像母親一般能幹的女人；加上被原生之母拋棄所導致的恥辱感，形成她避不開的內在衝突。過去，或許她忽視探索自己的母女情結，而今步入中年，壓抑於內在的陰影再度掀起浪濤。第二個夢更加地突顯出對於理想母性的內在矛盾。

圖像二、漂流的生命

夢境朗讀	這是喜來登飯店的宴會廳，每個人都穿著華麗，我和旁邊的女伴聊天，我不認識她，她一直盯著我的手鐲看，告訴我她是一個有魔法的法師，我的手鐲很神奇可以設定，可以從手鐲看到家裡的魚缸和水草，她轉一下，就看到魚缸的魚和水草，還有貓在魚缸裡面，我嚇了一跳，醒了。
意圖寫作	雖然不認識她，感謝她有神奇的魔法，把一切變得理所當然，可以看見大千世界瞬息萬變，如此美妙的世界。
藝術創作	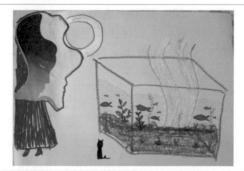
見證寫作	我是很平靜很祥和的，儘管是有很多的恐懼不安，卻依然可以平順度過，就像魚缸裡快樂的魚游來游去，人生不過如此，沒有艱苦，哪會一帆風順，所有的不順心，不如意就如雲煙飄過。

　　藝術創作與書寫能達到自我賦能與撫慰，而對談能夠幫助個案更有意識的面對內在那團模糊的圖像。小芳說夢中的女人有魔法，是母性的象徵，美麗又有力量，卻讓她難以靠近，她嚮往成為那樣的女人，但感到那樣的女人太累太苦；她想要把女人畫得很美，卻畫得很不滿意，隨即看到舊雜誌中一張溫柔女子側面的圖片，便剪下來貼上去，她說這樣畫醜的就蓋住了；她全然沒有發現圖片中隱藏著一個陰影般的側臉，當我指出來時，她驚訝地直說她沒看到。關於夢中魚缸的貓，她說：「貓在魚缸不就死了！」她不想要貓死，所以把貓畫到魚缸外面，而且用黑色畫得小小的，彷彿要將死亡的陰影縮小；卻又說她最想要躲藏在魚缸水草中間，那邊比較安全。她將畫命名為「漂流的生命」。

　　美麗與醜陋、積極與消極、黑暗與光明、死亡與存活，危險與安全，好媽媽與壞媽媽……我們意識到她無意識中兩股對立面的角力與拉扯。她不知道如何面對衝突與適切的溝通，在職場總是用聽從順服、忍氣吞聲或是陽奉陰違的策略來對應，如此消極的態度讓她習慣性的壓抑情緒。她覺得自己的自律神經失調是壓力造成的，雖然服用藥物以及適度的運動有改善，然而，只要壓力一來，症狀還是會再度出現，夢也會呈現緊張的情緒，但我不把夢視為病徵，而是視為一種內在試圖要轉化的徵兆與意圖。

圖像三、浴火重生

夢境朗讀	獨自一個人在樓梯，一直繞一直繞，繞很久，繞不出來。 一個很大的空間，是一間小學教室，沒多久，教室火燒了，一下就不見了。心裡很難過。 男同學叫我搬很重的東西，我搬不動，男同學要打我，就醒了。
意圖寫作	很著急，很心煩，不知如何才能解決事情，很手足無措，希望能得到外界幫助，看到教室燒起來，覺得很難過，有些不情願做事，在很大的空間裡很無助。

藝術創作	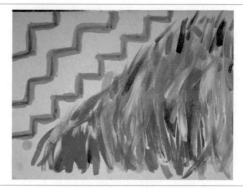
見證寫作	如火焰一般的燃燒，抒發心情，逐漸平靜，所有事情會迎刃而解，盡情揮灑，恣意而活，儘管會有不如意，不順心，但會平順的。

　　她選擇色彩強烈，質地濃稠的壓克力顏料，先畫左上角的曲線階梯，然後用紅色與黃色畫右下半部的火。起先動作很小的由上往下畫，她抬頭看著我笑，我回應她「妳看起來好像很喜歡畫這個」，她似乎得到了一點肯定，逐漸用力的由下往上撇出強而有力的粗線條，畫到盡情時像孩子般笑著大聲說「燒呀～燒呀～」，將這幅畫命名為「浴火重生」。她渴望恣意而活，像火焰一般燃燒掉現實中總總不如意，藝術創作抒發她鬱悶的心情，火的熱烈帶給她生命的能量與信心，讓她逐漸平靜，並相信工作上的困難會迎刃而解。

圖像四、心鎖

夢境朗讀	我在一個建案的工地上班，公司另外一個小姐說要清地毯，房子很大，她說把地毯往中間拉，所有的灰塵跟垃圾都集到中間，我就趕快把它掃起來。這個時候，老闆在外面，要我們拿抹布幫忙擦他的車子，我就把大門關上，結果大門的鎖就自動鎖上去了，我突然想到我的抽屜還沒有鎖起來，抽屜裡面有錢，我想要把我的抽屜鎖起來，可是我怎麼找都找不到公司，公司突然不見了，很著急就醒了。
意圖寫作	我把垃圾掃起來，把應該丟的東西丟棄，隨手關上門後，門鎖起來，因為抽屜沒有鎖，心裡很緊張，公司又不見了，更緊張，更矛盾，更害怕，怕搞丟錢。

藝術創作	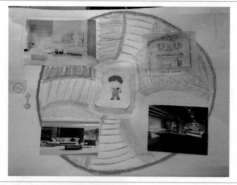
見證寫作	圓包容心中的不安，恐懼漸漸平息，雖然大門關上，公司不見了。通過心中的圓，找到發洩的出口。

　　她先用粉色蠟筆畫了一個大圓，又用紫色加深，隨即挑出五張圖片貼在圓的中心與四向方位；塗上顏色與線條後，在左邊畫一個門鎖與鑰匙，在右上角畫一把大鑰匙。她說外圍的四張圖片就像是工作的職場，裝潢得很漂亮，卻沒有家的溫度；左邊的鎖與鑰匙，是她想要鎖起來的抽屜，抽屜的錢不是她的，她是會計，有責任保管好金錢；圖中心那個人代表她自己，被鎖在外面的自己。夢的隱喻突顯了中年危機心靈的真相，Stein在形容中年危機時用了有趣的比喻，而這個比喻恰似小芳這則夢境的意象與情感，他說：「如果你在中年時，也許是做一個夢，突然認識到自己鎖起來的瘋狂，而且一股毫無預警襲來的情感或情緒，竊取我們的自尊及自信，將我們拋入自我懷疑與緊張疑懼的境地，這就是中年危機的典型徵兆，也就是赫密士大駕光臨的時刻。」（魏宏晉譯，2013）

　　赫密士是夢的使者，是搗蛋鬼，也是靈感的神來一筆。我問她「右上角大鑰匙是做什麼的？」她說是打開心鎖的鑰匙。我將她的畫拿到約三公尺外，請她針對圖畫的整體來觀察與聯想，她看到一個圓形的大喇叭鎖，她像發現新大陸般雀躍地說那是她的「心鎖」。創作讓她發現塵封已久的心鎖，創作也是一把解開心鎖的鑰匙。創作可以去知道「已知」，也去探索「未知」，但最終是要積極地去「求知」我們真正相信的是什麼（江孟蓉譯，2013）。

圖像五、睡夢深山的一隅

夢境朗讀	阿姨請我們到她家裡作客，她家在深山岩石裡面，冬暖夏涼。到了門口，離地面有距離，門口吊著繩子，我和老公一飛就上去了。阿姨幫我們兩個準備了粉紅色的床，粉紅色的被子，粉紅色的枕頭。老公覺得很奇怪，問我是否要換別的顏色，然後就醒了。
意圖寫作	深山裡面的屋子，冬暖夏涼，直接飛到門口，粉紅色的大床代表甜蜜和溫馨。想用壓克力顏料畫出山岩的感覺和床的柔和。
藝術創作	
見證寫作	山岩上的山洞，深遠而悠長，遠離塵囂，到深山洗滌心靈，讓心靈得到釋放，和老公的關係越來越好。

　　她想畫出岩石的肌理，請教我山的畫法，足見她對山的用心；她的第一則夢有彩虹山，最後一則夢也有山；第一則夢是爬山，最後一則是進入山洞，這種轉變本身就是一種象徵。而山洞、洞穴，緊閉而隱諱的狹小窄門，一直以來都象徵無意識的內在世界，洞穴如同母親的子宮，也像是毛毛蟲的蛹，走進洞穴象徵無意識的轉變過程（徐德林譯，2011）。

　　她用螢光粉紅顏料畫右下角的床，很害羞的表達出自己渴望兩性的親密關係。夢道出她無意識深處的渴望，這份情欲與情感隱藏在深山岩洞由年長的女性所管理的房間裡面。夢中的阿姨是個謎樣的成熟母性人物的化顯，更重要的是，相對於前面那個有魔法的年輕女人，她似乎更信任並樂於接受這位女性智慧老者的引導。

　　要想走進夢者的內在世界，必得跳脫個人的主觀判斷，才能在藝術與隱喻的安全空間裡待得夠久。夢也好，圖像也好，都別輕易下定論，心靈深處糾結成麻花的情結，值得我們用感恩的心態去欣賞與品味，更何況當事人尚未準備好去揭開神聖的幕簾。母親情結是人類歷史上古老的心靈結構，我們要做的是看見與尊重過往忽視的命運鎖鏈，讓母女各自成為獨立的個體，而非斬斷生命與情感的連結。更何況她的原生之母已然成為生命中那個陰暗的空洞。她最後的一個夢，山洞門口垂下一條深紅色的繩索，她沒有攀爬，也沒有纏繞，她與夢中的伴侶一飛而上，年長的女人為她打開洞門。深山洞天別有一番景緻，就像每一個人與生俱來都是一顆原石，無論妳是否自覺，生命的苦難與歷練宛如雷射，將妳切割成多面的寶石，甚至產生裂隙、碎片，只要有一點光照過來，自能反射熠熠生輝的光芒。

三、慶祝──「夢工作室三部曲」歷程之省思與覺察

(一)「夢工作室三部曲」見證中年危機婦女的轉化

　　我與小芳總共做了十二次工作，以上是她其中五次的重點摘錄。整個探索之旅對小芳來說很不輕鬆，她一方面要面對與處理外在生活事件的變動與壓力，尤其是職場上的不確定與慌亂，以及與先生、女兒親密關係的疏離；另一方面一直走不出喪母的情感失落；此外，原本就內向與保守的個性讓她習慣壓制負面情緒，她甚至抗拒自己被貼上「養女」、「中年危機婦女」這些標籤。這些抗拒也反映在與我的互動中，她從一個配合而被動的角色，繼而陷入困惑與掙扎，而後漸漸的長出自主的力量，開始積極主動說出真心話，與我建立真誠的信任關係。隨著「夢工作室三部曲」歷程的開展，夢不僅是她壓抑的情感與焦慮的放大鏡，夢也逐漸扮演著重要的轉化指標，帶給她創作的靈感與方向，她的書寫與圖畫是她在旅程中找回自己的見證，見證中年危機婦女為自己出征所做的努力。

　　歷程結束後，我們相約要做一次慶祝儀式，共同創作一幅圖畫。她邊畫邊告訴我兩個好消息，一是她開始自律的做運動，飲食節制；二是她跟老公做了幾次真心話交流，兩人關係逐漸好轉。她還說她夢見我，夢見

我們在很大的體育館進行萬人「夢工作室三部曲」，夢中的她興高采烈，創作情感豐沛，這是令她振奮的夢，反映出過去自卑內向的心理補償。我替她感到喜悅，我看見尋求內在意義的她，不再執著於夢的眞假與荒誕，拋開表面自我感覺良好的片面期待，願意接納焦慮爲生命轉化所帶來的禮物，並重新燃起熱情建立親密關係。畫畢，她看著作品說：「璀璨的煙火在夜空綻放，旁邊是張燈結綵各種顏色的燈花，爲中年婦女蛻變慶祝。」她將作品命名爲「慶祝」；我說：「我們是兩艘太空船，有緣在生命的旅程中交會，將繼續航行於宇宙探險。」我向她表達我們相遇、互動與暫時分離的事實。兩人的心靈充滿能量，對彼此滿懷敬意與感謝，這幅繽紛耀眼的圖畫，爲我們的互動歷程畫下一個美麗的里程碑！

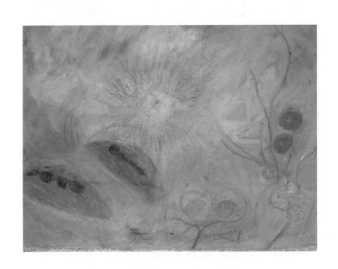

(二)「夢工作室三部曲」是一種「積極想像」

榮格曾強調「積極想像」是「由蓄意的專注所引發的一系列幻想」，是在清醒的狀態下將無意識的內容具象化，並有意識的與之建立關係，特別是夢中或幻覺中出現的內在形象（徐德林譯，2011）。榮格將自己的夢境先是紀錄於《黑書》，而後重新謄寫並加上圖畫親繪於《紅書》，《紅書》爲榮格提出「積極想像」的理論而鋪路（魯密、劉宏信譯，2016），也是他藝術自療之實證工程。

　　面臨分裂與壓力的現代人，如果意識強烈的抑制無意識的內容，這些不受歡迎的內容就會透過夢境，以語言閃失或某種不自覺的動作表現出來，例如自律神經失調，嚴重的話會造成精神性疾病（龔卓軍、曾廣志、沈台訓譯，2000）。榮格認為解決的辦法是，去除意識與無意識之間的隔離，他稱之為「超越功能」，自動性書寫、繪畫、身體活動等等，都是積極想像的方式，也是啟動心靈自我調節的「超越功能」的燃料（吳康、丁傳林、趙善華譯，2007）。

　　要達到榮格所謂的「超越功能」，除了當事人全然的投入行動，還需要藝術媒材的催化，更需要有專人從旁引導。在這個過程中，所有理性的批判都需要擱置一旁，同時提防理智的誘惑，不要企圖創造美麗的圖像或在乎文意是否流暢符合邏輯（廖世德譯，2004）。而「夢工作室三部曲」從夢境出發，歷經朗讀、書寫、藝術創作等有意識的專注想像力行動，使得無意識的內容有了一個藝術的管道可以顯現，進而意識與無意識可以進行對話與溝通，讓當事人的內在衝突達成協議而產生整合，換言之，「夢工作室三部曲」是一種「積極想像」的方式。

(三)「夢工作室三部曲」遵循「不作評論」的原則

　　「夢工作室三部曲」承襲「工作室三部曲」濃厚的自發性格與「不作評論」的原則（吳明富等譯，2018）。所謂的「不作評論」並非不容交流與討論，而是指反對主觀的惡意批評與過度詮釋，包含創作者自己過度的解釋。關於夢與作品的詮釋主權應尊重做夢者，畢竟只有自己最有資格揭釋自己的夢。治療師尊重案主自己對夢的聯想與理解的同時，也需要敏銳地審視夢境與創作所浮現出來的圖像，及其圖像背後潛藏的情感與認知。然而，個案或治療師任何一方的詮釋都不能視為唯一的真理，而是要在歷程中透過雙方的提問、回應與辯證來趨近，最終要有所保留（林暉鈞譯，2013）。我們不抗拒解析夢境，但反對以套公式的方式解析夢境，不將任何的看法做為唯一的解答，而是視為追求真理的過程，我認為這更貼近「不作評論」的真義。

(四) 安全且開放的「夢工作室三部曲」

　　「夢工作室三部曲」的步驟與方法是一套安全的療癒措施，不僅僅對案主而言是如此，對於治療師本人亦如是。它讓我在工作歷程中與無意識那個迷惑我們的東西保持距離，也與諸多的理論保持一段距離，有時候連結過度往往會陷入迷思的窠臼，而這種距離感讓我去思維新的眞實背後的道理，讓我得到眞正屬於自己的領悟。如果用希臘神話赫密士來比喻「夢工作室三部曲」內在的靈魂，我在其中就像是嚴陣以待的阿波羅，每當我以爲自己有所發現或掌握住某種深刻的洞見時，往往瞬間又滿腹疑雲。夢與藝術就是這麼靈活靈現，高深莫測，教人捉模不定，這或許正是過渡的本質（魏宏晉譯，2013）。提醒我莫以爲有眞實不變的答案，而忘記「夢工作室三部曲」不作評論的宗旨。歷程即過渡、介入即詮釋，轉化不在過去，不在未來，轉化的旅程一直都是現在進行式。

四、反饋──「夢工作室三部曲」注意事項

(一) 媒材與觀察的重點

　　「夢工作室三部曲」的藝術媒材與創作方式基本上沒有任何限制，全權由案主自由的選擇，賦權與充能意味著讓案主爲自己負起創造的責任，也表示以開放與玩樂的心情展開藝術創作探索之旅（吳明富，2010）。然而，對於缺乏藝術創作經驗與難以下決定的人而言，面對工作室中各類媒材難免會造成選擇性的困難，因此，我建議在初談時透過溝通了解案主過去對媒材使用的經驗、理解與需求，提供幾項媒材做簡單的特性介紹，並強調在創作時若遇到任何媒材使用上的問題都可以提出來或調整，讓案主可以放心的選擇與使用。

　　從案主挑選媒材的種類可以發現其性格、習慣、內在狀態和外在的人際互動存在必然的關係，案主在操作媒材時的動作，產生出來的形體、觸感、顏色、質地等都是關係美學（relational esthetics）概念強調的重點（吳明富、徐玟玲，2016），是特別需要關注的面向。例如：小芳喜歡

嘗試蠟筆、色鉛筆、水彩、壓克力顏料、舊雜誌圖片，雖然水彩與壓克力是流動性媒材，但是她水量的使用不多，沒有任何畫面呈現溼漉漉、流動或者是破損、失控的情況。這反映她本身的個性，即便有隨興自由發揮的機會，她的情感依然表達的很克制；另一方面也因為安全感與熟悉度的考量，她會選擇曾經使用過的媒材；我也看到小芳溫柔含蓄的性格，她的畫筆與動作通常謹慎而溫和，畫紙承接與涵容著她節制的情感表達；在每次的創作過程中，她能夠在與媒材互動中自主與掌控，獲得安全感與充能感，好多次她都連聲表達在畫畫的過程得以宣洩，獲得愉悅、滿足與療癒，媒材成為她的夢與生活經驗連結的橋梁。

(二)「意圖」與「見證」的優缺點

夢的敘述視角是從創作者自己以第一人稱出發，且多為現在進行式語句，符合「工作室三部曲」原本意圖寫作之設計概念，而在朗讀夢境之後進行意圖書寫，夢的內容提供創作意圖一個明確的創作方向，具有「方向明確」的優點（吳明富，2010）。然而，基於文化上的不同，國人對於「意圖」二字感到某種刻意的目的性，一開始會搞不清楚究竟為何要帶有「意圖」來寫作；「見證」二字則是常會讓案主聯想到宗教上或法律上的行為，因此，需要耐心而詳細的說明「意圖寫作」與「見證書寫」，以免案主對字眼有所成見，或擔心自己文筆不夠好而躊躇難以下筆。

嚴格說來，書寫也是藝術創作的一部分，是從無意識到意識的想像性對話，可以深化內在的思想與情感（吳明富，2010）。要關注書寫的內容與書寫時發生的現象，書寫的速度快慢、是否咬著筆桿發呆或苦思、是否頻頻塗改或撕掉、抱怨寫不出來，亦或是書寫內容慣常的傾向，例如：命令句或疑問句，正向或負向的詞彙，頻繁出現某個特定的人事物……這些都是案主的意識與無意識互動時的真實表現，藝療師需要關注與接納一切自然的發生，相信案主在每個階段都能夠如其所是地表達他自己，多些耐心的等待，不要太快下判斷或下指導棋。

(三)「夢工作室三部曲」重視陪伴與見證，勝於解析或治療

「夢工作室三部曲」透過想像力與藝術活動統整意識與無意識，它是

一雙牽夢的手，溫柔的承接模糊而又深刻的無意識，逐步依次在安全性的保護下書寫、創作、敘說，引導出未作之夢，延續被打斷的夢，完成無意識未完成的夢（張旭，2008）。因此，我們需要考量夢的多層涵義，對夢的可能性保持開放的態度，重視陪伴與見證，勝於解析或治療，尊重案主對於夢境與圖像的詮釋，專注而認真的傾聽含藏於內在深層隱密的心聲，又能夠保有個人的專業素養，誠實的提出觀察與見解給對方並與之討論，建立真誠的互動關係。

　　沒有任何其他心理載體有像夢這般的力量，能夠讓我們直入原始的需要、動機、恐懼、希望、願望與慾望（丁凡譯，2011），也沒有任何其他行動方式能替代藝術，成為人類自古表達情感的途徑與本能。希望「夢工作室三部曲」能提供各類型表達性藝術助人工作者更多的靈感，使其發展多元而豐富的心癒能量，助益每一個追求靈魂的現代人，在個體化的歷程中轉化與療癒，讓舊我殞滅，新我展露。

參考文獻

丁凡（譯）（2011）。以畫為鏡：存在藝術治療（原著者Moon, B. L.）。臺北：張老師文化（原著出版於2009年）。

王怡分（2006）。參與女性學習課程對中年婦女自我認同歷程影響之研究：轉化學習的觀點。國立中正大學成人及繼續教育所（碩士論文）。

申荷永（2004）。心理分析入門。臺北：心靈工坊。

朱惠瓊（2011）。Hill夢工作在短期藝術治療的應用與療效之分析。臺灣師範大學教育心理與輔導學系（博士論文）。

江孟蓉（譯）（2013）。療癒，從創作開始——藝術治療的內在旅程（原作者Allen, P. B.）。臺北：張老師文化（原著出版於1995年）。

江麗瑩（2008）。中年人的生活事件與中年危機之研究。國立臺灣師範大學人類發展與家庭學系（碩士論文）。

吳明富（2010）。走進希望之門：從藝術治療到藝術育療。臺北：張老師文化。

吳明富、徐玟玲（2016）。藝術治療工作坊：媒材應用與創作指引。臺北：洪葉。

吳明富、吳怡萱、李以文、林正寰、林栩如、游于嬅、葉美秀、鄭曉形、劉世萱（譯），吳明富（審閱）（2014）。**藝術本位團體治療：理論與實務**（原作者Moon, B. L.）。臺北：洪葉（原著出版於2010年）。

吳明富、陳雪均、江佳芸（譯）（2018）。**正念與各類型藝術治療：理論與實務**（原編者Theory and Practice）。新北市：心理（原著出版於2014年）。

吳康、丁傳林、趙善華（譯）（2007）。**心理類型**。（原作者Jung, C. G.）。高雄：基礎文化創意（原著出版於1923年）。

易之新（譯）（2011）。**榮格心理治療**。（原作者von Franz, M-L.）。臺北：心靈工坊（原著出版於1990年）。

林暉鈞（譯）（2013）。**高山寺的夢僧：明惠法師的夢境探索之旅**（原作者河合隼雄）。臺北：心靈工坊（原著出版於1987年）。

徐德林（譯）（2011）。**榮格文集第五卷——原型與集體無意識**。（原作者Jung, C. G.）。北京：國際文化（原著出版於1981年）。

張旭（譯）（2008）。**精神分析藝術**。（原作者Ogden, T. H.）。北京：北京大學出版社（原著出版於2005年）。

陳世勳，伍如婷（譯）（2012）。**轉化之旅——自性的追尋**（原作者Stein, M.）。臺北：心靈工坊（原著出版於2004年）。

連芯、徐碧貞、楊菁薷（譯）（2021）。**創傷與靈魂——深入內在神聖空間，啟動轉化歷程**（原著者Donald Kalsched）。臺北：心靈工坊（原著出版於2013年）。

魯密、劉宏信（譯）（2016）。**紅書（讀者版）**（原著者Carl G. Jung, C. G.）。臺北：心靈工坊（原著出版於2009年）。

黃光國（著）（2001）。**社會科學的理路**。新北市：心理。

楊夢茹（譯）（2007）。**分析心理學與夢的詮釋**（原作者Carl G. Jung）。苗栗縣：桂冠圖書（原著出版於1993年）。

廖世德（譯）（2004）。**榮格：分析心理學巨擘**（原作者Casement, A.）。臺北：生命潛能（原著出版於2001）。

魏宏晉（譯）（2013）。**中年之旅：自性的轉機**（原作者Murray Stein）。臺北：心靈工坊（原著出版於1983年）。

龔卓軍、曾廣志、沈台訓（譯）（2000）。**夢的智慧**（原作者Segaller, S., & Berger, M.）。新北市：立緒文化（原著出版於1990）。

Allen, P. B. (2005). *Art is a spiritual path*. Boston, MA: Shambhala.

第十一章

夢想前方的夢想——「夢工作室三部曲」團體帶領經驗

李巧度

　　夢是無意識留下來的未完成的藝術，如何針對這份半成品進行探索與加工，得以對人類的心靈健康帶來助益，爲許多心理治療工作者所關注。精神分析師托瑪斯・奧格登（Thomas Ogden）表示，現代人的痛苦源於社會過於強調意識的擴展，忽視無意識內在心象工作的重要性（張旭譯，2008）。透過藝術來整理夢中的情感體驗，有助於一個人自我更新並探索存在的核心，榮格稱這趟長期的探索之旅爲個體化歷程（individuation process），而夢在此歷程中扮演著重要的指示功能（黃璧惠、魏宏晉等譯，2012）。

　　追隨典範，我將Pat Allen的「工作室三部曲」與「夢工作」結合，成爲「夢工作室三部曲」（Dream Open Studio Process，簡稱DOSP），運用於單一個案夢工作，也用於團體。試圖透過夢境朗讀、意圖寫作、藝術創作、見證書寫，導出夢中未了之情感，延續內心被打斷的吶喊，完成無意識未完成的夢（張旭譯，2008）。榮格說他一生處理過80,000個夢，而我迄今僅僅與數百個夢相遇，這個數字怎麼看都是一個起點，詮才末學，不敢自專，惟願夢想前方的夢想能匯聚藝術心流，見證不斷轉化的故事。

一、初心——「夢工作室三部曲」團體架構

(一)「夢工作室三部曲」的由來

　　在進修宗教學期間，蔡怡佳老師帶領我以榮格分析心理學做爲宗教心理學與釋夢研究曲徑，我對榮格的「積極想像」產生很大的共鳴與熱

情；後來在藝術治療進修中，發現吳明富老師著作中提到「工作室三部曲」，強調創作者以文字取代口語，不針對作品作太多的口頭詮釋，更多的是安靜欣賞與聆聽，並可以藉由團體的運作，創造出充滿靈性能量的空間（吳明富，2010），這確實很符合我對夢工作團體的想像；而「工作室三部曲」的創始人Allen更是一位用書寫與藝術創作進行夢的積極想像的向前推動者。我頓時靈光乍現，「工作室三部曲」與榮格的「積極想像」（active imaginative）二者實有異曲同工之妙，「工作室三部曲」是接近（非等同）榮格取向的藝術治療，而「積極想像」亦可說是藝術治療的先驅。

(二) 成立團體的動機

「夢工作室三部曲」源於「工作室三部曲」，是透過藝術活動進行夢的積極想像工作。儘管「夢工作」廣為心理治療所重視，在臺灣民間卻少有夢工作團體，偶爾會看到一些讀夢團體工作坊給予心理助人工作者，然而以藝術為本位的成長型夢工作團體之於普羅大眾則很少見，這是我想要成立團體的動機之一。另一個動機是回應夢的召喚與個體化的挑戰。我的夢工作療癒探索經驗並非僅來自於心理治療，更多是在宗教、人文藝術之間擺盪、浸淫與穿梭，帶領夢工作團體是我成為自己的修練之路，也是與道友交會同行的實踐。

讀夢團體帶領大師歐曼（Montague Ullman）認為不只有具助人專業學位的人，才能成為被信賴的夢工作團體帶領人，即便專業工作者是夢工作被重視的關鍵角色，卻也背負著許多不利的包袱（汪淑媛譯，2007）。Yalom也曾經感嘆，老練的治療師總是信賴夢，而年輕的治療師不敢處理夢，被各種夢的文獻資料嚇到，被佛洛伊德學派、榮格學派、完形心理學家和空想家之間尖酸刻薄的辯論弄得無所適從，或是礙於受命短期治療，沒有時間處理夢，最重要的是沒有接受過夢工作治療的探索經驗（易之新譯，2002）。因此，若缺乏被分析與處理夢的經驗，夢知識的儲備與宗教神話等象徵寓意認識不足，即便是心理治療師也未必有能力處理夢（楊夢茹譯，2007）。我相信所謂的專業認同是需要在更多的社會實踐之下得以完成，而非僅來自一張專業證照。

二、行動──工作重點、步驟與範例

(一) 第一次工作重點

萬事起頭難，團體的第一次至關重要，以下幾點工作重點與流程提供帶領者參考：

1. 藝術性的相互認識

請成員透過藝術創作來自我介紹，並表達參與團體的動機與期待。

2. 清楚說明「夢工作室三部曲」的步驟與重點

(1) 夢境記錄朗讀：由本次的夢主將夢境內容朗讀出來，朗讀兩遍。

(2) 創作意圖寫作：夢主將夢朗讀出來後，請所有成員寫下此時此刻對於這則夢的感覺、感受、想法與困惑，或是過去的記憶、現實生活的聯想，以及夢意圖要傳達的是什麼。

(3) 投入藝術創作：透過藝術媒材進行創作。

(4) 藝術見證書寫：針對藝術創作歷程與作品，寫下自己的身心感受、覺察與體驗、與作品對話、為作品命名。

(5) 朗讀與欣賞：請成員一一朗讀書寫內容，欣賞彼此的創作，分享彼此的洞察與覺知，交流與對話。

3. 討論團體規範

任何團體都會在歷程中逐漸形成彼此的默契與倫理，第一堂可以花一點時間討論，例如每堂需要由一位成員擔任夢主，還是各自針對自己的夢來工作，保密與拍照守則等等規範。

4. 如何養成記錄夢的習慣

有些成員過去沒有記錄夢，因此有必要說明，畢竟這是夢工作藝術團體，沒有記夢就沒有夢可資工作。記夢方式並非單一，在床邊放一本簿子與一支筆，起床有夢就快速記錄下來，最後押上日期；也可以用口說的方式錄音下來。這是最基本的記夢，看似很簡單，卻也不簡單。日本榮格學者河合隼雄表示，終生持續記錄自己的夢境，所需要的「心」的能量，遠

超過我們的想像，但若無意識的力量過於強大，夢的內容清晰且強烈的影響當事人，超脫意識的駕馭，則會帶來危險性（林暉鈞譯，2013）。記夢不能強迫，不要勉強，切莫因記不得而懊惱自責，徒增壓力，醒來時若記得就記錄，零星片段也很好，順其自然，持之以恆，自然有夢來儀，記夢習慣也會逐漸養成，不會因夢而患得患失，影響心靈健康。

5. 結束儀式

以一段話語引導成員收拾藝術媒材，回到現實生活常態。簡短、明確且固定的結語能讓成員安住於工作的完成，並對於下回聚會有所預期。

(二) 最後一次工作重點

最後一次通常以總回顧的方式進行。總回顧的進行方式很多元，例如，請成員將作品彙整為播放檔以瀏覽，或是做一個小型展覽，鼓勵成員以藝術視框觀看作品的變化，鏡映的內外存在處境，分享自己在團體工作中的聯想、感觸或情感（吳明富、徐玟玲，2016）。回饋不是絕對必要的，但適度的回饋往往帶給當事人正面的啟示與能量。最後可以針對本期的歷程進行回應性創作與見證書寫，並以朗讀見證書寫做為收尾，讓一期的團體工作畫下圓滿的句點。

(三) 「夢工作室三部曲」團體範例

團體工作範例主要包含四位成員的創作、書寫與口語交流。藝術媒材主要是面具。本次夢主覺察到自己的內外正在經歷轉換與改變，榮格學者莫瑞‧史丹（Murray Stein）表示，夢會為自己發聲，如果有人深入它的訊息，這個夢能變成具有轉化的力量（陳世勳、伍如婷等譯，2012）。我們應該先將心理學詮釋擺一邊，成員們為夢所投射出來的情感更為深刻。以下夢主的夢境朗讀僅記錄一遍，三位成員以A、B、C來代表。夢境、意圖寫作與見證書寫都以標楷體表示。

帶領人：請大家暫時放下一切，讓我們聆聽夢主朗讀夢境，您可以閉上眼睛用心傾聽，隨著夢主的聲音進入他的夢世界；若是您此刻身體很疲累，閉上眼睛容易失去專注力就睜開眼睛。夢主準備好就可

以開始朗讀，請連續朗讀兩遍。

夢主：夢到昨天是日本「土用丑日」，要吃鰻魚避暑，去外婆家，外婆說要來我們家，說她一年到頭「土用丑日」這天身體最好，但舅舅不要，我有些失望。然後就看到新聞在播有個女子卡在河流攔砂壩二天，救出來已經明顯死亡，臉畫上國旗，臉部一粒粒腫起來……很是嚇人。

帶領人：謝謝夢主提供一則夢，現在請大家用10分鐘的時間在紙上進行「意圖寫作」。

（10分鐘過後）

帶領人：在您的意圖寫作中是否有某個角色令您特別關注？是否浮現起某個想要探索的主題與意圖呢？接下來，我們將有30分鐘的時間來進行藝術創作。

（30分鐘過後）

帶領人：請看著您創作的面具，試著與面具對話，您想跟面具說什麼？面具給您的回應是什麼？面具想說什麼？請盡可能的寫下您們的對話內容，寫下您要表達的話語，並且為面具命名，做為本次藝術創作的見證書寫，我們用10分鐘完成。

（10分鐘過後）

帶領人：關於夢主朗讀的夢，大家有想要釐清的問題嗎？

成員A：「土用丑日」是什麼？為什麼要吃鰻魚飯？

夢主：我是夏至的時候看新聞知道的……

成員A：我查到了，網路上說「土用丑日」是日本採用中國陰陽五行的概念，春夏秋冬兩兩季節之間的時期被稱為「土用」，若在這一時期中又碰上十二支中「丑」，那麼這一天就被稱作「土用丑日」。

帶領人：好像是季節轉換的關鍵時刻，這對夢主似乎別具意義。謝謝A提問，還有問題嗎？……沒有的話，請問夢主您今天想要先分享？還是要先聽夥伴們的？

夢主：好吧，我先唸創作意圖寫作。可怕的夢，足足在按摩椅上躺了許久。以為過了一個下午，醒來才發現只過半小時，趕緊爬起回到現

實，還來得及趕去3點的球場。不過剛剛的夢也太可怕，我想是要去工作的不確定感，明明已經寫下十點的注意事項，時刻提醒自己，國旗的女人是同島一命的呼喊。

（夢主唸完意圖寫作之後將面具轉向成員們，讓大家看他創作的面具。）

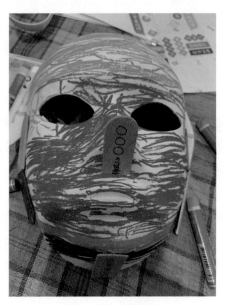

圖1　夢主的面具

夢主：我用一塊木板黏貼在鼻子作成墓碑。我還有寫一段文字，我唸出來好了：⋯⋯被國旗包裹的人是我媽媽，原來不是害怕的痛苦，是悲傷到害怕的痛苦，我沒有了媽媽，就像離開小精靈公司後，對我頭也不回的賴大美，永遠不確定愛與關心還在嗎？我的意思不是說我媽媽死了，而是一種情感離去；我唸見證書寫：儀式感的說再見，試圖弒去那個時刻的自己，他卻像假死般在你感到害怕時復活，不！假死並不需要復活。你還想殺了他嗎？你和他？還是我？牽著牽掛活著，他是你的羈絆，我是他的包袱，你又是我的最愛。哭吧！走吧！流浪吧！他在暗巷捅你一刀，我在風光明媚的早晨為你包紮傷口，睡吧睡吧⋯⋯醒來就睡吧！睡了自然就會醒過來了呢！

（夢主唸完見證書寫後大家一陣沉默。過了一會兒我才開始引導。）

帶領人：你現在的心情如何？

夢主：我想該發生的還是會發生吧！發生很多事，原本愛的工作失去熱情，選擇裸辭，雖然辭職一個多月後的現在找到了工作，還是有焦慮感。

帶領人：這一年多來你的人生有很多的挑戰，研究所畢業、進入職場、面對職場的人際互動與變動，情感上的失落……

夢主：對呀……我覺得我正在經歷成年禮「轉大人」，出社會了，而且要開始付房貸，要為自己負起責任了……。

帶領人：你想要聽誰的分享？

夢主：都可以呀……。

成員A：我來說好了……先念意圖寫作。吃鰻魚避暑，為什麼我都沒有聽過？雖然外婆想來，但是舅舅卻不肯帶她來，舅舅不肯來的原因是什麼？是因為鰻魚呢？還是因為「土用丑日」這天根本不用避暑？夏天根本不用避暑，避了也沒有用，去到哪兒都一樣熱。這個夢真讓人困惑，我覺得好像都沒有說出真正想要說的……我唸見證書寫……嘴巴說出來的，不見得是心裡所想的，奶奶嘴巴說想吃鰻魚，但是心裡想的……是舅舅不能理解的吧！那個鰻魚是可以避暑、避躁、避了許多的不知名愁吧！但是無法達成的念想，就像躺在心裡的女屍一樣，沒有了氣息、沒有了生命。不是等待救援，只是等待著被發現、被處理，國旗的覆蓋只是一個諷刺。

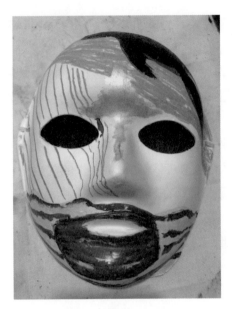

圖2　成員A的面具

帶領人：妳似乎感受到一種避不開的無能爲力？

夢主：夢中那張臉是蠻可怕的，妳畫的面具有讓我想到那張臉，但是不會
很害怕⋯⋯。

（夢主與成員A有一段對話，成員A表達出對夢主焦慮的同理。接下來成
員B朗讀她的意圖寫作，描述創作面具過程中內在情緒與情感的轉折。）

成員B：夢到女人死去，又讀到人的獨立必須歷經心理上象徵的弒父弒
母，我想，應該還得歷經更難的是殺死自己吧！殺了過去那個不
成熟的自己才前進到另一個。爲什麼？爲什麼又進入劃分了？活
著不該是線性物理時間敘事？新聞上被救的女人已死去兩天，
但詭異的是她臉上畫著國旗。是哪一國的國旗？又是誰爲她繪製
的？是表演是表態是抗議是蓄意是自殺是謀殺？我心底困惑越來
越多？爲何死的總是女人？爲何被議論的也總是女子？

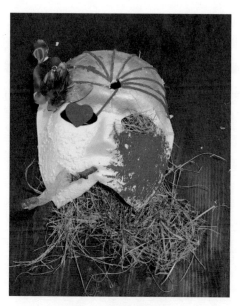

圖3　成員B的面具

帶領人：想跟我們說妳怎麼做面具的嗎？

成員B：同學的夢是一個臉上覆蓋著國旗死在攔砂壩上的女人……我內心的情緒變得翻騰，感受只有紊亂和憤怒，是的，做面具以來，內心的憤怒默默地滋長著。對誰呢？沒有對象？或許，氣的是自己吧！長久以來都氣自己。從DM剪下了一個沒有五官的人，眼睛被抱在膝上，那是我第一個黏上面具的。在這之前我拿起錐子往白色的臉不斷地戳著刮除，發出了無法控制的聲響但也無暇顧及他人，必須先讓心裡的感覺有出口。那也是這張臉最真實的情感。在頭部畫滿金色顏料還撒下金粉，那是意識的我，但是情感的我只能用紅色顏料，她代替我的眼淚和說不出口的全部。嘴巴挖了開口卻塞下一根枯枝，我想要說出口卻沒有，只能徒具象徵。下巴本來刺穿了好多孔洞，最後乾脆剪掉了。我其實想要把整張臉四分五裂撕碎的，空洞又讓我難受。把枯草胡亂塞著，從眼睛裡壓出去的瞬間，好像有東西波的一聲伴隨著手上的動作被釋放了，好爽！很刺又如何？我本來就活著全身都是刺，刺向自己也刺向他人，總比把愛心虛假的放在瞳孔處好吧？並不會因為

眼睛是愛心形狀看出去的世界就充滿了愛。我寧願渾身是刺也不要溫順以待。做這面具我內心情感炸掉了啊！爲她取名：**我看不見愛，眼睛好刺，臉好痛**。但其實內心有一種暢快啊！

帶領人：嗯……藝術媒材可以承接我們的情緒，讓內在的情感直接衝出來，有時候破壞也是一種建設。

成員B：我有爲面具命名還有跟面具對話……。

（以下是成員B以對話的形式寫下的見證書寫）

抽菸的人：爲什麼要把我的腦細綁住？那些血都凝固成了鐵絲？雖然流血很痛苦，但至少讓她流動，往下流，眼淚本來就是往下流的不是嗎？凝結成束縛，我好難受？

傻傻的我：我以爲用腦去思考可以讓所有事情都更清明，卻沒想過那會是更多的束縛？那些藉由學習成長而來的竟然沒能讓你更好過？閃閃發亮的金色光芒的只是一種表象嗎？果然，都還是被紅色的鮮血和苦痛給覆蓋過去了。

抽菸的人：想要覆蓋都是無用的，你給我愛心的眼睛，但你知道嗎？我看出去的世界並不是愛，眞正從眼睛裡出去長出去的是乾草的枯旱掙脱的衝動，那才是我看見的模樣。

傻傻的我：對不起，我好難過，摸摸你的臉可以嗎？雖然被傷得一點平整都沒有，但她還是很美，眼睛流下的鮮血在臉上其實很美，鮮豔的說著嘴巴無法吐出的感覺。

抽菸的人：算了，至少頭頂留了那樣的開口，我也不是眞的被綑死，有洞就是出口。

成員C：這張臉很像大地，雖然有破壞但紅色的像是噴出來的生命能量……我想女人所承受的苦蓄積了爆發力。

帶領人：C，妳今天的色彩也很強烈。

成員C：我來唸意圖書寫。身體的感受：悲傷，恐慌，奇異的彩亮感，腹部有緊縮感。關鍵字：鰻魚，河流，死去的女人，臉上凸起。卡在攔砂壩水中兩天的女人，被發現時，身體赤裸，身上的所有孔洞鑽入了魚，鰻魚，青蛙，螃蟹……他們無孔不入，侵占了女

人。女人還活著，懷裡似乎有個孩子，是女人與侵犯她的生物的孩子。臉上凸起的物，都是一個一個孩子，女人站了起來，往天空大吼，臉上的凸起物紛紛掉落，跌入了水中，成爲了蝌蚪。

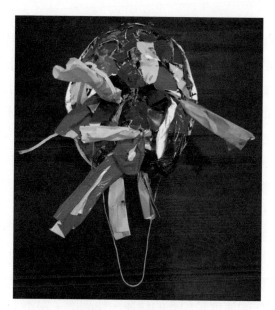

圖4　成員C的面具

成員A：我眞的無法想像可以將色紙這樣撕貼、堆疊、捲黏在面具上面，我每次都被妳的創作震撼了。

帶領人：我聽到許多水中生物，動物似乎侵犯女人，也讓女人復活。

成員C：我也有跟這個女人對話，在對話中我才知道女人的名字……

（以下是成員C以對話的形式寫下的見證書寫）

我：爲了符合某種規範，我被自己綑綁住了。你的臉被刺得很痛吧。

女人：有的東西要跑進來，但有的要跑出去。我看不見，聞不見，也無法眞正開口說話。我覺得自己快要被補起來了，成爲一張眞正的臉。航髒的東西卻仍在底下竄流。

我：我忘了買黏土，如果有，就會在你的臉上黏上一個一個凸起的孩子。

女人：那些凸起的也存在，但成爲了平面。（凸起物）就像蝴蝶的蛹，每

一個破出之後，就是不斷做愛，然後死去。
我：彩色的臉孔，這是你的名字。
女人：這是我的名字。
我：你的聲音聽起來很悲傷。

成員B： A的面具我很喜歡，看妳的面具有一種安穩的感覺，能在夢裡有個支持的力量真的很好。其實，沒想到面具的創作會勾起自己好多的情緒……，讓我有機會可以讓自己的血流出來……。很喜歡大家的面具，目前爲止對於每一個臉都沒有覺得恐怖，最多的感覺都是很美，每一張獨一無二的臉都很美，哀傷痛苦都很美……。很喜歡C臉上的突出尖角，那個長刺讓我心裡有一種安慰感，或許現實裡都先強迫自己把刺拔掉了吧！很想要長很厚很尖的刺，更想長出來的是憤怒之後的力量。

帶領人： 透過書寫與創作讓我們沉入攔砂壩裡面的悲傷、痛苦浮出水面，被看見了。我感到心臟的位置有一股暖暖的溫度在流動。我們藉由文字與圖像的創作來抒情表意，做這件事情是這般的眞誠與自發，創作的速度是如此的快速，快到腦子跟不上手的動作，創作的事就全然任由手去進行，腦子如同睡著的土狼，往往寫下的傾刻，腦子就遺忘了。然而，情感與血淚已然刻畫於作品與文字中。這難道不是河合隼雄說的「創造的契機」嗎（林詠純譯，2018）！

成員B： 於我而言，寫下是爲了忘記！但關於文字裡的情感，那些血和淚似乎始終存在在我的作品和文字裡。……相應的夢讓我覺得很觸動……。

帶領人： 我想到柏拉圖藉由女神之口提過的「審美的階梯」，內容是說，當審美的廣度與深度到達一個程度，才能在醜陋與恐怖的面容中發現美的光輝，並且看見意義的所在。今天夢主夢中的「攔砂壩」，攔下一具女屍，夢主提到「感覺屍體是媽媽」，讓我想到河合隼雄《高山寺的夢僧》中明惠法師夢到乳母之死。成員中也多有提到面容破壞、侵入、四分五裂、支離破碎等意象，關於

身體肢解或腐壞的主題，在許多神話中也常出現，例如古埃及的歐西里斯、蘇美的伊娜娜……。榮格經常談論這個主題，心靈裡一開始未分化的原料，常以身體的死亡、腐爛、肢解，這類透過身體的犧牲表現「分離」，就跟煉金術一樣，河合隼雄說心靈裡無意識的成分在夢中進行著「分離」，分離的工作需要很長的時間，是一段歷時長久的階段與歷程，才會進入「整合」（林暉鈞譯，2013）。

夢主：我也感覺這個夢不只是表面上看到的死亡，這一年多發生太多事情，我需要讓事情過去……。

　　關於範例我就此打住，馮·法蘭茲在《榮格心理治療》書中表示，透過繪畫、雕塑、書寫能夠在清醒狀態將無意識的內容具象化，並有意識地與之建立關係（易之新譯，2011）。從範例中能看到成員針對夢境的積極想像，各自投射出她們內在的風景，成員彼此的作品承接她們的情緒與情感，我並不特別著力於解析夢境或是處理成員個人的議題，但我會透過榮格學者的觀點與神話，擴大成員對深層心理中靈性意涵的認識。團體工作需要全神貫注，這滋養我的靈魂，也讓我看見自己的狀態，自我反思並留下深刻的帶領體悟。

三、慶祝——「夢工作室三部曲」帶領體悟

(一) 團體是我的清醒大夢

　　成員常擔心記不得夢的全部、只記錄了片段、夢太短、夢太跳躍、猶豫要記下來嗎……光是記夢這件事情，成員就有很多的焦慮，我自己也常常因為成員的焦慮而焦慮，團體就是我的清醒大夢。曾經有成員帶來只有一句話的夢，只有一個畫面，我當時吃了一驚，但見夢主那雙炙熱的眼神，我知道此刻無論如何不能辜負這個夢，沉住氣的讓「夢工作室三部曲」照樣進行，我發現成員仍舊能夠積極想像進行歷程。榮格說過，關於夢沒有一個無用的贅字（龔卓軍譯，1999）。也有成員帶很長的夢過來，這會造成閱聽疲乏，聽到後面忘了前面，一個長夢難以在短時間內深

入探索（汪淑媛譯，2007）。團體夢工作需要深入參與，並在團體中保持清醒，又不至於過度意識化與掌控，始終讓我感到這份工作本身就是我的「清醒夢」。

(二) 與夢相遇的高光時刻

對於夢主來說，光是朗讀夢境的當下，已經是鼓足了自我揭露的勇氣，伴隨著緊張、害怕的情緒，聲量或不夠清晰響亮，字句或結巴顫抖，這時更需要同理與鼓勵；許多夢主表示，朗讀出來後的放鬆與喜悅，已經讓她當下對夢境有了頓悟並流出喜悅的眼淚。朗讀是揭露的勇氣，是探索的啼鳴，是反景入夢林，朗讀加熱了團體工作的溫度，讓所有人進入「積極想像」的氛圍，是團體的「高光時刻」。

(三) 夢的藝術無法從書中複製

對夢知識有興趣，能夠提升探索夢的樂趣。河合隼雄表示，若是對夢的意義沒有相當程度的了解，記錄夢的興趣也會趨於平淡（林暉鈞譯，2013），然而，想要對夢的意義有所的理解，沒有捷徑可循，我認為帶領人有必要在團體中穿插一點夢知識，穿針引線，或提供相關參考書籍，鼓勵閱讀，但不能強迫。榮格說過，釋夢的藝術無法從書中學到，而方法與規則就只在它們不存在的情況下，才會起到最好的作用（王浩威譯，2021）。夢如詩如畫，若是沒有書寫與藝術創作，我們很容易流於認知，太快的將夢的象徵與現實生活連結，這反而會讓夢的韻味盡失。模糊朦朧的夢境難免伴隨困惑與焦慮襲來，成員可能會要求帶領人針對夢境作出解析，或針對作品作出詮釋，有時候我也會自我膨脹，講太多自己所以為的理解，卻有可能剝奪成員想像、投射與對話的機會。

(四) 文筆好壞不重要

我們不是所謂的詩人，還是可以說話與朗讀；不是所謂的畫家，仍然可以畫畫；不是所謂的作家，依舊可以書寫，書寫就是專注的進行想像，不論是否預設意圖，改變意圖或迷失在文字的冒險中，都是展現即知即行的行動力（吳明富，2010）。況且，在夢境朗讀之後進行意圖寫作，夢境

的內容成為寫作的前導，讓寫作有了一個明確的方向，能在夢境的基礎上投入個別的「積極想像」，創作意圖自然而然就浮現出來，往往是接近心靈核心創造夢境的意圖。書寫也是自我反思的時刻，提出對自己與世界的質疑與困惑，勝於淺詞用字優美的詞藻。

(五) 沒有很深的對話也是對話

見證書寫是一種與自己的深層對話，讓手寫的速度快過頭腦的思維，想到什麼就寫什麼，沒有對錯，無需修飾，不用在乎文法與邏輯（吳明富，2010）。沒有很深的對話也是對話，無須證明什麼也見證著存在。書寫是藝術創作的一部分，寫的速度快慢、咬著筆桿苦思、發呆、頻頻塗改、撕掉、停滯……接納與尊重各種如其所是的呈現，讓一切自然發生。

(六) 輕鬆不是草率，開放不是隨便

創作的阻抗在所難免，再怎麼擅長藝術創作的人，面對一張全新的白紙或畫布，心裡還是會感到七上八下。而「夢工作室三部曲」能讓藝術創作能量自然而然的流瀉，五個步驟宛如尋寶探險的路徑，其目的就是讓成員有跡可循，以夢境為基礎的「積極想像」不至於過度的天馬行空，也不會讓人有「現在該畫啥」的不知所措。然而，沒有限制的輕鬆創作，以開放的心情展開藝術創作探索之旅，並不代表團體是以草率或漫不經心的態度看待夢與創作。

(七) 氣氛背後的意義

積極主動分享或消極被動沉默，都有其背後的意義。成員可以自己決定揭露的深淺，照順序輪流分享對某些成員來說是一種鬆綁，不用擔心自己要先講還是後講。遇到沒有人願意先開口時，我常請成員起身看看彼此的藝術作品；讓夢主決定是否要先講，一位成員分享完可以由她來邀請下一位，這雖然也是輪流，卻能讓成員有選擇權參與其中。或設計一點小遊戲，將分享視為團體的潤滑劑，不要太嚴肅，團體氣氛太嗨或太沉悶都是有意義的，值得帶領人深思。

(八)交流的美感在於留白

　　有些「夢工作」會在夢主朗讀夢之後進行問題釐清，也曾有成員表示聽不懂，急於提出問題，但我們在團體中並不這樣做，而是讓模糊的東西充盈在四周更久一點。太快進入頭腦的理解與分析，會阻礙我們接近無意識的泉源。夢與藝術都是心念的反覆投射，馮·法蘭茲（Marie-Louise von Franz）說過，夢是來自無意識的流星，它們是天上掉落的石頭，除非剛好可以擊中我們意識固執的觀點，才能進而滋養意識，成為生命的麵包（易之新譯，2011）。每一則夢都有自己的形象，不宜貼標籤套公式，交流的美感在於留白，對談的餘韻在於沒有說出口的心領神會，品味與欣賞勝於分析與詮釋，為彼此保留心理空間，讓這鍋夢湯有時間發酵。余德慧老師說要「讓出空間」，不必在意夢揭露了什麼奧祕，或者夢裡的喻象是什麼，也不必去解夢，只是把夢當作是生命的經驗，生命就可因而立體化地豐富起來（余德慧，2010）。

四、反饋——帶領者的自我照護

　　在「夢工作室三部曲」團體心理動力中，帶領人不是居高臨下的旁觀者，而是與成員一起書寫、創作與交流，帶領人與成員更多的是夥伴關係。然而，透過藝術的催化，不設防的投射，帶領人能夠維持多少透明度？釋放多少才對團體成員有益無害？況且大家是以夢相濡以沫，以藝術互為主體，自我界限模糊、共情共感的心理認同是常有的現象，移情與反移情也是必然可能會發生的。看似行雲流水般的團體歷程，實則雜揉交錯、百轉千折，團體整體的真實關係才是最關鍵的療癒因子（易之新譯，2002），也是促使每個人踏上自性化旅程的力量。

　　我也感受過破壞信任關係的無意識力道，被誤會、錯解與不安的詭異和諧氛圍所環繞，難免會受到影響而威脅自身情緒平衡，因此，督導是必要且重要的存在，也是藝療師工作壓力的有力支柱（吳明富，2010）。另外，我個人化解心靈汙染的備急千金要方，除了走入森林，擁抱自然，就屬藝術創作最溫潤益補，創作提供藝療師健康、實際和可靠的自我照

護機制，誠如Bruce L. Moon所說，那是我們親自創作而建立的撥弦之「繭」，也是確保專業的心靈厚度（吳明富等譯，2014）。最後，分享一段成員的真誠回饋。

> 我時常做夢，而在接觸了夢藝團體，才學習視「夢」為真實世界的一部分。過去和許多人一樣，認為夢是虛幻，即使做了惡夢，醒後還是感到恐怖，卻不認為夢需要了解，只告訴自己「那只是夢。」
>
> 不過夢藝團體，卻非常認真看待夢，也才明白，夢是在幫助我們處理內在的混亂和痛苦⋯⋯。在團體初期，我時常會愧疚，不敢面對「內在的獸」，懷疑自己寫出來、畫出來的恐怖和悲傷，是在攻擊別人──如果讓人直視我的痛苦，是一種攻擊。但是在創作中誠實敞開痛苦，允許極度痛楚、嘶吼、畸形、死亡，感覺彷彿進行儀式般⋯⋯內在反而平靜了。
>
> 如果只是一般的藝術創作，自己好像無法走得那麼深。而「夢工作室三部曲」是藉由「夢」作「藥引」，每一次的創作、團體交流，都給予了我支持的能量。過程中，往往會獲得「啊！竟然被看見了」的感動，以及「這個我以前一點也沒發現」的自我認識。而看見狂暴的內在是被他人接受，甚至被讚嘆富有生命力時，也湧出了走下去的力量。
>
> 後來，我也開始接納內在的獸了。這條獸，因為過往的創傷而自傷和傷人，充滿了悲傷、羞愧和暴力，如今在創作中，我看見了牠、找回了牠，也和牠一起努力。雖然獸仍會在內在世界翻攪，但在團體裡，慢慢地可以察覺，面對，也學習擁抱牠。每週固定的夢藝，使我逐漸看見自己，也宛如航行回到渡口，下錨，暫停漂泊，注入能量，然後離開再一次風乘浪破。

我期待「夢工作室三部曲」能夠幫助一個人清晰的描繪自己與其世界，照見自己與自己世界的關係（江孟蓉譯，2013），夢與藝術引領我們浸淫進去，與情結相遇，鬆動內在防禦系統，形成敘述自身神話的願望或能力（彭凌嫻、康琇喬、連芯、魏宏晉譯，2018）。但所有的修煉都需要時間與耐心，或許一般人會覺得這個有點無聊，或是感受不到有什麼意義，但余德慧老師曾說過，夢是很值得運用的工具，但若只是將夢搬運到「意義」的國度，注定夢沒有治療效果，也是無謂的活動（余德慧，

2010）。

　　夢是幽微的存有，放下解夢的企圖，讓藝術與夢對話，尊重影像的隱喻。有一種信仰，不在教堂，不在寺廟；有一種療癒，不在醫院診所，不在諮商中心，而是在我們存在的生活之中。精神世界不會拘泥於肉體世界的形式，一張紙，一幅圖，一則夢，一首詩，之於探觸心靈光輝的人而言，無所不是轉化作用的藝術資糧，療癒靈魂的創造力一直環繞著我們，「工作室三部曲」也是其中之一，夠好的那一個。

參考文獻

丁凡（譯）（2011）。以畫為鏡：存在藝術治療（原作者Moon, B. L.）。臺北：張老師文化（原著出版於2009年）。

王浩威（譯）（2021）。夢，通往生命的泉源：榮格觀點的解夢書（原作者Whitmont, E. C., & Perera, S. B.）。臺北：心靈工坊（原著出版於1990年）。

江孟蓉（譯）（2013）。療癒，從創作開始——藝術治療的內在旅程（原作者Allen, P. B.）。臺北：張老師文化（原著出版於1995年）。

吳明富（著）（2010）。走進希望之門：從藝術治療到藝術育療。臺北：張老師文化。

吳明富、徐玟玲（著）（2016）。藝術治療工作坊：媒材應用與創作指引。臺北：洪葉文化。

吳明富、吳怡萱、李以文、林正寰、林栩如、游于嬅、葉美秀、鄭曉彤、劉世萱（譯），吳明富（審閱）（2014）。藝術本位團體治療：理論與實務（原作者Moon, B. L.）。臺北：洪葉文化（原著出版於2010年）。

汪淑媛（譯）（2007）。讀夢團體原理與實務技巧（原作者Ullman, M.）。新北市：心理出版社（原著出版於1996年）。

余德慧（著）（2010）。生命夢屋。臺北：張老師文化。

易之新（譯）（2011）。榮格心理治療（原作者von Franz, M-L.）。臺北：心靈工坊（原著出版於1990年）。

易之新（譯）（2002）。生命的禮物——給心理治療師的85則備忘錄（原作者Yalom, I. D.）。臺北：心靈工坊（原著出版於2002年）。

林詠純（譯）（2018）。神話心理學：來自眾神的處方箋（原作者河合

隼雄）。臺北：心靈工坊（原著出版於2016年）。

林暉鈞（譯）（2013）。高山寺的夢僧：明惠法師的夢境探索之旅（原作者河合隼雄）。臺北：心靈工坊（原著出版於1987年）。

陳世勳、伍如婷等（譯）（2012）。轉化之旅──自性的追尋（原作者Stein, M.）。臺北：心靈工坊（原著出版於2004年）。

張旭（譯）（2008）。精神分析藝術（原作者Ogden, T. H.）。北京：北京大學出版社（原著出版於2005年）。

彭凌嫻、康琇喬、連芯、魏宏晉（譯）（2018）。創傷的內在世界：生命中難以承受的重，心靈如何回應。（原作者Kalsched, D.）。臺北：心靈工坊（原著出版於1996年）。

黃璧惠、魏宏晉等（譯）（2012）。英雄之旅：個體化原則概論（原作者Stein, M.）。臺北：心靈工坊（原著出版於2006年）。

楊夢茹（譯）（2007）。分析心理學與夢的詮釋（原作者Jung, C. G.）。苗栗縣：桂冠圖書（原著出版於1993年）。

魯密、劉宏信（譯）（2016）。紅書（讀者版）（原作者Jung, C. G.）。臺北：心靈工坊（原著出版於2009年）。

龔卓軍（譯）（1999）。人及其象徵（原作者Jung, C. G.）。新北市，立緒文化（原著出版於1964年）。

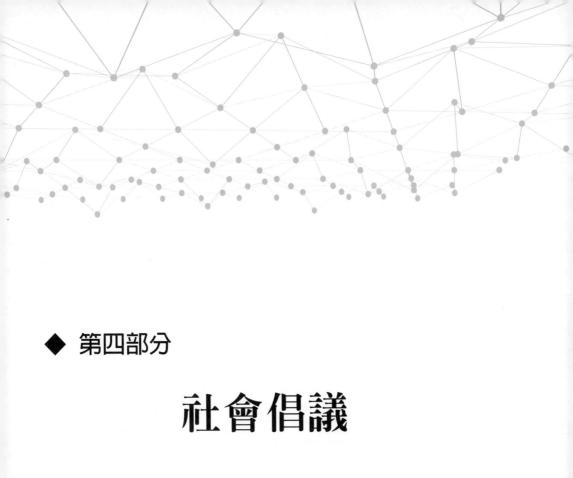

◆ 第四部分

社會倡議

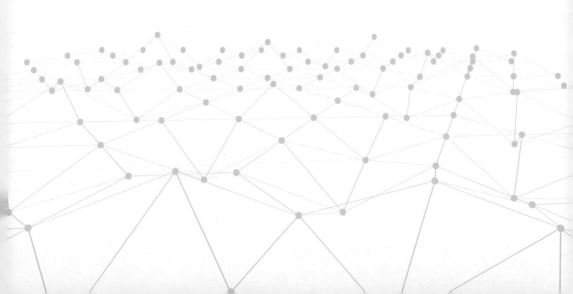

第十二章

憂鬱信件：來自黑洞的字畫

莊馥嫣

一、創作意圖

這份創作不僅僅是關於憂鬱症，它更是關於生命的脆弱與傷痛、愛與被愛的渴望；還有，在艱難時刻被扶持和陪伴的故事，與在掙扎中不放棄、長出自身力量的故事。

——〈憂鬱信件：來自黑洞的字畫〉工作室三部曲系列作品

〈憂鬱信件：來自黑洞的字畫〉是一系列完成於2019年的圖文作品，創作源頭，是一份我想要好好地去「看見」的初心；希望透過創作，看見精神疾病汙名底下的故事，也讓這些故事，好好地被看見。

身為一名助人者，陪伴他人內心，見證他人受苦，聆聽截然不同的生命故事，這些經驗使我心生柔軟，也使我小心翼翼：人心輕脆，助人角色給予我的，不僅是支持陪伴他人的空間，亦無形中賦予了我，關係當中的權力。因此，我要珍惜與留心——我如何看見他人，亦可能會影響他人，如何看待他自己。

當我只看見問題、症狀與診斷，那麼盼望與信任，就會難以存在這段關係裡；當我慢慢聆聽故事、脆弱與堅毅，即便受苦依舊，生命之河會逐漸地被看見；而真實柔軟的「看見」，本身即是一種意義與撫慰。

這是我作為一位藝術治療師，渴望在於直接服務以外，亦不斷維持自身創作，同時參與策劃身心議題展覽，其中重要的原因。希望讓自己，以及我所陪伴的精神疾病經驗者們，透過不同的目光，嘗試描繪與敘說，診斷與症狀底下獨特的生命故事，與多元的疾病經驗。希望讓身心汙名議

題，有機會透過多元面向，被重新看見與理解。

　　如同奈及利亞作家Adichie（2009）在其演講「單一故事的危險性」（The Danger of a Single Story）中曾說過「單一故事容易導致刻板印象，刻板印象的問題不在於它不正確，而是它並不完整；刻板印象使得單一故事，成為了唯一的故事。」講述故事，其中一個重要意義在於，讓我們共同生活的社會，找到理解彼此，差異共存的可能。

　　〈憂鬱信件：來自黑洞的字畫〉這份作品，是一系列嘗試描繪憂鬱處境的圖文。我透過書寫工作室三部曲的「創作意圖」，梳理了我身為一個藝術治療師、一個創作者、一個長年陪伴身心受苦朋友的同行者、一個多年嘗試擁抱自身身心失序經驗的人……，多重交織的身分下，我的關注與在意，我見證的傷口與堅韌。

　　在書寫「創作意圖」的過程中，我慢慢地明白：相較於呈現精神疾病的症狀與議題，我更想要好好地說故事，好好地，看見身心議題背後的「人」，人性、人的故事、人的幽暗與明亮、人的絕望與希冀、人的放棄與堅持……，所有「人之所以為人」的細節，都是我們創作的土地。

　　〈憂鬱信件：來自黑洞的字畫〉系列作品，共包含四個故事，二十四封信件，與二十四幅畫作。我透過虛構創作的方式，描摹故事角色的口吻，讓四位帶著不同生命經驗的虛構主角，以第一人稱視角說話，並「寫信給平行時空裡沒有憂鬱症的自己」；而創作者「我」亦透過信件形式，分別回信給他們。

　　我選擇讓〈憂鬱信件：來自黑洞的字畫〉中的四個角色，都寫信給「平行時空裡沒有得憂鬱症的自己」，是因為，墜入憂鬱深淵的漫漫長日，倘若想及「如果沒有得憂鬱症，我的生活與生命，會是什麼模樣？」對許多曾經歷的人們而言，這都是一份深沉、難以輕易言說、也不那麼容易被他人理解的失落；這份失落不易被看見，因此我想嘗試去描繪。

　　而選擇以書信體寫作，是因為「書信」是一種較為私密，富有情感意義，可呈現個人口吻的寫作形式。書信是「自我——他者」雙向的溝通與連結，可供闡明個人，但亦是向外溝通；比起日記，書信更具有朝向他人溝通的特質，但又較單純向他人發聲的獨白與對話，來得更個人化。因此，以「書信」作為載體，我想盡可能地，嘗試呈現，憂鬱經驗經常「難

「以對他人言說」亦可能「難以獨自向自己釐清」的面向。

　　考量助人倫理以及個人創作傾向，我並未選擇描寫生活周遭曾經眞實發生的故事；而是以想像和虛構的方式，形成此系列作品。然而，在不同故事片段裡，仍隱藏了許多個人經驗，其中包含了許多我在助人工作，或是日常生活當中，曾經見證與陪伴的他者或自身身影。

　　我在這些身影中回憶與摸索，關於一個人、一個長時間受苦於憂鬱症的人，於外於內可能的多元樣貌——先天特質、家庭背景、成長環境、社會支持、所面臨的困境、正在經歷的失落、人際互動模式、世界觀與價值觀、外在模樣、生活困擾，內在可能的焦慮、重要的關注與在意、潛藏的匱乏與傷痛……，創造這些角色，對我而言，不僅是一段創作的歷程，也是一段同理的過程。

　　從無到有的創作過程，像是我在摸索著，如何理解另一個受苦的人。那個摸索，一開始是抽象而不完整的，許多事情尚未確定；然而慢慢地，個性會浮現、口吻會浮現、重大事件會浮現、過往與未來會浮現。那是創造，也是認識與理解。因此，這些在故事中眞實存在的身影，是模糊而未能辨識原初的；然而，那些我曾在現實中相遇的受苦靈魂，他們仍舊是這份作品，最初的最初。

　　作爲那份原點，我非常珍惜，僅在這裡，謝謝你們。

　　以下收錄〈憂鬱信件：來自黑洞的字畫〉作品片段，其中一位故事主角，五封「寫給平行時空裡沒有憂鬱症的自己」的信件內容；與一封我作爲創作者的回信。

Dear M,

　　寫信給妳，就像知道妳在我身旁。

　　過去這一年，經常感到很孤獨。尤其是身旁有人的時候，尤其感覺到，自己的生命狀態與他人如此地不同。有種很脫節的感覺，偏偏他人不一定懂得，我也不知道該如何開口談，只好當作一切如常，可是心底深處知道，一切都不一樣了，我和過去的我不再一樣，也無法再和常人一樣了。

　　如果妳在這裡，會如何對我說呢？想必是溫暖的話語吧？艱難的時

候，想像有一個可以理解我的妳。想像中的妳，沒有憂鬱症，有我身上柔軟的那一部分，但也有我始終不知道自己能不能長出來的強壯和韌性，足以面對這個現實世界帶來的傷害。小時候常常想要有一個姊姊，或是妹妹也可以，這樣就不寂寞了。長大後才明白，其實人是不可能不寂寞的，對吧？

昨天夜裡睡不著，翻來覆去，感覺到又快要被漆黑的恐懼給滅頂，決定爬起來找事情做。翻開書，看見這樣一段話：「憂鬱患者罹患憂鬱症之前，所經歷的重大失落事件，通常比一般人還要多，但不見得每個經歷失落事件的人，都會罹患憂鬱症。」看到這裡，就多麼希望自己有一顆堅強一點的內心，雖然我也知道，柔軟也是有它的力量的。

凌晨四點多，終於抱著書哭著睡著，半睡半醒間，疑惑自己是否能走過這些。是不是我把該哭的眼淚都流乾淨，我就真的可以好起來。

渴望被抱著，疼愛和安慰，像一個小孩子一樣被理解，想要忘記自己已經二十四歲了。

Molly 2014. 6. 10

Dear M，

昨天夢到K。夢裡的他還是一樣地疼愛我，像從前一樣。

醒來時，天還是黑的，很久沒有這種安心的感覺，好像他還好好地住在我的生命裡，然而胃好痛，像是有人硬生生把什麼東西從我體內拔走了一般。

如果我不那麼任性的話，K還會在我的生命裡吧？我和心理師說，覺得辛苦K了，和這麼不成熟的我在一起，照顧我這麼久。我一直忘不了心理師輕輕問我：妳一直在談K的感受，但是妳呢？對於K，妳此刻的感覺是什麼？我回答不出來。我不想去感覺。我低著頭，知道心理師一直看著我，眼淚忍不住就掉了下來。

我一直在想，老天爺是不是故意要讓我看見，K和那個女生在一起？我一直記得那天的陽光，暖暖地灑在他們身上，他看起來和平常好不一樣，有種天真快樂的孩子氣。看到他在別人面前那樣快樂，我覺得那才是最讓我心碎的地方。

　　大學的最後一年，原本理當充滿盼望往前走的時候，一切卻這樣，在那天的陽光下破碎掉了。忘不了自己看見什麼。和K分了手。在那之後，連起床去上課，或走進便利商店幫自己買一個晚餐都好困難，覺得世界離我好遙遠。要不是大一到大三時奮力修了那麼多學分，想必是無法畢業的吧。畢業典禮原本也不想要去的，最後還是去了，戴著學士帽站上台前被撥穗，明明該要是很重要的時刻，我卻一點感覺也沒有，大家哭成一團，我卻不知道這些事情與我有什麼關係。好不容易回到家，只想要一直躺在棉被裡，一直這樣睡下去，渴望被這個世界忘記。

　　還有什麼事情是重要的嗎？真希望我能夠知道。這一年多裡，室友和她的貓咪是我重要的撐持，如果不是他們，我也不知道自己是怎麼走過這段日子的。許多個晚上睡不著覺，聽見貓咪靜悄悄地溜出室友房間，跳上我的床，鑽進棉被裡，再鑽進我的懷裡。室友總是笑說牠只是把妳當作暖暖包，但我知道她和我一樣清楚，貓咪敏感於我的痛苦。就像室友每天晚上刻意忘記關房門一樣，他們用他們各自的方式，在守著我。至今我仍然不知道生命究竟有沒有意義，但是有人願意這樣守著我，我想那應該就是有的。

Molly 2014. 10. 6

Dear M,

　　有時候覺得，自己好像慢慢地好起來了，可是不久之後，又再一次感覺到陷落。這種感覺很無望。妳可以理解嗎？就像小時候，爸爸媽媽偶爾感情變得緊密，不再有爭執，那樣的時候，我總是覺得好快樂，好像關於他們的一切，又重新有了盼望。但其實不久之後，總會再一次失望。到後來，就覺得「修復」這件事情，其實是一場騙局。這就是現在的我，在沮喪的時候，對憂鬱症，還有人生的感覺。

　　上週我去找了C，經過了這段時間，看待他人的方式也變得不同。我突然比較明白，C也是個普通人，也有他的缺陷與脆弱，突然就不再能像以前那樣仰望他了。以前我總不能理解，C那麼好，曼婷姊姊為什麼要離開他？和K分開以後，我慢慢可以比較明白，有時候，人的情感比我們以為的還要複雜。想念C和曼婷姊姊手牽著手的那段美好日子，像小跟班一

樣，被他們一起照顧著。記得高三那年生日，C已經畢業開始工作，說好請我吃牛排，走進餐廳時，看見他們兩人並排坐著，笑吟吟地看著我，那一瞬間，我真的錯覺，他們是我的父母親。

上週晚上，沒有先打電話也沒有傳訊息，就直接搭車到林口找C。想要有人可以抱抱我。想寫信告訴妳關於那天晚上發生的事情，卻一直寫不出來，信紙為此廢棄了好多張，卻怎麼也無法清楚地敘述那晚發生的事情。或許是因為那些情感，對我來講還太困難和龐大了吧。

今天稍早收到C的訊息，我沒有回他。這幾天清晨醒來，躺在床上看見晒進房裡的陽光，我都會想起那天早上，搭公車離開C家的時候。清早的車空蕩蕩的，我挑了最末排靠窗的位置，一路睡睡醒醒，路途搖搖晃晃，我一直感覺到，身體裡最深處的地方，一直安安靜靜地在提醒我，前一天晚上發生的事情。車子一直往前開，生命中某些重要的路口，一旦穿越了就再也無法回頭。以前在面對K時，我那麼堅持那道最後的身體界線，卻在他離開之後，這麼輕易地容許他人跨越了。我為這些事情感到悲傷。但我也一直記得，那晚最後，C躺在我身旁，好好地抱著我的時候。那讓我慢慢地重新相信，自己還是值得被愛的。

Molly 2014. 11. 11

Dear M,

想跟妳分享一首歌，青峰的〈小時候〉。開頭的口白是這樣的：「小時候，每個週末，爸爸都會騎著車，帶我到一個從來沒去過的公園玩。但是不知道為什麼，長大後我們幾乎不講話了。爸爸從來沒有稱讚過我，我也從來沒有說過，我愛他。」

我最近常常聽這首歌，因為它讓我想起上個月和爸爸的對話。妳很驚訝吧？我也以為，一輩子都不會再和他講話了。他打來的那天，剛好是我很脆弱的時候，室友出門了，外頭下著雨，貓咪不知道去哪了，我不確定自己一路的努力究竟是否有價值。不知道為什麼就按了接聽鍵，就像這麼多年來，我不明白自己，為什麼每換一支新手機，還要在通訊錄裡輸入這個永遠不會被撥出和接聽的號碼。

爸爸可能也嚇到了，電話接通以後，話筒裡一點聲響也沒有。我後來

回想，這些年來，他大約已經是抱持著不會被接聽的覺悟，在打這固定一年一通的電話吧？拿著手機，那一個空白的片刻突然讓我覺得好想哭，以前對他的憤怒不知道為什麼突然在那一瞬間消失了，只想跟他說，爸爸，我過得好辛苦，我失戀了，我得了憂鬱症，不知道什麼時候才會好起來，你能不能給我一些支持和信心？然而我說不出口，只能也只想繼續當一個，有禮的陌生人。爸爸大約也是這樣的心情，像是填街頭問卷一樣，生硬地問候了我的生活種種，畢業了沒、讀什麼科系、工作好找嗎、還和媽住一起嗎……，我也就胡亂編一通帶過。話題很快就空了，掛電話前，爸爸說，雖然現在講這個還太早了，但明年過年時，歡迎我一起回家，阿姨還有弟弟妹妹都很希望可以認識我，只是一直不知道該不該告訴我。我還沒準備好要面對這些事，光是我自己的狀態就夠煩心了。但知道自己被視為一分子，還是有一種被愛的感覺。

　　M，我不想再繼續恨爸爸了，這件事情好累。我也慢慢知道，並不是世界上所有的分離和結束都是他的過錯。他或許有錯，但也或許盡力了。像K一樣。

　　M，我最近常常覺得好難過，幾乎每天都哭著睡著。為我祈禱好嗎？告訴我，我會平平安安的，度過這些。

Molly 2015. 4. 6

Dear M,

　　捨不得寫寄給妳的最後一封信，就像捨不得這個世界上所有的結束。

　　我慢慢在練習這些事，關於每一件事情都有它結束的時候。K給我的陪伴有結束的時候、我對C單純的仰望和依賴有結束的時候、室友貓咪老老的生命會有結束的時候、漫長習慣的學生生涯有結束的時候……，和爸爸媽媽一起生活的童年，則在很早的時候就已經結束了，不論我願不願意。

　　前天是最後一次見到心理師，我哭得很傷心，心理師像看個小傻瓜一樣看著我，但我知道她也有捨不得，正是因為這樣和她談話才給我帶來這麼大的力量，因為知道這個世界上有人真的在意我。

　　我決定要向前走了。雖然這句話從我嘴裡說出來顯得很詭異，但相信

妳應該可以理解。我已經和過去的我不再相同了，這也是爲什麼寫這封信時，我感覺有些哀傷，覺得似乎和過去的自己拉開了長長的距離。我很想念過去的自己所在的世界，那裡比較單純；但我也珍惜這段日子以來新長出的自己，兩者並沒有抵觸。

明天要出門去工作面試了。畢業後停擺了這麼些日子，決定重新啓動自己，需要莫大的勇氣，這也是我選在今天寫信給妳的原因吧？有時候我還是很恐懼，恐懼過去這段日子的空白，深怕時間都浪費掉了。看著大家都向前走了好一大步，開始工作、讀研究所、延畢出國交換、交男朋友……，只有我還在原處。花了這麼多時間努力對抗自己，好不容易能稍微抬起頭了，卻發現身邊已經沒有人了。覺得有點孤獨。上週大學同學會，大家談論著新生活的酸甜苦辣，我卻沒有事情可以分享，因爲這段時間以來的生活，和我所在努力的所有事情，如果要化爲言語，在這麼歡樂的場合裡描述給大家聽，大約是太沉重，也太難以理解了吧。

決定要向前走，也就意味著要冒著再次跌倒，或是被另一個大浪打回原點的風險，再一次崩潰、再一次走回治療室裡。可是我不想要再站在原處了，我要走了。祝福我好嗎？祝福我，走過妳所存在的時空，長出屬於我自己的勇氣。

再會了。

Molly 2015. 7. 26

Dear Molly

想起妳的第一封信，信裡第一句話，妳這樣寫給Ｍ：寫信給妳，就像知道妳在我身旁。現在，換我寫信給妳。想和妳說：寫信給妳，就像寫信給過去的自己。

妳的故事，和妳的畫，讓我重新想起，二十一歲到二十四歲的自己。雖然我們的故事不盡相同，但在暗夜裡摸索的路徑是相似的──在愛情與親情裡跌跌撞撞，脆弱且哀傷，但還是努力著，想好好學會如何愛人與被愛；努力地修復自己，練習無論如何都要走出門爲自己買飯、好好入睡、面對人群參與聚會、承受壓力走入職場、努力好好地在自己的生命裡活下去……。妳的哀傷與努力，照映出我想要遺忘的那段日子。可能因爲，我

總習慣嚴格地對待自己，較寬容地看待與接納他人吧。所以，才能從妳身上看見，在脆弱和柔軟裡，復元與成長的美好；與在孤獨裡，摸黑往前走的勇氣。那是我在二十幾歲的這幾年裡，在所有的自我要求，與自我檢視裡，所看不見的。所以謝謝妳呀，在創作裡向我展示妳的世界。

畫了一張畫想送給妳。看見妳在一條漫長的旅途，獨自航行，已經度過最黑的地方，但還無法確定前面會不會有光。在妳看不見的地方，有一顆又圓又大的月亮，候鳥在遙遠的地方守護妳。Molly，生命有許多分離，但那不見得意味著，我們曾擁有過的愛也會跟著消失。我有時也很難相信這點，可是它是真的。

讀妳的信，看妳的畫，感覺到此時此刻的妳，努力想要道別舊的、迎接新的，但對於未來也有恐懼和徬徨。其實我也一樣，長大並不會讓一個人對於未知變得沒有恐懼，可是，跟隨四季，繼續活下去，有時會讓人越來越相信，自己或許終將會有勇氣，面對生命中的每一個失去，與每一個新的盼望。這個相信很脆弱，但也很珍貴。

祝願妳在時間裡，慢慢活出盼望與信心，相信自己值得好好地愛人與被愛；也祝願這個世界上，每個站在成年關卡，年輕破碎的靈魂，不論是對自身感到徬徨、或是對於這個社會感到絕望的，都會慢慢地，好好地，長成一個大人，我們都是這個世界的禮物。

馥媽2019. 3. 7

二、正念創作

作為畢業展，我似乎想要在展覽的場域裡，創造出一個較少被他人看見的空間。那個空間是什麼呢？它可能是，我作為一個藝術治療師，陪伴個案們創作，那些時刻，我所看見過的顛簸與風景。

—— 〈憂鬱信件：來自黑洞的字畫〉展覽紀錄

在「正念創作」的過程中，我融合了「回應性創作」（responsive art making）的概念，作為創作模式。回應性創作指的是，藝術治療師藉由藝術創作，回應個案的狀態或其圖像。此創作歷程與作品，可以協助藝術治

療師與個案建立同理關係，也能提供藝術治療師表達自身感受，同時亦可作爲藝術治療師與個案進行對話的媒介（許家綾譯，2006）。

我在「正念創作」的過程中，如同過往在治療室當中，嘗試以回應性創作陪伴個案，逐漸體會對方的感受，看見其中的孤獨、傷痛、脆弱與堅毅；和我心中的理解、陪伴與祝福，並且，將之嘗試描繪下來。

在這樣的創作歷程裡，我是一個創作者，也是一位陪伴者。透過創作，我與這些因創作而生，但也彷若存在的受苦心靈，同行一段；盼望透過這樣的歷程與呈現，能多多少少地，陪伴日日生活在這個社會與現實中，身心失序受苦的族群與集體。

以下將收錄，延伸自上個段落Molly書寫的信件，在系列作品中所搭配的畫作。創作畫作的歷程中，我將自身情感投入角色，依憑信件內文的情感，主角的特質與與生命經驗，嘗試仿繪與創造出，他們筆下可能的風景。

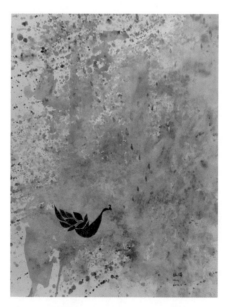

圖1　莊馥嫣，〈Molly之一：孤獨〉，2019。水彩與日本水彩紙，52.1 cm×37.5 cm

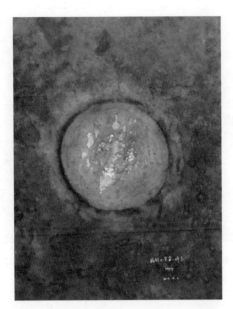

圖2　莊馥嫣，〈Molly之二：我的小宇宙，碎了〉，2019。水彩與日本水彩紙，
　　　52.1 cm×37.5 cm

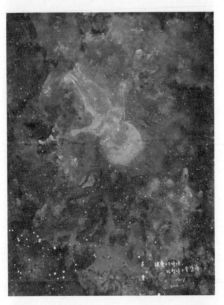

圖3　莊馥嫣，〈Molly之三：被愛的時候，我暫時不會墜落〉，2019。水彩與日
　　　本水彩紙，52.1 cm×37.5 cm

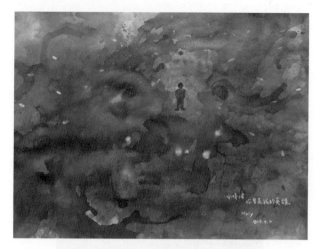

圖4　莊馥嫣，〈Molly之四：小時候，你曾是我的英雄〉，2019。水彩與日本水
　　　彩紙，52.1 cm×37.5 cm

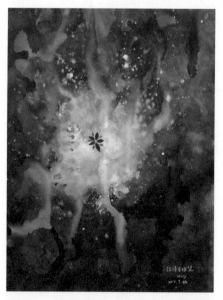

圖5　莊馥嫣，〈Molly之五：記得有盼望〉，2019。水彩與日本水彩紙，
　　　52.1 cm×37.5 cm

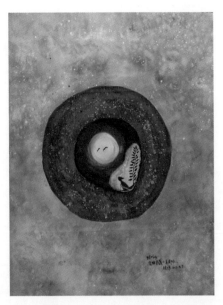

圖6　莊馥媽，〈給Molly：愛與守護一直都在〉，2019。水彩與日本水彩紙，52.1 cm×37.5 cm

三、見證寫作

透過「見證寫作」，我梳理了這一系列創作歷程中，經驗到的所思所感，同時寫下了〈憂鬱信件：來自黑洞的字畫〉的展覽引言，並與此系列圖文作品一同展出。

願這些寫作與創作，能讓來到這裡的你們，看見多一些關於憂鬱，但不僅僅關於憂鬱的故事。願這個世界，故事可以被聆聽，艱難可以被理解，差異可以被接納，生命可以被善待。

——〈憂鬱信件：來自黑洞的字畫〉展覽引言片段

走進展場的觀眾，以視覺的方式，彷若聆聽無聲的見證朗讀。作品與文字長時間存有於展場，分享身心議題與生命故事，一個提供觀眾來去的有機空間，與透過紙筆留下回應的可能性。

　　短短一週的展期，作品的展出，對我而言並不是一個「單向給予」的過程，而是一個「相互回應」的歷程。這個展場，讓我們交換彼此都可能關注與在意的訊息，讓對方可以知道，並且，也帶一點點贈物回家。

——〈憂鬱信件：來自黑洞的字畫〉展覽紀錄

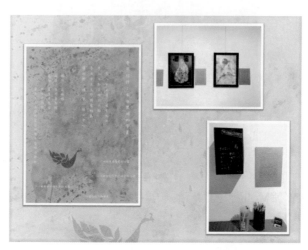

圖7　〈憂鬱信件：來自黑洞的字畫〉展覽海報／展場一隅／回應性創作區，
2019

　　在此收錄〈憂鬱信件：來自黑洞的字畫〉展覽海報、展場一隅畫作、給觀眾的回應性創作區；以及作品展出期間，一小部分來自觀眾們的畫作回饋，謝謝你們，願意將之分享在此。

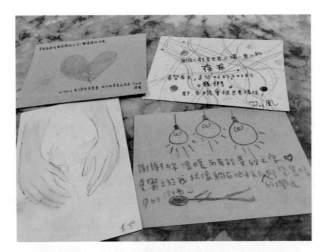

圖8　〈憂鬱信件：來自黑洞的字畫〉觀象回應性創作，2019

　　直至作品展出結束，我方才比較理解，如此「回應給外在世界」同時亦「回應給與外在世界同在的自己」，這樣的創作形式，對我而言，可能是十分必需的。作為一個人，一個不知怎麼總是凝視著他人與自身深處的人，我感覺到，持續地創作，再現我對於他者、人性、廣大的外在世界與自身……所有難以迴避的看見，這可能是我作為我自己，亟需要留存心中，並持續實踐的事情。

　　這並非是為了作品本身的產出或價值，而是因為，作為一個傾向共感他人與探索自我的人，「回應他者與自身」的創作實踐與分享，它提供了我一份可能，去跨越活著這件事情，它帶給我的挫折與哀傷——當我看見與體會到的種種破碎，它們可以被以藝術的語言，去言說與呈現，並使他人收到內在的贈予——我因此得以，跨越這些哀傷與破碎，去接納自己的脆弱，並擁有柔軟擁抱他人的能力。什麼是關懷呢？越是嘗試摸索與實踐這件事，我越是難以定義這兩個字。對我來說，可能即是，找到一種對於個人而言適切的方式，去善待自己、同時向他人伸出雙手。

　　當這些來自他人的聲音，與那份我關注並理解他人的目光，可以在展場裡，被他人讀取，並告訴我：這些被震動或流淚的觀展時刻，亦讓你們收到一些勇氣與柔軟，想要去擁抱他人，與自己。這樣的時刻，亦使我比

較確信，這樣的創作與作為，的確對你們，與我，還有我們往後將分別遇見的其他人而言，可能是具有意義的。

──〈憂鬱信件：來自黑洞的字畫〉展覽紀錄

　　如同Greenspan所說的「個人的傷痛並非只是個人的，也是世界的；反過來，世界的破碎亦是我們每個人的傷痛。……我們的身體與心靈會承載這個世界的痛苦，若我們將這些痛苦封鎖在內心深處，這份痛苦將對我們的身心靈造成傷害；若我們能有意識地在社群中將它們釋放出來，那麼我們將能獲得更深層的聯繫感與慈悲心──這不只有助於我們獲得療癒，同時也能療癒我們所處的世界。」（李佩怡，2013）

　　這段創作並進而展出分享的歷程裡，我所收到的回應與回饋，它們使我確信，創作作為連結、關懷、愛惜自己與他人的路徑，它的確是，可以被行走其中的。所有在創作裡，闖路與摸索的經驗，它們回應了我對於「理解他人與自身」的種種艱難與迷途──「同理」是一件非常困難、且時常使人感到哀傷的事情，至今我仍如此感覺；而創作亦是如此，誠實的創作，從來不會是容易、平順與單純喜悅的實踐歷程。

　　然而正是如此，「同理」與「創作」，此兩者的艱難，可以被彼此所接納。對於「他人與自己」的看見，可以被我們輕輕地，親手流放進創作的河流裡，讓它們好好地離去，讓它們漂流至更遠的地方，讓他人也能伸出雙手碰到它們。倘若我們願意這麼做。河流是很無私的，她一直都在那裡，等候著我們。

　　以前我常常以為，為這個世界的破碎處感到無力與心傷，是一件過於脆弱與懦弱，該要隱藏在心中，不可告人，且感到羞愧的事。這段展出與接受回應的日子，使我比較明白：其實我們都是一樣的。走進展場裡的你們，與我同樣，除了有個人的脆弱，亦會有，因為見證他人生命而生的哀傷。

──〈憂鬱信件：來自黑洞的字畫〉展覽紀錄

　　這段創作進而分享的歷程，使我體會到，「我與他者」之間，一份深深的連結。這一份連結，是我過去長時間以來，試圖否認、避諱、逃離，

與「不願意誠實看見」的。無論在於兒時，或長大成人以後，我的心裡一直住著一個善感的小孩，她不知道如何與這個世界上的艱難與苦難共處，因爲她知道那可能是什麼。

〈憂鬱信件：來自黑洞的字畫〉透過工作室三部曲創作歷程，源自看見與陪伴他者的初心，但無形當中，也梳理了我在助人場域，

或日常陪伴裡，我對於「人的苦難與艱難」，一些思索、體會、共感與不可免的哀傷。

我很珍惜這段，創作寫作暨分享的過程，謝謝這段路途裡，曾經路過這條河，一同與我蹲下來看一看，亦或是踏進裡頭的每一個人；也謝謝我自己，願意擁抱自身與他者的傷痕，在創作之路裡小心翼翼卻又大膽地捧著脆弱，信任著分享與訴說，能成爲人與人之間，生出連結與柔韌的敷藥。

「創作是良善（benevolence）的行動，也是對這個世界的一項贈予，以一種真正深層而且可能是無意識的方式。這樣的給予方式，在某種程度上就是得相信某物或某人值得這份禮物。」（吳明富等譯，2014）

願它是一份，柔軟又不失堅韌的禮物。

四、小結

〈憂鬱信件：來自黑洞的字畫〉系列作品，從2018年11月開始創作，完成於2019年3月，這整段投入〈憂鬱信件：來自黑洞的字畫〉的創作歷程，對我而言，可整體性地，被視爲「一次漫長的工作室三部曲創作」。

之所以將之描述爲「一次漫長的」，除了因爲歷時近半年，更因爲創作的歷程本身，將原本「工作室三部曲」的基本架構做了拆解與重構——原本計畫進行二十四次「工作室三部曲」的我，順應著創作歷程中的動力，將「意圖寫作」、「正念創作」、「見證寫作」三大步驟，一次性地分別提取出來，並將時程改變爲如下：(1)階段一：二十四篇「意圖寫作」（Intention Writing）期間（約兩個月）；(2)階段二：二十四幅「正念創作」（Attention to Art Making）期間（約兩個月）；(3)階段三：

二十四篇「見證寫作與朗讀」（Witness Writing and Reading）期間（約一個月）。

這些創作架構的異動，並非我一開始所預期。異於原初創作計畫的變動，曾令我感到困擾與困惑。然而，這段創作歷程教導我的事情是：信任創作將會支持我，勇敢地去找尋，我之於它，最合適的關係。

創作之路是摸索、找尋與嘗試，我很感激這段創作歷程裡「工作室三部曲」作為空中鷹架，給予我堅實的扶持；同時我也認同，在創作歷程中所發生挪移與改建——挪開此時此刻不適用的障礙支架，將之合成為更核心的支持道路。

如果將創作歷程比喻為空中的攀爬，工作室三部曲架構所給予我的，即像是這般的存在——協助我去到，我盼望能觸及之處，給予我安全和支持，但也不致因此，成為路途中的屏障與限制。

我想，就如同工作室三部曲的初始「創作意圖」所告訴我們的：知曉自己創作路上的意圖。那麼就不至於迷途，或者即便迷途的時候，也知道自己內在擁有一個，安定的創作指南針，允許自己流浪，安心陪伴心靈漂泊。

這是「工作室三部曲」與它的「創作意圖」，送給我的禮物。

最後我想說：作為一個助人者、一個業餘的創作者、一個經常有限的陪伴同行者、一個長年嘗試摸索學習擁抱精神疾病經驗的人，活在這個世界上，所能做的不多。畫圖與寫字，是其中我所能做的一點，小小的事。盼望精神疾病經驗多元聲音的存在，可以是某種縫隙裡的微光：無論如何，我們都可以擁有一些故事。

雖然這份作品，描繪了許多幽暗，然而，作為創作者，我在心底可能有個小小的盼望，希望我筆下的這些角色們，以及與他們相似的人們，或多或少，都可以活得越來越好。

雖然，活得越來越好，經常是一件艱難的事情；復元的路途，時常彷彿看不到終點線。因此，即便沒有越來越好，也是沒有關係的。漫長的掙扎與努力過程中，同時可以告訴自己：我已經足夠好了，即便我還沒有像自己或身旁的人希望的那樣「好起來」，但也是一個，已經足夠，值得被好好擁抱的自己。

　　每個承受身心受苦，面對精神疾病汙名，同時努力生活的人們，都有截然不同的故事和傷痛。這些故事與畫作，只是一個微小的視角，不能代表所有的聲音。曾有好幾位觀眾告訴我，Molly讓他們看見另一種，以前未曾想像過的，受憂鬱症所困的樣貌，一種很努力的、自我覺察的、嘗試充滿盼望的奮力與掙扎。

　　我思考了許久，選擇以這個角色的片段，收錄在書中，是否足夠傳達憂鬱的失序與艱難；會不會顯得太輕盈，讓人感到不真實，亦或受苦經驗不被認識與理解？但最後，我決定放下這個憂慮，信任創作本身可以傳達，她可以容納的重量。

　　輕盈微笑著的，也是一種暗藏疼痛可能的樣態；每個身心受苦的人們，都有不同的疾病經驗，與生存方式；沒有什麼樣的「標準」與「答案」，可以定義或否認，任何一種模樣的精神失序。

　　希望在不遠的未來，我們可以慢慢擁有一個，日漸褪去精神疾病汙名的社會；人們對於疾病樣貌的多元性，也會有越來越寬廣的尊重、理解與看見。

　　這份創作，如果可以的話，想要送給曾經或正在經歷，身心受苦，與精神失序的人們；如果你喜歡這份作品，或對它有所感受。無論是否帶著診斷的命名，或是否覺得自己足夠資格被撫慰與疼惜，這份作品，都可以是你小小的陪伴。

　　謝謝大家，漫長的努力，好好活著的每一天，讓這個多元的世界，擁有許多珍貴的故事，與獨特的目光。

　　人生路上漫漫長長，人心苦難亦是；然而生命的韌性，與連結的柔軟，也同樣綿綿而長長。祝願大家平平安安，裡外皆是。

參考文獻

吳明富、吳怡萱、李以文、林正寰、林栩如、游于嬅、葉美秀、鄭曉彤、劉世萱（譯）（2014）。藝術本位團體治療：理論與實務（原作者Moon, B. L.）。臺北：洪葉（原著出版於2010年）。

李佩怡（2013）。榮格個體化思想：由負傷到療癒的整合之道。臺北：天馬。

許家綾（譯）（2006）。青少年藝術治療（原作者Moon, B. L.）。新北市：心理（原著出版於1998年）。

莊馥嫣（2019）。〈憂鬱信件：來自黑洞的字畫〉創作論述。臺北市立大學視覺藝術學系（碩士論文）。

Adichie, C. N. (2009). The danger of a single story. *TED: Ideas worth spreading.* https://www.ted.com/talks/chimamanda_ngozi_adichie_the_danger_of_a_single_story?language=zh-tw

第十三章

關懷精神障礙者幻覺世界與自我意象之創作歷程

曾惟靈

一、創作初心——我對精神障礙者的所見所聞

　　過去在醫院身心科病房工作的5年中，與精神疾病有關的人與故事，對我來說是那麼的理所當然與平淡無奇，從來沒有想過這些故事豐富得足以變成一個值得討論的章節。一些平常人感到光怪陸離的幻聽或幻覺情節，對我來說都有些不足為奇，事實上，一切只是被我有點迂腐的大腦給侷限住罷了。過去工作的日子裡，總覺得每個慢性精神疾病的病友們都長得非常相似：面無表情、言語表達貧乏、說著邏輯混亂的日常瑣事。

　　我對重複而單一的臨床工作模式開始感到疲倦，機械化的樣子像極了沒有顏料的調色盤，我只是個接受過標準化訓練的載具，缺乏生命力與發掘故事的能力。每天被制式化的紀錄以及行政業務追趕，這讓我跟病友們保持了冰冷而乏味的距離，為了讓工作能在時效內完成，我只想趕快消化工作中的每份表格，用同樣的眼光跟僵硬的態度將評估的選項勾選完，就當作是「我了解了這個人」，以及「這個病友發生了什麼事」。然而真正的同理與了解一個人，卻是離這差了十萬八千里。

　　但我卻沒有發現自己的內在有個「故事收藏者」的靈魂，許多精神疾病的故事已經默默的深藏在我腦中，只不過這些故事像散落一地的玻璃，從來沒有被清晰而有趣地整理，而這塊玻璃漸漸地成形後，映照出來的竟然是我在藝術治療工作中最真實的樣貌：迷惘而疲憊，卻想孕育新靈魂的女王。

　　因此，聆聽家屬描述精神障礙者被送入病房的原因，以及病友幻覺的

內容，是我在身心科病房工作的時候最有精神、最能沉浸在其中的時刻。我也曾經試著記錄下我所聽過的每一個幻覺或妄想症狀的內容，但不論怎麼絞盡腦汁地書寫，都覺得那些畫面根本遠遠超過文字所能呈現。甚至有些故事的細節，因為當初不夠詳盡地去記錄，時間一久，因為沒有畫面而漸漸被我淡忘。在多年的工作中，我聽過不下百個光怪陸離、超乎現實的幻覺症狀與故事。我花了一個禮拜的時間，整理出病友們親口所述的二十多個最深刻的幻聽、幻覺與妄想故事。我盡可能不去抗拒讓我感到不舒服的細節，恐怖的、血腥的、情色的或是模糊的，通通都網羅在記事本內。這些畫面有些許雜亂，但卻是一個個繽紛而立體的故事。而這次，我試圖不去抗拒每一個浮現出來的圖像，並立即將這些心象盡可能詳細地描繪在記事本上。我試著先不要分析、不要武斷地詮釋，而是盡力將這些栩栩如生的畫面呈現出來。只用臨床的文字或專業術語去描繪這些故事，非但不可行，甚至會讓故事的原貌失真。

　　當我走進藝術治療的專業領域裡，我善用這個可以全心投入創作的機會，對身心科病房的工作進行反芻、整理，試圖給予被我服務過的病友一個真切地回應，甚至與未完成的許多遺憾告別。這些遺憾，比如是因忙碌而無法好好聆聽一個病友說話、在焦慮中未能和顏悅色地面對家屬，甚至是焦頭爛額的工作中，沒能善待自己的種種遺憾。善待自己的方式除了用一杯珍奶加一片雞排、大肆向同事抱怨與宣洩、肆意購物之外，有沒有可能從我自己的專業中來梳理我紛亂的內在呢？一個更大的疑問是，藝術治療對我自己到底是否能起作用？

　　我思考很久，到底我需要透過藝術治療來自我整理的是什麼？我一樣將腦袋裡自動浮出來的畫面記錄下來，想起在病房工作的低潮與黑暗期、病房當中混雜漂白水與人體的複雜氣味、曾經遇過因症狀干擾而絕望地選擇臥軌自殺的病友、也回憶起病友與醫師發生無法浮上檯面的敏感事件，而我需要孤獨地面對整個危機處理的事件。透過工作室三部曲的創作方法，我可以大膽地呈現我認知到的幻覺世界，直接表達所有正面與負面的感受，比較不受限制地創作。因為這些創作的內容經過我的綜合整理，不需要擔心暴露了病友的隱私資訊，不用顧慮得太多就可以展示自己的畫作，並且可以用一種以我為出發的觀點來描述別人的經驗，在過程中盡可

能展現自己內在的聲音。最重要的是，這樣的創作模式影響了我未來如何看待自己的專業工作，但這過程真的非常不容易，也常感到困頓與卡住。

在整理工作經驗以及蒐集資料的過程中，我再進一步深入了解幻覺的內涵及文獻資料，才發現幻覺與精神障礙者的生命是如何緊緊地相互影響。除了影響生活與行為，更深深地影響著精神障礙者的如何看待自己。因為生病，他們對自己的看法未必合理，甚至可能是扭曲而失落的，但卻真實地烙印在他們的生命中。

幻聽是思覺失調症病友最常出現的症狀之一。病友的幻覺主宰了他們的病況與生命，甚至對自己的認識都是透過這些精神症狀所建構出來的。幻覺也是精神病友最無法被了解的世界，對他們而言，一切是如此真實且活躍，除了無法被了解以外，甚至被標籤為「異常、瘋子」，這些症狀是迫切需要被剷除的一部分。而我本身也曾於壓力大、睡眠缺乏時經歷兩次幻聽的現象，內容是聽到一個年輕的女人在我身體裡哼唱同一個曲調，這個聲音是由我的身體內部傳來並往外發出，音調非常清晰且不斷地重複，當中還夾雜一些很輕的笑聲，但這個曲調以及這女人的嗓音，並非來自我日常中熟悉的人，也不是我曾經聽過的曲目。她是誰？她唱的曲調來自於哪裡？她要告訴我的訊息是什麼呢？幻覺其實離我們一點都不遙遠，源自於我們的生命，反映出內在最深層且從未被探索的一面。

這次，我仔細去經驗每位病友的樣貌，幫助他們畫出、道出從來沒有人願意駐足聆聽的故事、沉澱我多年來未曾覺察的緊張與不安，並且與自己潛意識裡的罪惡感道別。既然已經脫離了過去工作的舒適圈，我就讓自己舊有的模式瓦解，透過重新投入創作的過程當中，靜心觀看我內在所產生的蛻變。我試著以藝術的方式將精神障礙者的幻覺故事創作出來，讓畫面與藝術來發聲。從精神障礙者的觀點與內在世界出發，用藝術來闡釋另外一種藝術，並以這個精神作為創作的基底。

二、行動──藝術創作

我以「臉」作為自我概念意象的呈現，並於臉模（面具）上以複合式

的媒材創作出幻覺與妄想的故事。創作的第一步，是要集結這些故事的主人翁，並且爲他們製作獨一無人的臉模。在精神衛生領域工作了好幾年，我從自己長久扎根的社區開始找尋合作的機構與病友。我邀請苗栗及新竹地區6所精神復健機構，到機構中說明創作的緣由及進行方式，向工作人員及精神障礙者說明創作目的、面具的製作方式、過程中需要注意的事項（如製作中需要保持坐或躺20分鐘等細節）、保密議題及邀請大家共享創作的成果。之後的工作陸續展開，各機構工作人員熱心地協助我篩選出具有意願、符合思覺失調症診斷並可配合靜坐20-30分鐘的精神障礙者，一共募得二十四位自願擔任臉部模特兒的病友，並以他們的臉部輪廓製作石膏面具作爲創作基底。

　　創作內容以病友的眞實生命故事出發，結合他們曾經出現過的幻覺或妄想症狀，並呈現因精神病產生的正面或負面自我意象作爲藍本。聽完這些故事內容後，我在白色石膏面具上以顏料彩繪，再加上不同的媒材讓作品更爲立體，製作出匿名、具隱私性而文字無法言喻的作品。創作中彙整所有病友獨特的生命故事，希望透過這樣的創作及展覽，讓大眾能夠更了解精神障礙者的世界，開啓新的眼界來關懷精神病友及關心精神健康的議題。如同Wood在1990年*The triangle relationship*所述，讓「藝術」與「關係」可以消除當代社會中嚴重心理失調者最感到驚懼的那種人與人之間的疏離感（王秀絨，2016）。

　　由於考量到要保障個體病人的權利，避免以任何形式不小心暴露了病友的隱私，我將使用自己與病友實際的互動經驗爲基礎，以自身所了解的精神病友的世界彙整成每個作品。根據McNiff所述，這種以藝術來創作的方法與實際的臨床紀錄一樣能達到效果，同時也維護了圖像本身的保密性（吳明富譯，2013）。透過我的視框融合病友的生命故事，重新詮釋於面具作品中，我的觀點雖然無法涵蓋全部，也不代表全然的正確與眞實，但如果能達到部分觀眾的共鳴，這一切便深具倡議的精神。

　　我大約花了三個月的時間，請擔任模特兒的精神障礙者簽署同意書、說明製作流程、評估其皮膚狀態及周邊環境後，與二十四位病友合作進行面具製作。過程中或現場難免有意外的插曲，其中有二位病友臨時表達不願意配合製作。我尊重他們的意願，傾聽他們的擔心或抗拒原因，最重

要的是邀請他們在旁邊觀看我替其他病友製作面具的歷程，甚至邀請他們協助準備所需要的用具。這是為了讓他們不會因為拒絕擔任模特兒而感受到自己被排擠或忽略，我無法確定自己當時所作的這些措施是否周到與精緻，也再一次映證了同理及陪伴其實沒有那麼簡單。

　　在創作裡，更不容易的是我一次又一次地回想起過往工作的種種，自己終於能正式地面對心中那些未能完成的遺憾。在工作的五年中，我曾經有互動非常深刻、形同家人的一群病友。對我來說，與任何人的道別一直都是我無法處理得很好的功課。我為了躲避心中感到悲傷所帶來的尷尬，會刻意使用多種方式來掩飾或緩解道別所產生的種種情緒。這次的創作，最辛苦的是我向病友們的道別，沉澱未能好好珍惜或陪伴這群精神障礙者的感傷。那些作品或許會令我或觀眾感到不安、恐怖或焦慮，然而這也是我想要傳達給觀眾一種「可怕的美」，一種令人覺得平庸渺小，但卻不可抗拒的力量或威脅生命的風暴，美並不總是美好的（吳明富譯，2013）。藉由創作，可以再次與那些病友的生命再度碰觸，並透過工作室三部曲的儀式對心中的未竟事宜進行道別或致謝。除了刻劃與每一位病友相處的時光，同時也傾聽與同理自己過去未處理的深層情緒，這也是創作歷程中最勇敢以及最能夠與自己同在的時刻。

　　所有的作品以工作室三部曲的模式進行，每幅面具被視為是一件獨立的作品，進行創作前意圖寫作、實際創作及見證寫作與朗讀的三個步驟。作品共分為四個系列：《受傷與痛》、《宗教與超能力》、《變異感的自我》及《期待與盼望》。以下將呈現每個系列的其中一件較具有代表性的作品，包括創作意圖寫作、實際創作的成果及見證寫作與朗讀的歷程。

(一)針對

　　在《受傷與痛》的系列作品中共六幅作品，分別描述遭受來自各界的汙名、在親密與愛情關係中被拒絕及背叛、能力及自身價值被否定，甚至幻覺經驗被漠視與責備的內容。這些咒罵、批判或創傷經驗，部分也來自於病友內在最深層的恐懼與不安，過去曾經被拒絕、被漠視或背叛的人事物，也會以不同的面貌或角色呈現在精神障礙者的幻聽內容中。其中最能獲得病友共鳴的作品是「針對」，精神障礙者長期遭受來自外界、社會、

家庭或內在的自我貶抑，都如同臉上直接遭尖銳的針頭刺傷，毫無招架之力及難以消除所有的刻板印象。

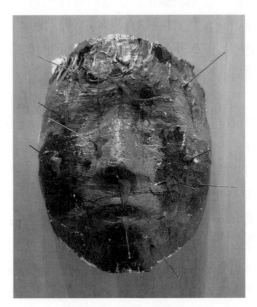

圖1　〈針對〉，石膏繃帶、壓克力顏料、針，20 cm×15 cm

創作意圖寫作

在我們的文化裡，幻覺較常被認爲代表瘋狂或腦袋出了大問題，或是被認爲是種「不正常」的典型表現，雖然大部分幻覺都沒有特定的負面意義。最重要的是幻覺也涵蓋了很大的恥辱，使得病人不願意承認自己有幻覺。精神障礙者幾乎都有被針對的經驗或感受，這來自於外界社會、親戚朋友、醫療環境，甚至內在的自己。具有敵意以及批判式的聽幻覺，幾乎是90%的病友曾經有過的經驗。幻聽內容可能針對其容貌、行爲、智力等種種層面進行批判。更可怕的是除了眞正病理上的幻覺，有很多是來自眞實世界的批評及汙名。每個異樣的眼神、言語甚至誇大的新聞或是無心的玩笑話都是一根針，直接刺進病友的臉與心，使其無法逃躲，我創作表達被針對的感受。

我把針，用力地扎進面具中。扎入的動作是如此地野蠻、粗暴，爲的是要讓面具充滿孔洞，甚至不小心把自己的指頭扎流血了，染紅了面具的

內裡。我用真正的針作為攻擊與傷害的隱喻，在用力扎入面具的創作過程中，讓大眾知道精神障礙的心是千瘡百孔、傷痕累累甚至悲傷地淌著血。

見證寫作與圈選

全部 針對 我，全部人都 針對 我。我已經習慣、麻木、沒感覺。來自別人的 眼光 ，我嘴巴逞強地說著沒關係。但我的家人也是這樣看我、嫌我。每一針都不客氣、不留情。針針到肉，針針見血，不是一針見血而已，而是一輩子的很多根針。但我的血是閃閃發亮的，說明妳們的行為真的很 傷人 、也很無知。

圈選編組及創作反思

針對後再針對，
麻木的是心與靈魂。
嫌棄我的眼光是一輩子見血的傷。

我也曾經用過懷疑、冷漠的眼光望著我服務過的精神障礙者。在創作的過程中，每一根針都需要稍微用力地刺入面具中，就如同真實世界裡，每一個刺入的動作都是用力、紮實的。在刺入、黏貼、運送面具的過程中，我自己也被扎到及出血無數次。最駭人的是，面具的背面，充斥著大大小小尖銳無比的針頭，也反映出精神障礙者脆弱、千瘡百孔的內在。

(二) 彩虹超人

在《宗教與超能力》的系列中共有六幅作品，分別描述精神障礙者期待擁有強壯的身體、具吸引力的容貌、具有對世界的影響力、成為佛教、基督教宗教領袖或至高無上的平靜，以及成為十項全能者的內容。許多奇特的妄想經驗都起源於個案本身的信念，就像「超自然力量」、「神鬼說」等。這類的個案都可以列舉出許多神奇的信念或妄想，而臨床經驗上，許多此類的病友過去在生病前已經有根深蒂固的宗教信仰或宇宙觀，對於許多無形的力量深信不疑或是醉心研究。個案常會有超自然或神鬼穿梭的想法，當幻覺或妄想不經意出現時，就會用那些特異的想法來解讀自

己面臨的經驗，而不是採用醫療或一般人的解讀。他們開始覺得自己如有神助、天賦異稟，具有能人所不能的能力、形象是完美的、具有對世界的影響力等……於是就會把幻想中的理想我當成是真的我，甚至無法區辨幻覺與現實。

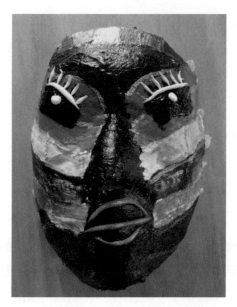

圖2　〈彩虹超人〉，石膏繃帶、壓克力顏料、超輕土，21 cm×18 cm

創作意圖寫作

　　此面具的主人翁擁有一張寬厚的臉龐，並且在製作面具的過程中協助了我許多的準備工作。他期望能成為一個別人的得力助手、擔任各種場合中最重要的主角以及賺取許多的金錢。但現實生活中，他話多、淘淘不絕，慢性化的症狀已經讓他思考緩慢與退化，而他臉上最吸引人的是那抹如彩虹般的笑容與單純。我創作表達出精神障礙者渴望被矚目、被重視，而且被視為是有能力的意象。期待那抹彩虹般的笑意能被世人所喜愛，但未能如願的歪嘴唇卻顯得尷尬又不知所措，真是讓人不知所措又挫折。

見證寫作與圈選

　　我是個滿身 優點 的人，還有滿腔的 熱誠 ，我想要 討好你接近你 ，反

正我跟一般人很不一樣、真的很不一樣。我喜歡講話又愛表現，我知道這是優點也是缺點，其實我一直都知道。但我總是忍不住，我愛笑也想笑，這樣開開心心的才能成為別人的助理，還有變得 很重要 、很像主角……

圈選編組與創作反思

我很棒

我的優點是熱誠、愛表現

這不是優點嗎？

討好你跟接近你

讓我成為一個正常人

這很重要

非常。

善用人的優點，接納與避開其缺點。這是耳熟能詳的口號，但在疲憊的醫療體系工作中，經常都會忘記以這樣的觀點去看待一位病友。經常說的賦能、接納，往往只成是理想與口號。這個故事的主人翁，輪廓極其深、愛表現。他的好管閒事，反而讓我在面具取模的時候幫上了大忙。他的雞婆變成主動積極，未被開啓的能力經過我的嘗試，變成了在製作面具時的大功臣。因此我自發性地將對他的感受創作在作品上，那個彩虹般燦爛、顯著得讓人無法忽視。最後，他長嘆一聲並跟我說感到疲累，最希望的便是能看一看窗外的風景。他望向窗外的樣子，實在是太令人難忘了。因此也讓我靈機一動，讓他拿起面具成品，望向窗外，再度成就了我的創作展覽海報中的主角。這些精神障礙者，是我的老師，也是貴人。

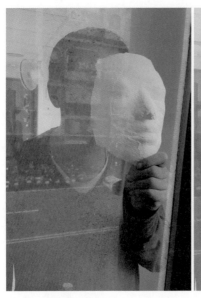 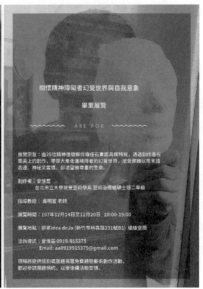

圖3　〈望向窗外〉，石膏面具、　　　圖4　〈畢業海報〉
精神障礙者

(三) 誰撕裂的？

在《變異感的自我》的系列創作中有六幅作品，分別描述精神障礙者被爬蟲類攻占身體與皮膚、體內遭蟲類生蛋、臉部被外力撕裂或扭曲、身體與環境充滿細菌及變形蟲的異常經驗。有一部分的精神障礙者會從最早期的身心症，演變到過度關注個人的身體意象的強迫性行為，並且被診斷為身體畸形性疾患（body dysmorphic disorder），這反映出身體意象與自我認同的關係。許多病友經歷過這種難以敘述的經驗，尤其是在一些微不足道的地方過度放大或扭曲。身體意象與一個人的自我意象息息相關，如果把焦點停留在臉部或微不足道的問題上時，甚至影響到個體的生活及人際關係，便需要特別注意或尋求專業協助。

有些病友每天所關注的乃是鏡像中的自我，透過鏡子反射出其視覺所觀看、理解的「自我」，他將現實世界的自己與鏡子裡的那個影像二者交互錯置，並透過二者的互動與相互轉換來建構自我意象。許多精神疾病患者在生病的歷程中，身體意象常常成為個人建構自我理解的一個重要機

制。生病的個體對於自我意象，或經由身體所建構的自我意象，常常是負面的（林淑蓉，2008）。

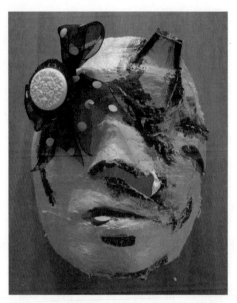

圖5　〈誰撕裂的？〉，石膏繃帶、壓克力顏料、緞帶，18 cm×17 cm

創作意圖寫作

　　此作品為一名女病友告訴我，某日早上她的臉在鏡子中呈現被撕爛、流血的樣貌。精心打扮的她，無法接受臉的一塊遭破壞，而且似乎是無法恢復的樣貌。然而真實的她，臉部完好如初，也沒有任何損傷。臉部扭曲、被毆、損傷等經常是病友的視幻覺之一，這樣的困擾也讓他們無法自我接納，更加深自己與外界的隔閡。我創作出臉部皮膚被撕裂的驚悚，表達精神障礙者心中的無力與疼痛感。在鏡子裡的自己，臉部每天都無法預警地被破壞與毀容，再多的裝飾品都無法掩飾無盡的傷口與失望。

見證寫作與圈選

　　今天天氣很美，我也很美。準備出門了！天啊為什麼我的 臉爛爛 的？她被撕爛了！誰做的？她是不是 討厭 我？是不是有人不喜歡我，因此要破壞我的臉？完蛋了，我很漂亮的，現在不漂亮了……是誰要

害我呢？萬一大家用怪怪的眼光看我我該怎麼辦？我是不是不能出門了⋯⋯ 我會變好嗎 ⋯⋯。

圈選編組與創作反思

脸爛了
變成異形。
是個討厭的人做的
我會變好嗎？
還是⋯⋯
是我本來就很醜，就是這個樣子呢？
很美？很醜？
都很重要

　　「將自己打扮成聖誕樹」經常是他人對精神障礙者的形容，因為自我照顧功能及社會化能力退化而無法進行合宜的穿著打扮。此外，也會因為器質性精神疾病的緣故，而讓病友會感覺自己的臉部扭曲、變樣。事實上，病友們因為服藥的原因，某些藥物副作用將導致外觀的神經、眼神或是皮膚出現問題。精神障礙者對自己的自我意象已經是不穩定且負面的，當希望彌補這些缺點時，可能適得其反，並且需要更多的了解與同理。我當時很快速地便完成了這份創作，對於面具上的皮膚色也感到滿意。但要用剪刀與手奮力地撕開面具時，過程令我也感到疼痛、悲傷與害怕，彷彿自己的臉皮也被撕開，內在也感受到不被接納的傷害。我在撕開的傷口處塗上血流如注般的紅色，使這幅作品自然地呈現撕裂傷，也因此面具失去了支撐力，面具變得很軟爛、變形，深刻地呈現了自我的潰散與失落。

(四) 富貴公主命

　　最後一個《期待與盼望》系列的作品，也是精神障礙者最渴望追求的願景。這六幅作品分別描述病友常有的深層渴望，這些渴望對我們一般人而言是理所當然的「理想」，但對病友而言，這卻像是遙不可及的「夢想」。作品包含了對自我價值感的渴望、具有繁衍下一代的能力、具有獨立經濟能力、擁有愛與歸屬感以及被寵愛，以及最終與一般人一樣擁有自

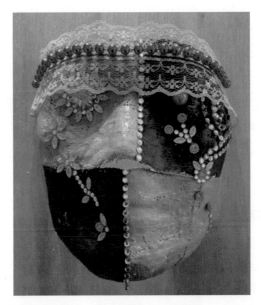

圖6　〈富貴公主命〉，石膏繃帶、複合媒材，16 cm×15 cm

我實現的能力。Davidson等人（2005）分析了多份有關精神障礙者對於痊癒的個人敘述後，發現以下元素有助精障者的痊癒及復原：別人的支持、重燃希望和承擔、重新建立自我、參與有意義活動、管理病症、承擔責任和獲得控制、克服歧視，以及實踐公民角色。Davidson強調，在痊癒過程中，患者必須接受疾病和重新定義自我，擺脫「精神病人」這個身分，將自己看為有能力、貢獻、需要、權利和尊嚴的人。

創作意圖寫作

　　被寵愛、被平等對待、不被比較，一直都是在精神病友的世界裡很缺乏的。尤其生病後成為家中的負擔，這種被照顧與被疼愛的權利也相對被剝奪。每個人一出生，都曾經被抱著、被疼愛及被期待，沒有人生下來就是注定被放棄的。然而，想要擁有富貴公主命，似乎必須很努力或是憑運氣才能夠擁有，對某些人而言，更是遙不可及的夢。我以公主作為創作意象，在精緻而面積小的面具上以花朵和鑽石作為點綴，表達出精神障礙者也有權利過自己所渴望的生活，同時也有能力充實自己，甚至在各個領域都可以綻放異彩。

見證寫作與圈選

好好地，圈選溫柔地對我說説話……當你溫柔對我說話的時候，我覺得我很重要，被照顧。因為好久好久，沒有人願意圈選聽我講話了。如果可以，我希望能夠圈選打扮好，準備好行囊，往下一個關卡邁進。我覺得我預備好了，但是你們總是很擔心。不願意讓我出門，不願意讓我打扮，不願意讓我試試看。圈選不願意愛我，也不願意再給我一次機會圈選好好地活著……。

圈選編組與創作反思

溫柔地，呵護

慢慢地，傾聽

輕輕地，照顧

細緻地，裝扮

當我準備好被愛

請好好地愛我，陪伴我

如果不願意愛我，也請尊重

讓我自在地活下去。

愛與歸屬，是每個人的基本需求與渴望。對於失落、經歷創傷與自卑的精神障礙者來說，卻變成是幻覺與深層渴求的一部分。想像自己成為公主、變成神明身邊的重要輔佐人物，經常是精神障礙者幻覺與妄想的素材。這與模糊的自我價值感息息相關，一般人也在追求自己的價值與定位，希望成為掌權者的得力助手、期待被家人敬重、期盼說話具有分量。不需要太多的榮華富貴，但期盼的是擁有被愛的資格，獲得一個公主命。

三、慶祝——見證寫作

在我創作完一幅面具作品後的一個小時內，我會掌握住當下最強烈的感受，依照歷程性繪畫的創作模式，並以具有覆蓋性及流動性強的壓克力顏料為基底，加入當次面具創作後剩餘的媒材，進行不拘形式的發揮，

依當下想要展現的情緒在12號枋麻畫布上進行創作。為了希望作品具有厚度，我以樹脂混合壓克力顏料進行覆蓋性的創作方式，流動性媒材帶動了當下的情緒，且因較無法控制，當傾倒之後的成果不如我的預期，也接納當下所發生的樣貌，並面對不如預期時的內在感受。本系列作品透過二十四次的重複覆蓋並持續創作二到三週，完成一幅作品。

　　因受限於創作的地點較為狹窄，故選擇於12號枋麻畫布上，在每次面具作品完成後進行立即的回應性創作。創作後馬上拍下當下的畫面，靜心觀看作品並進行文字的書寫。透過自由書寫的方式為當下心情作最真實的紀錄，進行自我覺察及統整自己的情緒。透過每次的書寫與記錄，我發現自己重複的創作模式，在覆蓋、重疊的步驟中經常出現搖擺不定或難以下筆，對於作品的消失或形式的轉換，內在出現強烈的抗拒。

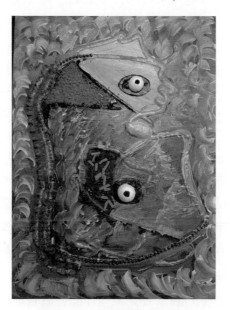

圖7　單一歷程性創作成品

單一歷程性創作最後一次的自由書寫：

沉睡的皇后
點睛

　　張開眼
　　望著遠方的彼岸
　　孕育著肚裡的新生命
　　在花海中
　　祈禱 慢行 觀景 沉思
　　驚訝地看
　　豎起耳地聽
　　嘴裡低低的吟唱

單一歷程性創作最後一次的見證書寫：

　　歷程性創作的最後一筆，我維持了現狀，不打算覆蓋，但感受到作品少了點靈魂與洞察。畫龍點睛這四個字燃起了我的靈感，我找到身邊的保麗龍球，小心翼翼地貼上，點上黑點。我覺得一隻眼不夠，在皇后身體的中央處靠近心臟的位置貼了另外一隻眼。與精神障礙者之間的關係，不是互相監視，而是一種柔情的對待與關愛。眼神互相交流的瞬間，心靈也會開始流動，情感也會竄動。你看我、我看你，彼此相看兩不厭，維持一個相當安全的距離，卻不互相干擾。陪伴，是最長期的告白。我願陪伴你到人生的彼岸，謝謝你出現在我的生命當中。

　　完成二十四張面具及單一歷程性創作後，我為這些作品舉辦了為期一週的展覽。每個作品前方皆擺放一面獨立的鏡子，象徵每個精神障礙者獨立的個體及故事。參訪過程中，觀眾可對鏡子反映出來的作品及自己進行合照，感受並體驗在鏡子中如果看見自己發病時的幻覺症狀、受傷的情緒或發生旁人難以理解的臉部變異將會有什麼樣的感受，引發觀眾對精神疾病的了解與同理。許多的觀眾看見某些作品會直覺地認為：「那個樣子好可怕。」這也是一般人在看見精神障礙者時會有的第一印象及反應，呼應了我想要展現的「可怕的美感」。

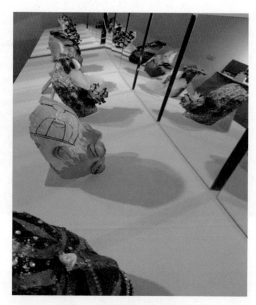

圖8　展覽會場作品擺放

　　在展覽會場中，我邀請觀眾將參觀後的各種感受、對自己的自我概念、此時此刻的想法，在白色迷你面具上以蠟筆進行創作，不須在意美感，較重視的是情緒的抒發及自我表達。裡外兩側皆可著色，並請觀眾於內側簽名。平均提供約20-30分鐘的創作時間，邀請觀眾安靜、具有安全感地享受創作，並進行自由表達或分享。最後請每位觀眾將自己的作品放置於最有感觸、最有共鳴或最喜愛的展覽作品前方，以此投票的方式與本次展覽進行互動，好讓觀眾的作品與我的作品進行互動及回饋，以藝術回應藝術。

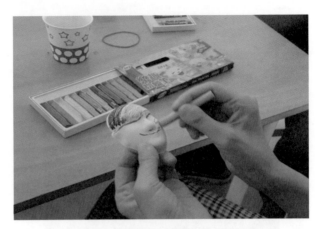

圖9　觀眾進行回應性創作

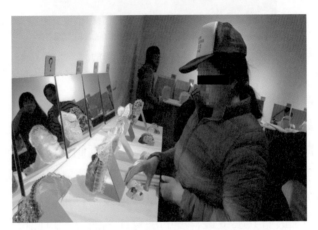

圖10　觀眾進行回應性創作的作品投票與擺放

四、反饋

　　本次展覽當中，我感受到最有意義的收穫有三項。首先，作品中呈現的幻覺世界與參訪的精神障礙者的感受不謀而合，大部分來參觀的精神障礙者雖然生活功能尚佳，但對於某些妄想症狀仍深信不疑，甚至認為作品畫的就是他的故事。在展覽中我不針對這樣的症狀進行討論或否定，以不批判的態度接納他們的看法，並希望創作能帶給他們共鳴，忠誠地呈現那

幻覺的原貌。

　　有部分參訪的觀眾是過去與我曾經共事的夥伴，部分創作的作品他們可以一眼就辨識出是我們共同服務過的病友。在展覽會場中我們重新激盪彼此對於服務精神障礙者的初心、熱情、倦怠或是理念，讓同為專業人員的觀眾檢視自己對精神障礙者的感受、偏見、關懷或是各種正負向情緒，而這些情緒沒有對錯，都可以於回應性創作中被涵容。

　　最後，有部分的觀眾對於精神疾病是陌生且不熟悉的，藉由此展覽的創作作品，我可以給予創作意圖的解說，並藉展覽的機會說明精神疾病幻覺與妄想的知識，使觀眾了解發病時病友會有什麼樣的經驗。不論是學術上的知識、曾經發生過的幻覺故事，或是病友會接受到什麼樣的醫療處遇，我都能藉此機會予以一一說明，用藝術的方式激發出這樣的議題，以達到精神障礙者幻覺世界及自我意象的社會關懷，讓大家了解病友的處境，才能達到同理、關心，以及去汙名化。

參考文獻

王秀絨（2016）。藝術治療理論與實務。臺北：洪葉。

吳明富（譯）（2013）。藝術本位研究——從研究的觀點看創造性藝術治療（原作者McNiff, S.）。臺北：五南（原著出版於1998年）。

林淑蓉（2008）。身體、意象與變異的自我感：精神分裂症患者的主體經驗。臺灣人類學刊，6(2)，3-46。

黎士鳴、陳秋榛（譯）（2011）。精神分裂症：認知理論、研究與治療（原作者Beck, A. T.等）。新北市：心理（原著出版於2008年）。

Davidson, L., Sells, D., Sangster, S., O'Connell, M. (2005). Qualitative studies of recovery: What can we learn from the person? In R. O. Ralph, & P. W. Corrigan (Eds.), *Recovery in mental illness: Broadening our understanding* (pp. 27-48). American Psychological Association, Washington.

Pat Allen和Adina Allen
與藝術治療學生們的線上Q & A對話

2021年12月3日
吳明富主持、口譯與編輯
王立言語音整理與文字翻譯

1. Will the participants review all the works at the end of the last OSP group?

問題一：參與者們會在OSP團體工作的最後，回顧所有的作品嗎？

So ideally in the best of all worlds, yes. The most ideal situation is for the last session, is for each person to put up all their work and so that everyone can see all their own personal work, but also all the work of the group, and then write a witness. A witness to the whole experience, which can be sometimes a lot to do in one session. But it's very, very worthwhile because people make connections that they didn't make individually week by week, and sometimes something new comes out of that. And the idea is you could, at the last session work on any one of the images that you made or just do writing. Uh, it depends on each person can do whatever is best for that.

是的。在最理想的情況中，每個人會在工作的最後階段將所有的作品展示出來，使他們不僅能看到自己的作品，也能看到團體的其他作品，然後寫下一個「對整個體驗的見證」。對於一次歷程而言，這可能會是相當大的工作量。但這非常、非常的值得。因為人們能夠逐漸建立超越個人的連結，而且，某些新的事物有時會從中產生出來。你可以在最後一次歷程處理任何你創造的圖像，或者專注於寫作，每個人可以選擇最適合他的事。

2. About inclusion criteria or exclusion？

問題二：納入或排除參與成員的判斷準則為何？

The most important thing is that anyone who is doing OSP, it should be voluntary. So, it's very important that we don't sort of try to force people to do this. The work is very vulnerable. It makes us very vulnerable when we do it. And then more on that. Cause I think this is also important. In traditional art therapy, there are criteria, right? You say these people can come and maybe it's not so good for these people. The reason we don't do that in open studio is because the intention, the setting of the intention puts all the power in the hands of the participant. So, they get to decide how much or how little they want to reveal, and it's not up to the therapist. So that's why there doesn't need to be a criterion from the therapist of like "oh, no one with mental illness or no one with this". It's because the power of how to experience is in the hands of the participant.

最重要的一件事，任何參與OSP的人皆必須出於自願。因此，我們不應該試圖強迫人們參加。創作是很脆弱的，而當我們從事創作時，它也會使我們變得容易受傷。再補充很重要的一點，在傳統的藝術治療中，總會有個判斷準則是吧？你會說：「這些人可以參加，但那些人可能就不那麼適合」。我們之所以不在工作室三部曲這樣做，是因為「意圖」。通過「意圖的設立」，所有的權力都被交付到參與者自己的手上。所以，他們能夠自己決定要揭露多少，而不是由治療師來決定。這就是為什麼不需要一個來自於治療師的判準，諸如「有心理疾病，或有什麼狀況的人不能來」。這是因為，參與者握有「決定自己要如何去體驗的權力」。

3. Are there ways for the facilitator to guide people in writing down their intention?

問題三：導引員（facilitator）是否能透過一些方法，引導人們寫下自己的意圖？

I would say yes, um, in the sense that we explained the purpose of the intention is to connect each person to their own source. So, we want to help people make their intention in the present tense, using active words as if the intention has already happened.

我會說，在下述的意義下，是的：我們要闡明意圖的目的，是要「使每個人被連結至他自己的創造性源頭。因此，我們要幫助人們，讓他們借助積極的語言，彷彿自己的意圖已然發生，使其處於現在式。

(**Ming Fu**: this particular question is all about some kind of strategy. Of course, there will be informed that what is the purpose of intention. But as a facilitator, is there any other ways kind of strategy to encourage or guide the participants to write down their intention? Because according to my experience, some participants have difficulties to write down their intention in the beginning.)

（**明富**：這是一個關於策略的問題。學生們固然知道意圖的意義。但作為一個導引員，有沒有某種策略，可以去鼓勵或引導參與者們寫下他們的意圖？根據我的經驗，有些參與者一開始會感到寫下意圖很困難。）

Yes. Yes. And that's very common. The best way I think is by the example of the facilitator. So, as we write our intention and we read our intention out loud, then people start to get what that means. And then it, it really is a form of practice. So that the best way for people to learn is just by listening to other people and to hearing the language that they use. And so, so there's two parts of this. I think one is we shouldn't be too concerned about the participant's intention, we should be mostly concerned that our own intention is clear, right. Our intention as a facilitator and our intention as a participant.

是的，這很常見。我認為最好的做法是由導引員示範。當我們寫下自己的意圖，並大聲地將其朗讀出來，人們會開始領會這個活動的意義。而且，這實在是一種練習，對人們來說，最佳的學習方式就是傾聽他人使用的語言。這可以分為兩個部分。我們不應該太聚焦在參與者的意圖上，我們應該首要確保我們自己（作為參與者與導引員）的意圖是明確的。

I just thought of something else that might be helpful. Some people have a really, really hard time coming up with an intention. I had one woman one time who just couldn't. It came to me to say to her, you can make an intention to discover your intention. And that was really helpful to her because she really didn't know what she wanted, but once she made that intention, it gave her freedom, and she began to understand over time what she wanted.

我剛剛想到了另一個可能有幫助的例子。有些人實在想不出自己的意圖是什麼。我曾有過一位女性參與者，她實在無法做到。因此我告訴她，可以將「探索自己的意圖」當作是一個意圖。這對她非常有幫助，因爲她實在不知道自己想要什麼，然而，這個意圖賦予了她自由，並使她開始漸漸了解自己想要什麼。

I think the most important thing is that we communicate to people that it's a process that unfolds over time and it doesn't have to be perfect. There's no right way to do it and they can take their time, like all of it that there's a kind of radical acceptance of people wherever they're at.

我想最重要的是，我們要告訴人們，這是一個隨著時間開展的歷程，而它不需要是完美的，沒有標準答案，他們可以慢慢來，不論一個人處在什麼階段，他都會被徹底地接納。

4. The next question is about unexpected or bad reactions and how do I respond.

問題四：下一個問題的主旨是關於「對於意外的或不好的反應，我該如何回應？」

So, there's a, I can think of a few things, but the main example that's coming to my mind was a teenage girl who had quite a lot of anxiety and depression and she couldn't tolerate no comment because for her, what she had learned by being in therapy was that her value in a group was the kind of good advice she could give to other people. So, she was like a little budding therapist herself, but she couldn't stand that. She couldn't do that. It ended up that she decided this was not for her. I had a conversation with her mother, but it was like she was so ..., and I think that's important to state that sometimes the psychotherapy model and the open studio process model are very different. They have different values embedded in them. And there's a big difference between giving advice, whether you're the client or the therapist, and actually having your own emotional experience around other people, that's much, much harder and more vulnerable.

我想到了幾個例子，但印象最爲深刻的，是一個有過很多次焦慮與抑鬱的青少年女孩。她無法忍受不去給予意見，因爲她在治療中學到，她

在團體中的價值來自於她向其他人提供的好建議。她就像是一個小小治療師一樣，但她無法忍受不給意見。她無法不那樣。結果是，她決定這不適合自己。我跟她的母親談過，但她實在是太……。值得申明的一點是，有時心理治療的模式非常不同於工作室三部曲的模式。它們有著不同的價值內涵。並且，「給予建議（不論是作爲個案或治療師）」和「在他人之間眞正地擁有自己的情感經驗」之間存在著巨大的差異，而後者是更爲困難且易受傷害的。

Another problem in the beginning when we were first developing open studio process. It was very hard for people, it's related to not want to make comments to other people, to not want to comfort them if they were, say, sad or crying or to similar to the giving of advice. But what we learned from that was it's very easy to stay in the position of like, I'm the person who's okay, and that person is the one who's suffering. When we really let ourselves be touched by the suffering of another person, we all become more human and that's the purpose. It's not for me to say, oh, she's so depressed or she's so messed up, but I'm the therapist and I'm in good shape. You know it's a very leveling process. And that really is the point. But for some people that in the beginning can be scary, and that's where no comment came from. That's why we have no comment.

在我們剛開始發展OSP時，另一個會碰到的問題是：當他人正在哀傷、哭泣時，人們會很難不去想要安慰他，或做種種類似於提供建議的事。但是，根據我們的經驗，停留在某種「我是沒問題的人，而那個人正在受苦」的位置上，反而是非常輕鬆的。當我們眞正爲他人的苦難所觸動，我們會變得更加地人性，這才是眞正的目的，而不是去說「噢，她眞是抑鬱、眞是一團糟，但我是治療師，我的狀態很好」。這實在是一個非常均等化的過程（leveling process）」，這才是關鍵。但某些人剛開始可能會對此感到害怕，這就是爲什麼需要「不給予意見」。

5. **Can music be an obstacle? and yes, it can.**
問題五：「音樂是否可能成爲障礙？」是的，它可能。

The purpose that we originally had for using music. Several purposes. One is to create a shared resonance and a shared container. We're all being held by this same sound. And the music we chose had certain characteristics, like it didn't have words. Music that had no words, wasn't someone singing, or in a language that wasn't the language of whoever was in the group so that you could be like, the thinking part of your brain is being held by the music. And then you don't get distracted by your thoughts.

我們採用音樂的目的有幾個。首先，音樂創造了一種共通的迴響與容器，我們全都被涵容於某一相同的聲響之中。我們選擇的音樂會有某些特點，例如，它不會有語詞：沒有語詞、不是由誰所唱出的音樂，或這個音樂的語言不為團體中的任何人所理解。讓你的大腦中負責思考的部位，就像是被音樂所包裹住一樣，使你不被自己的思緒所打擾。

Another possibility is using recorded nature sounds. If you don't want to use music, silence is fine. Although that's harder for some people to not talk if there's silence. So that's another thing. Music makes people not feel like they have to have a conversation while the group was going on. And we've learned from zoom, because we're working on zoom now, that what's great is if people don't like the music, they can mute the sound and listen to their own music.

使用預錄的自然聲響則是另一種可能性。如果你不想使用音樂，寂靜也很好。然而，某些人可能更難在寂靜中保持沉默，這是音樂的另一個目的，音樂使人們不會感到自己有必要在團體進行時交談。還有，我們在當前ZOOM上的工作中發現一個好處，如果有人不喜歡某首音樂，他可以開啟靜音模式，聽自己的音樂。

6. **It seems OSP is more often used in groups. What if you want to do it as an individual in individual sessions? You certainly can.**

問題六：「OSP似乎更常被用在團體之中，是否能將其用於個別療程？」你當然可以。

I've done many individual sessions. I do it by myself. First of all, it can be, and it should be a personal practice for any of us that are doing it with other people, just so we get to know our own imagery. And the key thing is if you're working with an individual that you also are doing your own process. So, the most important thing is regardless of if it's a group or with one person that you, if you're there, as the facilitator are also doing your process, that's the most important thing.

我進行過許多次個別治療。我獨自應用。首先，與他人一同進行OSP的人，能夠且應該獨自練習它，如此才能去認識我們自身的心象。如果你正在與某個人一起工作，你也必須進行你自己的歷程。最重要的是，作為導引員的你，不論是與一個團體，還是與一個人一起工作，只要你人在現場，就必須一同進行你自己的歷程。

Have you talked to the students about facilitator's intention as an idea, like sometimes you have your intention as the facilitator and your intention just as the participant?

你跟學生們談過「導引員意圖」的觀念嗎？像是，你有時必須同時懷著作為導引員與單純參與者的意圖。

Ming-Fu: Not yet. I haven't talked to them about that. Would you mind talking about that?

明富：還沒，我沒跟他們提過這點。您想談談嗎？

Yeah, I think so, because I think in working individually, it would be, it's very important to have a clear facilitator's intention if you're working one-on-one and, and that would be like "I'm present in support of this other person as a facilitator". I hold the space for this other person to have the experience they need to have, but then I am also working on whatever's coming up for me, um, at the same time. So you're sort of present on two different level.

好啊！我認為在進行個別治療時，應該保有一個明確的「導引員的意圖」，像是「我在這裡的目的，是作為導引員而支持另一個人」。我應該維護好這裡的空間，使得另一個人能夠獲得他所需要的體驗，但是，我也同時正在處理那些屬於我自己的經驗，因此，你有點像是同時處在兩個不同的層次上。

7. **What if clients ask for more feedback about their work created during OSP?**

問題七：如果個案請求導引員對他在OSP中的創作做更多的回饋怎麼辦？

Because we're artists, right? We're interested in art, so that question can be a little seductive. Who doesn't want to talk about somebody's artwork, but I think the important thing is to try to understand and to ask the person, what are they hoping for in that question in asking for feedback. There's lots of different kinds of questions someone might have, like what kind of feedback, but it's really important for us not to be in a position of expressing like or dislike of someone's artwork. It's important to be relatively neutral about what's produced. And the real relationship we're trying to foster is between the participant and their own soul, their own creativity. So rather than us ... We don't want to be in the role of teacher, saying "oh yeah, that's a beautiful painting you made" or "that's great", because the minute we do that, it's possible that they could do something we wouldn't say that about. It puts a lot of pressure that doesn't belong there.

我們是藝術家，對吧？我們對藝術很感興趣，所以這個問題（＝請求回饋）可能會有點誘惑性。誰不想要談論別人的創作呢？但是，我們應該試圖搞清楚，那個尋求回饋的人期望得到什麼。一個人可能擁有各式各樣的疑問，他想要的是哪一種回饋？但很重要的一點是，我們不應該處在某種「表達偏好」的位置上。對產出的作品，我們應該秉持相對中立的態度。我們真正想要建立的關係，是「參與者」與「他自身的靈魂與創造力」之間的關係，而不是由我們扮演老師的角色，說「噢，你畫的真好」、「這真棒」。因為，一旦我們這樣做，他們就也有可能創作出某個我們不會如此稱讚的作品，這製造了許多這裡不應該存在的壓力。

I just thought something else that could be useful. We're trying to promote the relationship between the person and their artwork. So, we can add, we can suggest to them that they ask the artwork if it's happy, like "Are you completed?", "Do you want anything more from me?", "Can I offer you something else?", so that the relationship is really put in ... we gently guided in that direction. Why don't you ask the image? Why don't you ask the painting?

我剛剛想到了另一個可能有幫助的方法。我們是在試著促進「一個人」與「他的藝術作品」之間的關係。所以，我們可以建議他們去問問自己對作品滿不滿意，像是「你完成了嗎？」「你還想要我給你什麼嗎？」「我還能為你做些什麼嗎？」如此一來，我們逐漸將關係引導至那個方向。你何不問問你的圖像呢？你何不問問你的畫呢？

8. The difference between free writing and witness writing.

問題八：「自由書寫」與「見證寫作」的差異為何？

I think originally, we treated it as free writing. And then, in fact, we found that people benefited from a little bit of structure. So now we might say "first, describe what you see" because sometimes people get into telling a story about the painting before they've even really taken a close look about what's on the page. So, we like to start the witness with just what you see. Just as they start writing, then it can go into more free writing, but a little bit of structure can be very helpful for people.

我們原本想把它當成是自由書寫。我們隨後發現，人們可能會獲益於一點結構。因此，現在我們會說「首先，描述你所看到的」，因為有時人們會還沒仔細觀察畫布上的內容，就開始講關於這幅畫的故事。我們想要一個人僅僅由其眼前所見開始他的見證，一旦他開始書寫，就可以更為自由地發揮，但一點結構可能對人們有很大的幫助。

9. Then the question of collective listening where we are all serving as witness to people when they read. What happens if you are working by yourself, where does that support come from?

問題九：接下來是關於集體聆聽的問題。「在集體聆聽之中，我們都成為了對正在朗讀者的見證。那當一個人在獨自創作時又會如何呢？支持該從何而來？」

I've a couple of thoughts about that one. While the group does help us, the important part is we hear our own words. So, reading aloud to yourself can be just as powerful as reading in the group and sometimes less vulnerable. Another thing we've learned on zoom is sometimes people will read with the sound turned off on mute so they can hear themselves, but we can't hear them.

我對此有幾個想法。團體固然對我們有所助益，但最重要的是我們要聽見自己的話語。所以，大聲向自己朗讀，可以與向團體朗讀一樣具有力量，而且有時還較不容易受到傷害。我們還發現，在ZOOM上，人們可以在朗讀時開啓靜音，從而只有他本人能聽到自己，而我們不能聽到他的聲音。

So, the important thing I think is that there's something physical that happens when we read out loud. Sometimes you read out loud and an emotion comes up that wasn't there when you just read the words on the page. So yes, the group is very helpful, but there's also the sense that if we're connected to source, like we're being held by something bigger than ourselves, that's not visible, that's unseen.

重要的是，我們在大聲朗讀時會產生某種身體的反應。有時候你只是大聲地將紙上的文字朗讀出來，某些原本不在場的情緒就出現了。團體固然有幫助，但只要我們與創源連結在一起，我們就像是被某種不可見的、大於我們的存在所涵容一樣。

10. So, related to that is if the person reading or the group members are reading it, their native language, and that's a different language than the facilitator. How does that affect the dynamic of the group?

問題十：承接上個問題，如果一個人，或團體成員，是以不同於導引員之語言的母語來朗讀，這會對團體的動力（dynamic）產生什麼影響？

That was really kind of breakthrough piece of learning for us, recognizing that when someone reads in their native language, it's much closer to their emotional reality. And so even though you may not understand the literal meaning of the words, there's an emotional transmission that happens. That's very powerful. I've seen people cry, listening to someone. They have no idea what the person is saying, but the emotional reality comes through so strongly that they can feel what the person is saying. To me, it's very powerful and it's something that reminds us of our shared humanity when it happens.

這實在是在我們的學習中具有突破性意義的一個部分：去認識到，一個人以他的母語所做的朗讀，更接近於其情感的真實（emotional reality），縱然你可能不理解其言語的字面意義，情感的傳遞也會發生。這是非常有力量的。我見過人們在傾聽別人的朗讀時哭泣。他們完全聽不懂那個人在說什麼，但情感的真實是如此強烈，以致於他們能感受到那個人所要表達的。對我來說，這是非常有力量的，而它的發生使我們察覺到我們共通的人性。

Connected to that. I think we all sort of think that we need to understand each other exactly. But in fact, that isn't really the truth, because if it were, then we could all have discussions, and everything could get resolved. There's something about showing your emotional reality, which could happen without words at all. I once had a guy who wrote witness in gibberish, in nonsense syllables. And yet when he read it, there was such an emotional ..., it didn't make any sense, but it made emotional reality, and it was uncanny. It was one of the strangest and most wonderful experiences. It's not about us understanding someone's story or what the content, it's more about feeling the emotional reality of another person.

承上，我們往往認為，我們必須精確地了解彼此的想法，但事實卻非如此。因為，如果我們能做到這點，那我們就有辦法對任何事情進行討論，進而使一切得到解決。展現你的情感真實，得以不借助任何言語而達成某些事。我曾有過一位參與者，他以胡言亂語（gibberish）和無意義的音節來寫下見證。但當他朗讀時，這實在是一種情感性的……，縱然它不成意義，卻成就了情感的真實。這很不可思議，這是最奇異且最美妙的體驗之一，它無關乎我們對他人的故事與內容的了解，更多的是關乎於另一個人的感受與情感的真實。

11. **Encountering an adult who can't feel his or her emotions, what could a facilitator do to help them?**

問題十一：導引員應該如何幫助一個無法感受到自己情緒的成人？

This is going to be a complicated answer. Ming-Fu, so stop me if I get too far. But the question is does the person say they can't feel their emotions? If that's the case, If the person says, the participant says, I just can't feel any emotions. That's kind of easy in a way because a facilitator could say, do you want to feel your emotions? Because you could make an intention that you begin to feel your emotion. So, it could be very simple. You could make an intention. I feel my emotions as much as I can stand it, or as much as I can tolerate. So that if that's one way, if the person is saying, I can't feel my emotions, that's one answer.

我的回答會變得很複雜，所以，明富，請你在我扯太遠時打斷我。問題是，當事人說他無法感受到自己的情緒嗎？如果情況如此，如果

當事人說：「我就是無法感受到任何的情緒」。那這還算簡單，導引員可以說：「你想要感受到自己的情緒嗎？你可以將『感受自己的情緒』作爲一個意圖」。你可以設下一個意圖，在你能夠承受的範圍內盡可能地感受自己的情緒。這是回答之一：當事人如果說「我無法感受到我的情緒」，以上是一種處理的方式。

It's a different issue. If the facilitator thinks that the person can't feel their emotions, like if I'm the facilitator and I'm like, Oh, that guy, I don't think he's in touch with his emotions, then that's my problem. And I have to take that into my process. I have to, that's like something for self-supervision where I might, I would make an intention, not in the group, but when I'm out of the group to say, why am I so concerned about this? Because it's not up to me to decide what somebody else works on.

如果是導引員覺得某個人無法感受到他自己的情緒，那就是另一個問題了。如果情況像是：「我是導引員。噢！那傢伙！我不覺得他能觸及到自己的情感」，那這就是我自己的問題了，而我必須在我的歷程中處理它。我必須像是自我監督那樣，在團體結束後，設下一個意圖「爲什麼我這麼擔心這件事？」因爲，其他人要處理什麼東西，並不是由我來決定的。

So remember that, um, the element that makes everything happen in open studio process is following pleasure, right? We follow our pleasure through image through color, through shape. So, if somebody is hung up on, I can't feel my emotions, there might be something else they could do instead, like in other words, they don't have to think about working on a problem. They can think about something else. So for example, um, someone could have an intention to feel their body sensation rather than their emotion. They could focus on, um, you know, a sensation and the temperature of their body, because those are all the beginnings of our emotions anyway. So, we don't want to necessarily get hung up on a problem. We want to help people embrace pleasure.

記住這點：跟隨愉悅，乃是使OSP的一切得以發生的要素。我們在圖像、色彩、形狀中跟隨愉悅。所以當一個人在感受自身的情緒時陷入困境，他還是有其他可以做的事。換句話說，人們不一定要爲了解決一個問題絞盡腦汁，他們可以去想想別的事。例如，除了去感受自

己的情緒，不如去感受自己的身體。他們可以專注在自己身體的感覺
（sensation）與溫度，說到底，那些身體感覺正是我們情緒的開端。

12. **Here's a question about the person says my art making and writing turned out not to be related to my intention. Is that okay?**
問題十二：如果我的藝術創作和書寫的成果，顯得與我的意圖不相
干，這樣是可以的嗎？

And I would say of course, and I would say just wait. In other words, everything isn't revealed instantly. I've had many times of making a piece of art, in workshop often, when I'm teaching, and it doesn't seem to have anything to do with my intention. And then a few days later, I go back and look at it. I leave the artwork up on my wall, as you can see a lot of artworks on the wall, and I live with it. And then when I re-read the witness later, or I keep working that it comes together. So, it doesn't happen always like in the moment, sometimes it unfolds over time.

我會說：當然，只需要等一等，換句話說，不是所有事物都會立即被
揭示出來。我有許多藝術創作的經歷，大多是我在工作坊教學時發生
的，一開始看起來與我的意圖沒有任何關係。但幾天過後，當我回到
工作室看到作品（我會將作品掛在我的牆上，你可以看到許多掛在牆
上的作品，它們伴隨著我的生活）隨後重讀我的見證，或繼續創作它
時，它就活過來了。事情不會總是在當下發生，有時，它需要在時間
中展開。

13. **What is the core of intention writing?**
問題十三：意圖寫作的核心是什麼？

I would say it's to connect with something bigger and beyond yourself, bigger and beyond this person sitting right there, and that could be a sense of spirit or soul or the creative source or God, if that's a meaningful concept to you, or nature or ancestors, but something that's beyond just our little physical self.

我會說，是去與「某個大於你且超越你的事物」相連結，某個大於
「此時此刻坐在這裡的你」的事物。它可以是「精神（spirit）」或
「靈魂」，是「創源」或「神（如果這對你來說是一個有意義的概

念）」，是「自然」或「祖靈（ancestors）」，總而言之，是某種超越「我們渺小的肉身自我」的事物。

Ming-Fu: This is really difficult to explain.

明富：這很難解釋。

Yes, it is. It's easier for Adina being a rabbi. She explained it.

是的。Adina是「猶太教牧師（rabbi）」。她可以解釋。

Adina: I think you've already said this, but I was just thinking of, Um, part of the core is just taking ownership over our own experience and setting the boundaries of what's in and what's out and getting to have the ability to control that for ourselves.

Adina：我想你已經說明了。我想核心之一是，掌握你對自己經驗的所有權。設下「什麼事物可以存在於其中、什麼不行」的界線，進而獲得主導它（＝經驗）的能力。

14. If the participant becomes too emotional to be held in the group, what could the facilitator do?

問題十四：如果參與者變得過於情緒化，以致難以在團體中被承接，導引員可以怎麼做？

It's unusual for something like that to happen, but it can happen. if you're in, particularly if you're in a treatment setting or a setting where you're working with. Um, say like the only time it's ever really happened to me is when I was working with some adolescents, um, young teenagers who didn't, we have the best controls, internal controls and had some issues with each other, but like any other setting that where you're trying to provide something for people. It has to be safe for everyone physically. You can't have people who might get up and hit someone or turn the table over or something like that. I'm not sure what the person who asked the question thought of as too emotional. For me, someone can cry in the group. That's fine. that's acceptable for me. I'm comfortable with that. The only thing that I think can sometimes be an issue is, if for whatever the reason, someone might be dangerous, physically dangerous to themselves or someone else. I had some teenage boys who almost got in a fight once, and that would have been terrible. What I said to these boys was, if you can put that emotion into a piece of artwork, you can stay, but if you can't, you have to leave, and one boy could stay and the other one had to leave, but they made that decision themselves.

這很罕見，但有可能發生，特別是在治療性質的工作中。我只有在與一些青少年進行的工作中碰到過一次這種狀況，他們沒有很好的內在控管能力，而且，彼此之間也存在著一些矛盾。不過，不論工作的性質是什麼，只要你想要向他人提供幫助，就必須確保每個人的人身安全。你不能允許某個人起身攻擊他人、翻桌，或做類似的事。我不確定提問者認為怎樣是過於情緒化，對我來說，人們可以在團體中哭泣，這沒問題，我可以接受。唯有某個人，不論因為什麼原因，對自己或他人的人身安全構成威脅，我才會覺得這是個問題。我碰過幾個青少年男孩差點打起來，那樣就太糟糕了。我會向他們說，如果你想留下來，請將你的情緒投入到藝術作品中，否則你必須離開。一個男孩留下，另一個則離開了，但這是他們自己的選擇。

I think it's important to say whether it's OSP or any kind of group that you're holding, it's always helpful to have an agreement with the people who are coming to you of what the rules will be in the group. And usually, with adults, sometimes we think it doesn't need to be stated, but it does. And, and very often in therapy settings, you would make a list of the rules and put them on the wall. I mean, we actually do that at, uh, open studio has rules on the wall. Jewish studio project has rules on the wall. It depends on your group, what those rules are, but everyone has to agree that, uh, You know, with kids, it would be, there's no hitting, there's no destruction of property. There's no harmful speech, whatever, but it's good to set that up ahead of time, and then generally people will respect it.

我想值得一提的是，不論你主持的是OSP或任何類型的團體，都應該與參與者們達成團體規範的協議。我們經常認為，對於成年人而言，這不需要被講明，但其實需要。在治療性質的工作中，我們往往會把規則的列表貼在牆上。我們真的會這樣做，開放畫室的牆上貼有規則，「猶太工作室計畫（Jewish Studio Project，簡稱JSP）」也有。規則的內容可以相應於你的團體，但每個人都必須同意它。例如，與小孩在一起時，規則諸如「不能打人」、「不能破壞公物」、「不能發

言傷害他人」。最好預先訂下規則，大家一般都會遵循。

Adina: Can I just say one thing about that last one, please? I just want to tie it into intention because it's been my experience that when people get to set their intention and determine the parameters for themselves of the experience, then they get to work within what is appropriate for them. Just to tie those two questions together.

Adina：我可以就最後一個問題做個補充嗎？我想要將其連結至意圖。我發現，設下意圖，並劃定經驗的界線，將幫助人們在一個對他們而言妥適的範圍內工作。我只是把這兩個問題連繫起來。

And connected to that is, this is another example of where our facilitator's intention is very powerful. Um, because if I, if I prepare myself before a group, by making my facilitator's intention to hold a safe space, to respect everyone who comes in to be sensitive to whatever is going on in the group, it's much more likely that that will flow. And that's also connected to the idea of being connected to something larger than yourself. So, it's not all on you. You're getting help from other forces to help you do this.

與此相關，有另一個例子展示了我們身為導引員之意圖的強大之處。當我設下導引員的意圖，決定維護一個安全的空間，並尊重所有進入團體、且為它所牽動的人們，進而在團體之前預備了自己時，這個意圖很有可能會感染他人。這也與「將你自己連結至某個大於你的事物」相關，並非全憑你個人，種種其他的力量將會幫助你。

15. **I say art is a way of knowing oneself and is knowing oneself or route to healing oneself?**

問題十五：我曾說過，藝術是了解自己的一種方式。了解自己是一條療癒自己的道路嗎？

I would say yes, very definitely because knowing oneself and accepting oneself without self-criticism and blame is really what healing is. It's just allowing ourselves to be who we are, to be imperfect, to be striving to do certain things but to know ourselves has to also be, to accept ourselves. And that's, I think that's sort of the definition of healing.

是的，絕對是。因為，療癒正是認識、接納自己，而不批判、責怪自己。療癒是允許自己做自己、允許自己不完美，在努力達成目標的同

時，認識到我們也必須接受自己。我認為這是一種對療癒的定義。

16. And that I think relates a little bit to the next question, which is what I think our therapist's ideal social role is for your generation younger people, which is a beautiful question. Um, and I would say, I mean, for me, what did I look at young people?

問題十六：我想這與下個問題有點相關。下個問題是：「在你們年輕人的世代，我認為藝術治療師理想的社會角色是什麼？」這是一個美麗的問題。

I think, um, you, if you can, if you can hold and tolerate multiple truths at the same time, that that's probably the most important thing the world needs from you, that you can hold many ideas without having to force one to be right, and one to be wrong, if we give up these binaries that we've had. But I think the most important role is for you to do that self-healing and listen really closely to your own voice so that you know where the world is calling you, because the world is calling all of us to something., and so if you can pay attention to your own soul and your own process, you can hear that call.

我是如何看待年輕人的？我想，如果你們能同時接受並包容多樣的真理，這或許是這個世界最需要你們擁有的，亦即，在保有不同觀念的同時，不去強迫某一個為真，某一個為假，放棄那些我們曾經保有的二分法。但是，我認為對你們來說最重要的，是進行自我療癒，並仔細聆聽你自己的聲音，從而認識到這個世界的何處正在召喚著你。因為，這個世界皆將我們所有人召喚到某個事物上，如果你專注於自己的靈魂與歷程，就能聽到那個召喚。

17. Someone asked how did, how do my other interests, for example, permaculture have shaped, how have they shaped me as an art therapist?

問題十七：有人問，我的其他興趣，例如，樸門園藝（permaculture），如何型塑我成為一個藝術治療師？

I would say permaculture is a good example of something that came from me, listening to those calls, which was to learn more about the natural world, really, and to then be able to appreciate that we can look at the world, the earth, the trees, the rivers, everything as like one amazing image that we can learn from, as the same way, we'd look at the image in our art. We can look at the image of the world and begin to understand how we're part of that. I would say that's how that has really impacted.

我認為樸門園藝是一個很好的例子，它來自於我所聽見的那些召喚：更加地認識自然世界，從而得以去欣賞它，像我們觀看藝術中的圖像一樣，去觀看這個世界——大地、樹木、河流、一切事物，彷彿它們是一幅我們可以從中學習的偉大圖像。我們得以觀看世界的圖像，並開始了解到我們如何作為它的部分而存在。我認為這是它（＝樸門園藝）真正影響我的方式。

18. **What am I focusing on now? Some of you may know, I work with Adina, my daughter, um, in her project. So, taking this, this way of working with art, but adding also the study of different texts from Jewish tradition, um, and doing that together. So that's a big focus of what, um, that's a big focus for me, for sure. Um, and she has two little boys and they're also a big focus for me. My grandsons.**

問題十八：「我現在專注於什麼？」有些人可能知道，我在我的女兒 Adina 的計畫中，與她合作。使用藝術的方式工作，但同時添加了對猶太傳統中不同文本的研究，兩者一起進行。毫無疑問地，這是我的重心，還有，她有兩個小男孩，我的孫子，也是我的重心（笑）。

Then in terms of the, my own art and writing. I'm really focusing a lot on anti-racism right now just a reckoning here in the US about what has to be done and about our collective history. From the small version of looking at the history of art therapy, and the racism that was there in the history of art therapy to the larger country, I feel like open studio process could be a really helpful way to help people unpack that and understand that, without doing harm to each other, which historically here we've done. I think it is very important to deal with the issue of our own collective culture through our work.

至於我自己的創作與寫作，我現在主要專注於反種族主義，評估我們在美國的集體歷史與應該做的事。小至觀看藝術治療的歷史，與在這

段歷史中存在的種族主義，大至整個國家。我感到OSP可能是一個非常有用的方式，幫助人們打開、並理解這段歷史，與此同時，不像在歷史上發生的那樣，對彼此造成傷害。我想，在工作中處理我們各自所身處之空間的集體文化問題，是非常重要的。

Ming-Fu: I just want to let my students know that you wrote a novel a few years back. They don't know you were writing a novel. You want to talk a little bit about a little bit about that?

明富：我想讓我的學生知道，前幾年你寫了一本小說。他們不知道你也有在寫小說。對此你想談談嗎？

Oh yeah. It was interesting that you would mention that now, because it was an interesting experience to write fiction, first of all, and the story turned out to be about, I'll tell you the inspiration was reading another writer who said we need to create the worlds that we want to live in, and so I took that as a challenge to like envision a world that I would want to live in, so that was the purpose of it. But what was interesting was that the characters in the book, the character who receives the work that is open studio process is a black woman who gets it directly like from God's sort of, so it's just interesting to me that that's how it came out in a fictional form, ahead of doing actual work about racism in this country. It's kind of interesting to me. And of course, it happened, it was published right before Donald Trump.

噢，好的。你在這裡提及這件事很有意思。首先，寫小說是一個很有趣的經驗，再來，故事是關於……靈感來自於閱讀另一個作家，他說「我們必須打造一個我們想在其中生活的世界」，我將視其為一個挑戰，去構想一個我想要生活於其中的世界，這是故事的初衷。但有意思的是書中的角色，書中接受了OSP工作的角色是一個黑人女性，她直接地、像是來自於神一般獲得了它。在對這個國家的種族主義進行具體工作之前，它先以虛構作品的形式出現了，這對我來說實在很有意思。當然，這本書剛好出版於川普上任之前，所以……（笑）。

Thank you for bringing that up. Because I, and I think that writing, I've worked with writers using the open studio process, where they have used the process to create and explore characters that are in their fiction. Um, so I think it has, I actually think it's got a lot of use for, for writers and for,

for, um, you know, people who are trying to imagine a different world. So, besides all kinds of therapeutic things, there's other ways the process can be used. Anybody who needs their creativity.

謝謝你提出這點。因為，我認為寫作……我使用OSP與作家工作過，它們將歷程中創造、探索他們在小說中的角色。所以，我認為OSP對作家，以及試著想像一個不同的世界的人而言，有很大的用處。除了各種治療性的事物之外，任何需要創造力的人，還有很多使用OSP的方式。

19. Ming-Fu: Do you mind if we stop here a little bit to let my student ask a question about Dreamwork with Open Studio Process? She cannot use the microphone, so I'm gonna read the question to you. She wrote something I'm just gonna read it: The title of my master's thesis is "A Case Study of Dream-based Open Studio Process Art Therapy of a Woman with Midlife Crisis", in which I applied the model of OSP to dreamwork. In your book, you say that Jung's "imaginative activity" is "dreaming the dream onward". I feel that the purpose of both the OSP and Jung's "imaginative activity" is to help people explore their unknown selves, and the three steps of OSP (intention writing, art making, and witness writing) can translate dream images into recognizable texts, allowing the subjects to know their unknown selves through their own stories. Therefore, in dreamwork, OSP is able to helps participants to engage in positive and safe "active imagination." Do you have any suggestions for this idea? Another question is: Currently, I lead an art group based mainly on the Dream Open Studio Process, with a small membership of about 6-10 people, which has been almost shut down for some time due to the pandemic. It is very hard to observe the creative process on the internet, and the communication online is not as effective as in-person. I would like to hear Allen's experience and advice on leading a group during the pandemic.

明富：您介意我們稍微在此打住，讓我的學生問一個夢工作與OSP的問題嗎？她沒辦法用麥克風，所以我幫他把問題念給你聽。她寫了一些東西，我現把它念出來：

問題十九：我的碩士論文的題目是「夢工作室三部曲藝術治療模式

運用於中年危機婦女的個案研究」，將您的OSP模型運用於夢工作之中。(1)您在書中說，榮格的「積極想像」是「夢想前方的夢想」我覺得「工作室三部曲」與榮格「積極想像」的目的都是幫助人們去探索未知的自己，而「工作室三部曲」中的意圖寫作、藝術創作與見證書寫三個步驟，能夠將夢中影像素材轉譯為可辨識的文本，讓當事人能夠透過自身的故事認識未知的自己，從而使參與者進行正念而安全的「積極想像」。您對上述觀點有什麼建議嗎？(2)另一個問題是：目前，我帶領一個以「夢工作室三部曲」為主的藝術團體，成員人數不多，大約六到十人，因為疫情的影響，有一段時間幾乎停擺。透過線上又往往無法很清楚的觀察成員的創作歷程，線上交流成效無法如同見面實作來得有效，想聽聽 Allen 面對疫情的帶團經驗與建議。

Great questions. And I want to just say to all of you, um, I'm always so excited to hear about how someone has taken and used it in some particular way that's of interest to you. So, if any of you do that, I always am. I'm always happy to hear about it. first of all, my very earliest experience, some of my earliest experiences that led to the creation of open studio process, We're through my own active imagination using Jung's process. And so I think that the two are very, very closely related, um, dreaming the dream onward is a little bit like as if you were, um, you know, writing a graphic novel and you get one picture in your, you get one, one of the panels in your dream, and then when you're awake, you draw the next panel and the next panel and the next panel. So, it's like working in a series with that image and just asking the image, what comes next. Um, I have a whole series of paintings on my wall that, that had been done that way. So it's very, very, very closely connected.

很棒的問題。我想告訴你們每個人，聽到某個人以他感興趣的方式應用OSP，一直都使我振奮。聽到你們這樣做，永遠都使我開心。

首先，工作室三部曲的誕生，部分源自於我進行榮格積極想像的經驗。我認為兩者非常緊密相關。「夢想前方的夢想」有點像是在寫一本視覺小說，你在夢中得到一個畫面，而當你清醒時，你接著畫下一個隨之的畫面。就像是與這個圖像一同進行一系列的創作，問它「在這之後出現的是什麼？」我有一整個系列的繪畫掛在牆上，是以這個

方式完成的。所以，它們非常、非常緊密相連。

For me, I would say, the intention is I received the next installment of the story. When I was doing it, I would just kind of like lay down on the couch and just get in a very relaxed state and then watch whatever images arose in my mind and that I would get up and draw them, sketch them usually pretty roughly. And then later I would make them more fully formed. So it was like those three steps, like just going into reverie, getting an image and then starting it, and then later letting it develop as time went on.

對我來說，意圖是「我要接受故事的下一章」。當我進行時，我會躺在沙發上，進入非常放鬆的狀態，觀看任何在我的心靈中浮現的圖像，然後起身畫下它們，通常是相當粗略地素描下來，隨後再進一步完整它們。所以，可以分為三個步驟，先進入遐思（reverie）得到圖像，為其起頭，之後再讓它隨著時間發展。

20. Ming-Fu: Pat, thank you very much. Because of time, I just don't want to exhaust you out. But I would like to know, because that's also related to my students, they ask your experience in terms of leading OSP groups during the pandemic, you know, the online things. I think this will be the last question.

明富：Pat，非常感謝你。考慮到時間有限，我不想要讓您筋疲力竭。但我想知道……這也與我的學生相關，他們想知道：

問題二十：你在疫情期間帶領OSP團體的經驗。我想，這會是最後一個問題。

First of all, want to say you were all invited to come to a Jewish studio project programs they're free and they're online and Adina is an amazing online facilitator. You could give them the web address of Jewish studio project and they can go to public programs. They're amazing. But what we do online that feels kind of incredibly, like there's some things that are actually better online. Like not all of them. Of course. It's nice to be. In a big studio where you can put paper on the wall and paint standing up and all those things. But what we've found is it works just as well when people are comfortable in their own homes, using whatever materials they have. That was a surprise to me, honestly. You might have just a little set of markers or something. Somebody borrowed from their kids. And yet when they make an intention, the work that comes out is just, is just kind of amazing.

首先，歡迎各位加入猶太工作室計畫，它是免費的，而且在線上進行，Adina是一個非常棒的導引員。你（=明富）可以給他們猶太工作室計畫的網址（https://www.jewishstudioproject.org），他們可以加入公開的項目。它太棒了。我們在線上達到的某些成果是很不可思議的，彷彿有些事情其實更適合在線上進行，當然，並不是全部，能在一個大工作室中，將紙貼在牆上，站著畫畫，感覺是很好的。但我們發現，當人們舒服的待在家中，使用任何他們手邊的媒材創作，幾乎可以達到一樣好的效果。老實說，我對此感到驚訝。你可能只有一套從孩子那借來的彩色筆，然而，當一個人設下意圖，誕生的作品實在令人驚奇。

Ming-fu: There's a question about not being able to witness or see everybody's work and that's one of the concerns doing that online.

明富：有人顧慮，線上進行無法見證或看到每個人的作品。

So we will do something like, so if everyone's working individually, um, we'll suggest to people, if they're comfortable, they can tilt their screen down. I'll just do it right now. Like, and then I'm working here, and I can, you can see what I'm working on, right? So, you can tilt your screen in such a way that people can see what you're doing. That's one, one way that people can see it. And then we go around and hold up what we do. And, and we do it, um, when people witnessed, like, If you're set up in zoom for speaker mode, then it'll be, the whole screen will be one person in their artwork and you can see it pretty well. it's not as perfect as it is in person, but it's pretty good. I think. we also do something that's very interesting. Adina does a lot of, um, what she calls spiritual grounding to get people started. we also do something that's very interesting. Adina does a lot of, um, what she calls spiritual grounding to get people started. And we use a lot of music and singing for that. So, we often have a song leader, someone who's singing that everyone can hear, but when we're on mute, we can sing at home and you're not embarrassed because no one else can hear you. So, so there are things that work very well. I think so. Tilting the screen, holding the artwork up. Um, yeah, it, it really feels like it works very well. I'm wondering, like, I can't, I can't tell on this. This is Google meeting that we're in. Yes. Can you do. Does it work when you can? I mean, can you see just one person at a time, or do you always see like the whole group?

如果每個人都獨立地進行創作，我們會建議他們，如果感到自在的話，可以將螢幕傾斜下來。我現在演示一下，你們可以看到我正在進行的創作，對吧？你可以傾斜螢幕，讓別人看見你正在做的事，這是方法之一。之後，我們可以拿起我們的創作，起身走走。當人們進行見證時，我們可以開啓ZOOM的講者模式，讓某個人與他的作品占滿整個螢幕，其實你能看得很清楚！當然不會如當面一般完美，但也挺好的了。我們也會從事一些有趣的活動。Adina會進行很多她稱之為「靈性定錨（spiritual grounding）」的活動，幫助人們進入狀況。我們會搭配許多音樂與歌唱，通常會有一個領唱者，所有人都可以聽見他的歌聲，但我們可以開啓靜音，在自己家裡唱歌而不感到尷尬，因為沒有人能聽見你。所以，有些活動的成效非常好。傾斜你的螢幕、把作品拿起來，看來成效非常好。我們現在是使用Google會議嗎？它可不可以讓你一次只看到一個人？還是永遠都只能看到一整組人？

Ming-fu: Um, uh, I usually do that the whole group, but can we do just one? Yes, yes.

明富：我們通常是一整組，但可以單人嗎？可以，可以。

Just want to make sure that, you know, zoom has some features, maybe they're different. I don't know. And also, Adina and I were asked to write a chapter for a book on creativity and technology, and we wrote about working during the pandemic and I'll send it to you. The book should be coming out, I think, two months, but I can send it to you. All I can say is people seem to find a way to feel safer in-their-own-space that they do in-person somehow. I miss being with people in person, but there is something else that happens a kind of relaxed privacy.

我只是確定一下，你知道ZOOM有一些功能，我不確定它們是不是不一樣。我不知道。還有，我和Adina最近被邀請撰寫關於創造力與科技的一本書的其中一章，我們在其中談到在疫情期間的工作，我等等寄給你。我想再兩個月就會出版了，但我可以寄給你。我只能說，相較

於當面互動，人們在自己的空間中更加地有安全感。我想念與人們的當面互動，但也有其他的事物發生了：一種另人放鬆的隱私。

So, this is another important thing. one thing we learned and it relates to accessibility is that the open studio process is like a sandwich, the intention, and the witness are the slices of bread and you can put anything in the middle. It doesn't have to be artmaking. So, what happens on zoom is that sometimes people dance around the room or they've got an instrument and they're playing, or they're just lying on the floor having like active imagination in their imagination, but they have an intention and they have a witness. And so anything they're doing in the middle works really well. We couldn't do that. If we had a group.

還要一件重要的事，與「親和性（accessibility）」相關。我們發現，OSP就像是一個三明治，意圖與見證是兩片麵包，你可以把任何東西夾在中間，不一定得是藝術創作。在ZOOM上，有時人們會在房間內跳舞、彈奏樂器、躺在地上進行積極想像，但他們擁有意圖與見證，他們在這之中進行的任何事都有很好的成效，但這是我們在一個團體無法做到的。

And why this was so exciting was this issue of accessibility because we've had people in the past, who've wanted to come to the studio, but it's such like they have, uh, an auto-immune disease or something. And it's so physically hard for them to get out of the house and get to the studio and sit there for three hours. on zoom, they can actually participate in a way that's comfortable for them. And we realized like, literally you could, your image could be what you see out your window. even if you don't draw it, if you just see it and let it affect you. So it was, it was very freeing somehow. zoom allows us to have people come from all over the world, but it also lets us have people who physically can't get out of their house to come to studio.

正是因為與「親和性」相關的問題，這才如此令人興奮。在過去，有些人想要加入工作室，但因為自體免疫疾病或其他的困難，使得離開家裡、在工作室待上三個小時，都是生理上很大的挑戰。在ZOOM上，他們才真正得以舒服地參與。我們意識到，你的圖像可以就是你往窗外所看到的畫面，如果你看著它，讓它影響你，甚至不用將它畫

下。這提供了很大的自由。ZOOM讓世界各地的人都可以加入我們，它也讓那些因生理因素無法離開家中的人們加入工作室。

Okay. And one more piece about that. Cause I think this is also important, if it's an ongoing group, they're stalled any resources online where you can make a private page on Google, and everyone can post their artwork, so you actually can see it and you can see in stages. I often encourage people to take a photo, like when they start and then another time and another time. for me, watching the image change is really powerful. If you set up a page where people can post those and maybe post part of their witness, it's another level of sharing. It just has to happen of privacy that people feel like comfortable putting their artwork that way.

再補充很重要的一點。正在進行的團體，可以將資源收藏在網路上，例如，人們可以建立Google的私人頁面，上傳自己的創作，於是就可以看見作品與他的發展階段。我常鼓勵人們為創作的開始與每個階段拍下照片，觀查圖像的轉變是很有力量的。你可以建立一個頁面，讓人們上傳作品或見證的某個部分，這是另一種層次的分享，但必須顧及隱私，人們要感到將作品以這種方式呈現是自在的。

Ming-fu: All right. Okay. Thank you so much.

明富：好的，非常感謝你。

My pleasure. Thank you all for having me.

我的榮幸，謝謝各位邀請我。

Ming-fu: Just so wonderful. And, uh, and I have to say that my students ask questions, uh, pretty challenging and, uh, I think they are excellent. I'm very proud of them and I really appreciate that you spending time with us and answering all the question. And I really appreciate that. I learned a lot from your response.

明富：實在是太棒了，而且，我必須說，我學生的問題相當有挑戰性，他們很優秀，我以他們為傲。非常感謝你撥冗陪伴我們、回答所有問題。真的很感謝，而我也從你的回應學到了很多。

Appreciated the questions were excellent. And, um, I just want to say any of you doing the dreamwork, any of you who are doing something, please feel invited to take the work into whatever area you're going and to make it into something for you that you want it to be, because that's really what the work wants to be in the world. And if you want. Email me and let me know what you're doing. I would always love to hear.

感謝優秀的問題。我想跟所有人說，不論你做的是夢工作，還是任何東西，歡迎將OSP運用在你們投入的任何領域，並將其打造為你想要的樣子，這才是它想要在這個世界上存在的方式。如果你們願意的話，也可以寫Email與我分享你的工作，我永遠都很樂意了解。

Ming-fu: So we have to say goodbye now. Thank you, Pat.

明富：我們現在必須說再見了，Pat，謝謝你。

Thank you. And come to JSP!

謝謝你。還有，請來參加JSP！

國家圖書館出版品預行編目(CIP)資料

正念創作,心癒寫作：工作室三部曲／吳明富,
李巧度, 李佳汶, 李宜潔, 張淑芬, 莊馥嫣,
曾惟靈, 葉欣怡, 賴加麗, 謝有玄, 鍾淑華,
簡毓宏著；吳明富主編.--初版.--臺北市：
五南圖書出版股份有限公司, 2024.05
面；　公分
ISBN 978-626-393-283-8（平裝）

1.CST: 藝術治療　2.CST: 身心關係

418.986　　　　　　　　　113005297

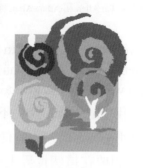

1B3T

正念創作，心癒寫作：
工作室三部曲

主　　編 ― 吳明富（60.5）

作　　者 ― 吳明富、李巧度、李佳汶、李宜潔、張淑芬
莊馥嫣、曾惟靈、葉欣怡、賴加麗、謝有玄
鍾淑華、簡毓宏（依姓名筆畫排序）

發 行 人 ― 楊榮川

總 經 理 ― 楊士清

總 編 輯 ― 楊秀麗

副總編輯 ― 王俐文

責任編輯 ― 金明芬

封面設計 ― 徐碧霞

出 版 者 ― 五南圖書出版股份有限公司

地　　址：106台北市大安區和平東路二段339號4樓

電　　話：(02)2705-5066　　傳　　真：(02)2706-6100

網　　址：https://www.wunan.com.tw

電子郵件：wunan@wunan.com.tw

劃撥帳號：01068953

戶　　名：五南圖書出版股份有限公司

法律顧問　林勝安律師

出版日期　2024年 5 月初版一刷

定　　價　新臺幣620元

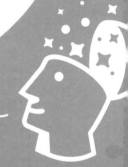
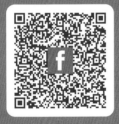
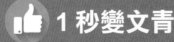

經典永恆・名著常在

五十週年的獻禮——經典名著文庫

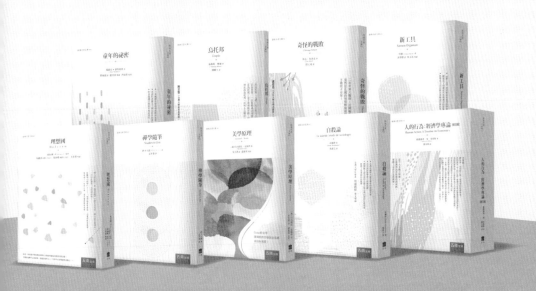

五南，五十年了，半個世紀，人生旅程的一大半，走過來了。

思索著，邁向百年的未來歷程，能為知識界、文化學術界作些什麼？

在速食文化的生態下，有什麼值得讓人雋永品味的？

歷代經典・當今名著，經過時間的洗禮，千錘百鍊，流傳至今，光芒耀人；

不僅使我們能領悟前人的智慧，同時也增深加廣我們思考的深度與視野。

我們決心投入巨資，有計畫的系統梳選，成立「經典名著文庫」，

希望收入古今中外思想性的、充滿睿智與獨見的經典、名著。

這是一項理想性的、永續性的巨大出版工程。

不在意讀者的眾寡，只考慮它的學術價值，力求完整展現先哲思想的軌跡；

為知識界開啟一片智慧之窗，營造一座百花綻放的世界文明公園，

任君遨遊、取菁吸蜜、嘉惠學子！